ENXAQUECA

OLIVER SACKS

ENXAQUECA

Tradução
Laura Teixera Motta

COMPANHIA DE BOLSO

Primeira publicação em 1970 e revista em 1985
Proibida a venda em Portugal

Grafia atualizada segundo o Acordo Ortográfico da Língua Portuguesa de 1990, que entrou em vigor no Brasil em 2009.

Título original
Migraine
Revised and Expanded

Capa
Jeff Fisher

Preparação
Marcos Luiz Fernandez

Índice remissivo
Mariana Cruz

Revisão
Larissa Lino Barbosa
Renato Potenza Rodrigues

Atualização ortográfica
Verba Editorial

A tradutora agradece a atenção e os preciosos esclarecimentos do dr. Julius Weinberg

Dados Internacionais de Catalogação na Publicação (CIP)
(Câmara Brasileira do Livro, SP, Brasil)

Sacks, Oliver
Enxaqueca / Oliver Sacks. — São Paulo : Companhia de Bolso, 2015.

Título original: Migraine.
ISBN 978-85-359-2521-0

1. Enxaqueca I. Título.

CDD-616.857
14-11934 NLM-WL 344

Índice para catálogo sistemático:
1. Enxaqueca : Medicina 616.857

2015

EDITORA SCHWARCZ S.A.
Rua Bandeira Paulista, 702, cj. 32
04532-002 — São Paulo — SP
Telefone: (11) 3707-3500
Fax: (11) 3707-3501
www.companhiadasletras.com.br
www.blogdacompanhia.com.br

A meus pais

Sócrates, segundo Platão, não prescrevia remédio para a dor de cabeça de Cármide sem primeiro acalmar sua mente tumultuada; corpo e alma devem ser curados juntos, assim como a cabeça e os olhos. [...]

ROBERT BURTON

Todo aquele que [...] *enxergar na doença uma expressão vital do organismo não mais a verá como um inimigo. No momento em que percebo que a doença é uma criação do paciente, ela se torna para mim um elemento da mesma espécie que sua maneira de andar, seu modo de falar, sua expressão facial, os movimentos de suas mãos, os desenhos que ele fez, a casa que construiu, o negócio que montou ou os meandros de seu pensamento: um símbolo significativo dos poderes que o governam e os quais eu tento influenciar quando julgo acertado.*

GEORGE GRODDECK

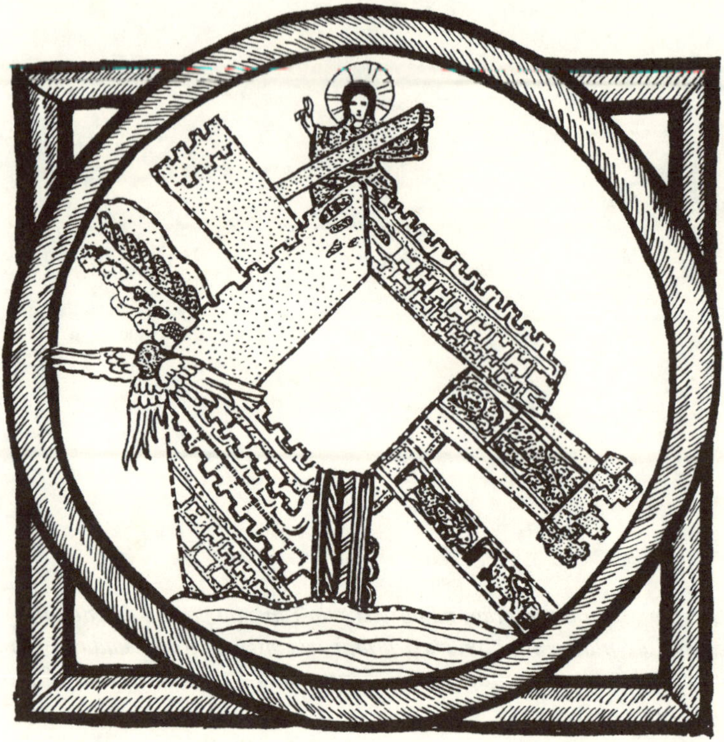

"Visão da Cidade Celestial"

De um manuscrito da obra *Scivias*, de Hildegarda, escrito em Bingen por volta de 1180. Esta figura é uma reconstituição de várias visões de origem enxaquecosa (ver Apêndice I).

SUMÁRIO

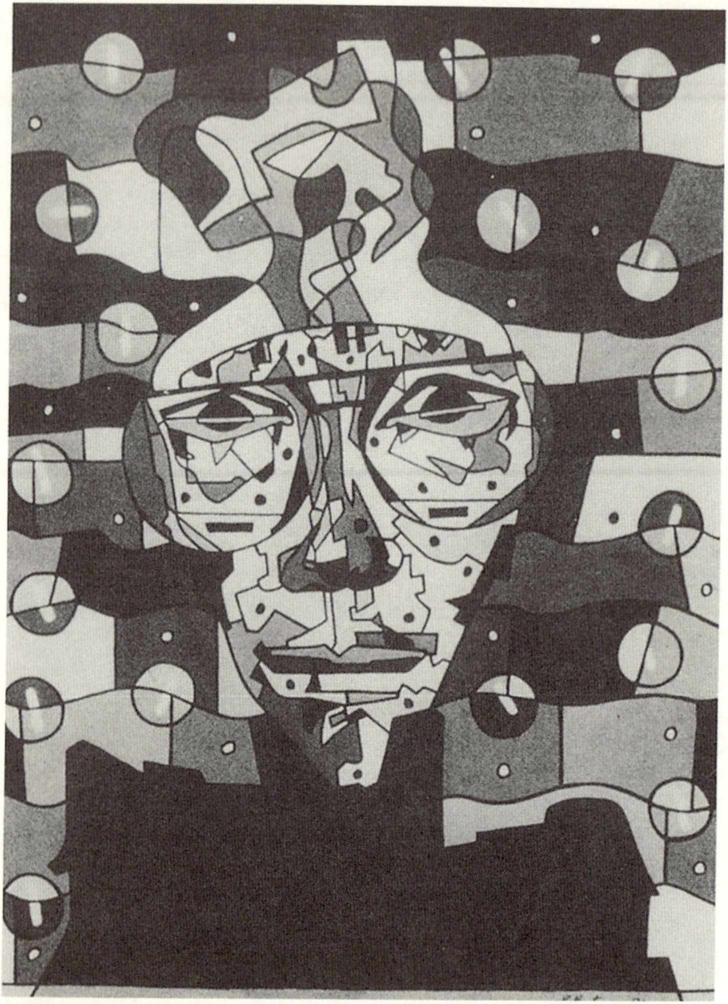

Muitas alterações de percepção podem ocorrer na enxaqueca. A mais estranha e profunda é a *visão em mosaico*, aqui mostrada em um quadro feito por um enxaquecoso a quem se pediu que pintasse o que via durante seus acessos (cortesia de British Migraine Association e Boehringer Ingelheim Limited).

PREFÁCIO À EDIÇÃO REVISTA (DE 1992)

As principais características da enxaqueca — seus fenômenos e como eles são sentidos pelo paciente, seu modo de ocorrência, os fatores que podem provocá-la, as maneiras gerais de conviver com ela ou combatê-la —, nada disso mudou de 2 mil anos atrás até hoje. Por isso, uma descrição vívida e pormenorizada desses aspectos sempre é importante e não se torna obsoleta.

Muitos enxaquecosos — sobretudo os pacientes jovens que têm uma aura de enxaqueca ou um acesso de enxaqueca clássica pela primeira vez — não têm ideia do que está acontecendo com eles, e podem apavorar-se pensando que estão tendo um derrame, um tumor cerebral ou qualquer outra coisa, ou, pelo contrário, que estão ficando loucos ou sofrendo alguma histeria bizarra. É para eles um alívio imenso saber que o que têm não é grave nem factício, que se trata de uma afecção moralmente neutra, recorrente mas essencialmente benigna, sofrida também por inúmeras outras pessoas e sobre a qual já muito se sabe. Montaigne escreveu: "O medo desse mal aterrorizava a pessoa quando ela o desconhecia". O paciente que ler *Enxaqueca* não será curado, mas pelo menos saberá o que tem, o que a doença significa, e não mais sentirá medo.

Evidentemente, *Enxaqueca* não é apenas uma descrição, mas uma meditação a respeito da natureza da saúde e da doença e de como, de vez em quando, os seres humanos podem *precisar* adoecer por um breve período; é uma meditação sobre a unidade da mente e do corpo, sobre a enxaqueca como um exemplo de nossa transparência psicofísica; e, por fim, uma meditação sobre a enxaqueca como uma reação *biológica*, análoga à encontrada em muitos animais. Acredito que essas considerações mais gerais sobre a enxaqueca como parte essencial da condição humana também têm sua importância — elas constituem a imutável *taxonomia* da doença.

Ao longo dos anos, foram publicadas várias edições de *Enxaqueca*, mas todas, a meu ver, pecaram pela redução — omitindo alguns detalhes ou discussões do original, amenizando seu conteúdo ou procurando tornar o livro mais "popular" ou "prático". Essas atenuações, acabei constatando, são erradas — o livro é mais poderoso em sua forma original, sem deixar de ser acessível ao leitor médio.

No entanto, ocorreram inegáveis e fundamentais avanços nos últimos vinte anos com respeito à nossa nova compreensão do mecanismo da enxaqueca e ao desenvolvimento de novas drogas e técnicas que podem auxiliar no tratamento da doença. O paciente que sofre de enxaquecas severas e frequentes tem muito mais chance de tratá-las agora do que em 1970. Assim, fiz vários acréscimos à obra, incluindo um capítulo novo (16) que discorre sobre as empolgantes descobertas fisiológicas e farmacológicas das duas últimas décadas e os novos modos de tratamento da enxaqueca que agora se tornam disponíveis graças a essas descobertas. Adicionei pós-escritos a três capítulos, examinando a enxaqueca em relação à teoria do caos e da consciência. Acrescentei ainda algumas descrições de caso, um apêndice histórico e numerosas notas. Com esses acréscimos, a presente edição passa a ser a mais completa e atualizada de *Enxaqueca*.

No manuscrito original de *Enxaqueca* (1967-8) havia uma parte V, que consistia em um reexame das formas geométricas mais complexas da aura e na tentativa de dar uma explicação abrangente sobre o tema. Com o tempo, julguei que não conseguira atingir esse objetivo e que qualquer tentativa nesse sentido era, na verdade, prematura na época. Por isso, omiti aquela parte na obra publicada. Foi um prazer todo especial poder agora retomar o projeto e, com meu colega Ralph Siegel, propor uma teoria ou explicação geral para esses fenômenos de aura, teoria esta que não teria sido possível 25 anos atrás. Assim, nesta edição, temos finalmente uma parte V.

O. W. S.
Nova York, fevereiro de 1992

PREFÁCIO À EDIÇÃO ORIGINAL (DE 1970)

QUANDO ATENDI MEU PRIMEIRO PACIENTE enxaquecoso, eu considerava a enxaqueca nada mais nada menos do que uma forma especial de dor de cabeça. À medida que fui tratando de mais pacientes, ficou evidente para mim que a dor de cabeça nunca era a característica única de uma enxaqueca; passado ainda mais tempo, constatei que a dor de cabeça nem sequer era uma característica necessária de todas as enxaquecas. Assim, fui impelido a investigar mais a fundo um tema que parecia esquivar-se de mim, tornando-se mais complexo, menos afeito a delimitações e menos inteligível quanto mais eu aprendia sobre ele. Mergulhei na literatura sobre o assunto, submergindo e de novo emergindo, sabendo mais sobre alguns aspectos, porém mais confuso em outros. Voltei-me uma vez mais para meus pacientes, que para mim eram mais instrutivos do que qualquer livro. E depois de ter atendido mil pacientes enxaquecosos, percebi que o assunto tinha *sentido*.

Senti-me a princípio confuso, mas depois fascinado com a complexidade das histórias que ouvia. Lá estava algo que podia passar, em poucos minutos, dos mais complexos distúrbios de percepção, fala, emoção e pensamento a todos os sintomas vegetativos concebíveis. Cada paciente com enxaqueca clássica desdobrava-se, por assim dizer, em toda uma enciclopédia de neurologia.

Eu era despertado de minhas ponderações neurológicas pelo sofrimento de meus pacientes e seus pedidos de ajuda. Algumas dessas pessoas eu podia auxiliar com medicamentos, outras com a mágica da atenção e interesse. Os pacientes mais severamente afetados frustraram meus esforços terapêuticos até que comecei a indagar com minúcia e persistência sobre sua vida emocional. E então ficou claro para mim que muitos acessos de enxaqueca eram permeados de significado emocional e não podiam ser examinados proveitosamente, e muito menos tratados, se os seus antecedentes e efeitos emocionais não fossem revelados em detalhes.

Assim, descobri que era necessário usar uma espécie de dupla visão contínua, encarando a enxaqueca simultaneamente como uma *estrutura* cujas formas estavam implícitas no repertório do sistema nervoso e como uma *estratégia* que podia ser empregada com vistas a alguma finalidade emocional, ou, efetivamente, biológica.

Empenhei-me, ao escrever este livro, em ter sempre em mente essas duas perspectivas, descrevendo as enxaquecas como eventos tanto físicos como simbólicos. A parte I expõe as formas dos acessos de enxaqueca do modo como são sentidos pelo paciente e observados pelo médico. A parte II trata das diversas circunstâncias — físicas, fisiológicas e psicológicas — que podem provocar acessos de enxaqueca isolados ou repetidos. A parte III divide-se entre um exame dos mecanismos fisiológicos do acesso de enxaqueca e uma discussão dos papéis biológicos e psicológicos que as enxaquecas, bem como certos distúrbios afins, podem desempenhar. A parte IV discorre sobre a abordagem terapêutica da enxaqueca, constituindo um corolário e um suplemento para as partes precedentes do livro.

Empreguei linguagem simples sempre que possível e linguagem técnica sempre que necessário. Embora as primeiras duas partes desta obra sejam primordialmente descritivas, em contraste com a terceira, que é explicativa e especulativa, sempre passei livremente, talvez até em demasia, da exposição de fatos ao questionamento de seu significado. Se a estrutura de referência é ampliada constantemente, sua expansão é exigida pelos muitos, variados e às vezes bastante estranhos fatos que somos forçados a considerar.

Acredito que três grupos de leitores podem encontrar algo de interessante neste livro. Primeiro, as pessoas que sofrem de enxaqueca e seus médicos, que procuram um relato inteligível sobre o que é a enxaqueca e como tratá-la. Segundo, estudantes e estudiosos da enxaqueca, que certamente terão nesta uma obra de referência pormenorizada, embora um tanto discursiva, sobre o tema. Finalmente, os leitores em geral de espírito especulativo (não necessariamente profissionais da área médica!), que são instados a ver na enxaqueca algo que guarda incontáveis analogias no funcionamento humano e animal, um modelo que ilumina todo o conjunto de reações psicofisiológicas, lembrando-nos, vezes sem conta, da absoluta conexão entre a mente e o corpo.

AGRADECIMENTOS

MINHA DÍVIDA MAIOR é para com meus numerosos e tolerantes pacientes enxaquecosos, sem os quais não teria sido possível escrever este livro. Eles me proporcionaram a realidade clínica da qual foram derivadas todas as observações e com a qual todas as ideias tiveram de ser confrontadas. Portanto, em uma acepção muito verdadeira, este livro é *deles*.

Uma realidade visual especial foi fornecida por pacientes que fizeram pinturas sobre suas experiências visuais durante auras de enxaqueca, permitindo assim a todos nós ver o que não se consegue imaginar e em geral é visto apenas por pessoas que sofrem de enxaqueca.

Sou particularmente grato ao dr. William Gooddy, doutor em medicina e membro do Royal College of Physicians de Londres, que leu o manuscrito original de *Enxaqueca* em 1968, sugeriu muitos acréscimos e emendas valiosos e com grande generosidade escreveu um prefácio para a obra.

Agradeço a uma série de pessoas que se responsabilizaram pela edição do texto ao longo de várias reedições deste livro — sobretudo a srta. Jean Cunningham, que fez a preparação do texto da primeira edição, Hettie Thistlethwaite, Stan Holwitz e Kate Edgar. Os desenhos originais para a primeira edição são de autoria de Audrey Besterman, e as ilustrações fotográficas foram cedidas por cortesia de Derek Robinson, da Boehringer Ingelheim Limited.

Desde a publicação da primeira edição, tive o prazer de entrar em contato com o trabalho de muitos colegas de destacada contribuição para nossa compreensão da enxaqueca — em especial Walter Alvarez, J. N. Blau, G. W. Bruyn, Donald Dalessio, Seymour Diamond, Arthur Elkind, o saudoso A. P.

Friedman, Vladimir Hachinski, Neil Raskin, Clifford Rose, Clifford Saper, Seymour Solomon, J. C. Steele, Marcia Wilkinson e sobretudo James W. Lance. Sou imensamente grato a essas pessoas pelo estímulo que me deram, embora minhas opiniões e erros sejam única e exclusivamente responsabilidade minha. Por fim, quero deixar registrado meu reconhecimento à participação inestimável de meu amigo e colega Ralph Siegel, que trabalhou comigo na composição do último capítulo do livro e forneceu o desenho, feito por computador, que o ilustra.

PREFÁCIO

O MAL DA ENXAQUECA vem sendo descrito há pelo menos 2 mil anos, e sem dúvida todas as gerações do homem moderno, com sua história de talvez 250 mil anos, tiveram a experiência dessa constelação de distúrbios. No entanto, é crença comum entre as pessoas em geral e entre os profissionais da área médica que pouco se sabe sobre a enxaqueca e que menos ainda se pode fazer a respeito dessa doença. Foi só em 1970 que se tomaram providências para que uma clínica para tratamento de enxaqueca fosse instalada na City de Londres.

É verdade que a enxaqueca é mencionada nos livros didáticos de medicina e sobretudo nos de neurologia, mas em geral é descrita muito sucintamente, junto com outros distúrbios intermitentes como epilepsia e nevralgia. A atitude comum é a de que a enxaqueca não passa de uma forma de dor de cabeça em geral não incapacitadora, que ocupa bem mais tempo de um médico atarefado do que sua importância exigiria. Alguns dos sintomas que a acompanham, como o vômito e os distúrbios visuais, são amplamente reconhecidos, às vezes a tal ponto que um diagnóstico de enxaqueca será feito apenas quando um padrão específico de distúrbio visual, dor de cabeça e vômito ocorrer em ordem regular. Alguns comprimidos e um corrente e deselegante chavão "aprenda a viver com isso" — são oferecidos pelo médico, que fica torcendo para não estar de serviço na próxima vez que o paciente vier para consulta. Devido à falta de compreensão plena das complexidades e variabilidades de uma afecção que é, sob todos os ângulos, fascinante em sua fenomenologia, muitos médicos acham ótimo quando um paciente, em desespero, sai à procura de praticantes da "medicina alternativa", quase desejando que os resultados sejam desastrosos e bem caros.

A classe médica estaria totalmente errada? Será que o nome de um livro didático confiável ou "definitivo" sobre o tema vem rápido à mente? Existem numerosos centros bem equipados e adequadamente organizados onde a doença pode ser estudada? Existem estatísticas minuciosas a respeito de todo o problema, tanto quanto existem para, digamos, acidentes do trabalho, carcinoma bronquial ou sarampo? Tivemos, quando estudantes, alguma aula sobre enxaqueca, e alguém nos disse que ela não é apenas uma tediosa forma de dor de cabeça ocasional que afeta alguém muito chato? É quase certo que não. E a noção de que a enxaqueca é uma expressão da genética, da personalidade e do modo de vida de um indivíduo só muito recentemente vem sendo divulgada.

Outro aspecto notavelmente negligenciado do processo da enxaqueca é a desordem da fisiologia que ele expressa. Em nenhuma outra afecção podemos encontrar o completo experimento fisiológico em um ser humano que o acesso de enxaqueca proporciona. Observamos, podemos sentir nós mesmos, a gradual desintegração de funções da pessoa normal, exatamente como podemos ver em um caso de derrame ou tumor cerebral, porém sem o desastre da incapacitação permanente. Em poucos minutos ou em cerca de uma hora, o acesso passa, desaparecem os seus sintomas e sinais — que podem incluir disfasia e hemiplegia, dupla visão, vertigem, vômitos, distúrbios intestinais, alterações no equilíbrio hídrico, distúrbios da personalidade. Contudo, poucos estudos foram realizados nessas circunstâncias, e as pesquisas, do modo como são feitas, muito provavelmente foram mais ou menos baseadas em animais anestesiados que possivelmente não têm enxaqueca como a conhecemos.

Para compensar esse desequilíbrio de interesse, experiência, conhecimento fisiológico e empenho terapêutico, precisamos de uma obra sintética que nos exponha toda a esfera de ação do contínuo espaço-tempo da enxaqueca, o padrão vitalício de características e fatores em eterna mudança que o paciente enxaquecoso sofre e cria. Seu círculo social, seus colegas de trabalho e sobretudo seus médicos são elementos inseparáveis nesse *continuum*.

O dr. Oliver Sacks tomou a si a tarefa de fornecer a visão geral há tanto tempo necessária. Em um fenomenal esforço de erudição clínica, ele reuniu praticamente todos os aspectos essenciais do conhecimento atual sobre a enxaqueca. É um exercício acadêmico interessante para um neurologista tentar detectar a omissão de algum detalhe secundário que ele acredita ter observado quase exclusivamente. É extremamente difícil encontrar alguma omissão assim.

Esperemos que esta obra obtenha pleno êxito em seu objetivo de esclarecer o sistema geral da enxaqueca. Um êxito desse tipo sem dúvida trará imensos benefícios a pacientes individualmente e também aos médicos e à sociedade em geral.

William Gooddy

INTRODUÇÃO HISTÓRICA

A ENXAQUECA AFETA uma expressiva minoria da população, ocorre em todas as civilizações e tem sido examinada desde os primórdios da história escrita. Se para César, Paulo, Kant e Freud ela foi um tormento ou um incentivo, a enxaqueca é também um fato cotidiano da vida de milhões de enxaquecosos anônimos que sofrem na intimidade e em silêncio. Suas formas e sintomas, como salientou Burton a respeito da melancolia, são "irregulares, obscuros, variados, imensamente infinitos, nem mesmo Proteu é tão diverso". Sua natureza e causas intrigaram Hipócrates e têm sido tema de discussão há 2 mil anos.

As principais características clínicas da enxaqueca — sua periodicidade, sua relação com caráter e circunstância, seus sintomas físicos e emocionais — já eram claramente reconhecidas no segundo século de nossa era. Areteus descreveu-a com a designação de heterocrania:

> E em certos casos toda a cabeça dói, e a dor é às vezes à direita, outras vezes à esquerda, na testa ou na fontanela; e esses acessos mudam de lugar no decorrer do mesmo dia [...]. Isso é chamado heterocrania, uma doença nada clemente [...]. Provoca sintomas inconvenientes e aflitivos [...] náusea, vômito de material bilioso, colapso do paciente [...] ocorre grande torpor, peso na cabeça, ansiedade, e a vida torna-se um fardo. Pois eles fogem da luz; a escuridão atenua seu mal; tampouco suportam prontamente ver ou ouvir qualquer coisa agradável [...]. Os pacientes ficam cansados da vida e anseiam por morrer.

Enquanto seu contemporâneo Pélopes descreveu e nomeou os sintomas sensoriais que podiam preceder uma epilepsia (a aura), Areteus observou os sintomas análogos que iniciavam determinadas enxaquecas: "[...] centelhas de cor púrpura ou preta na frente dos olhos, ou todas juntas e misturadas, de modo a exibir a aparência de um arco-íris expandido no céu".

Quatrocentos anos decorreram entre as observações de Areteus e os tratados de Alexandre de Tralles. Durante todo esse período, repetidas observações confirmaram e refinaram a lapidar descrição de Areteus, enquanto reiteravam, sem questionamento, as teorias da Antiguidade quanto à natureza da enxaqueca. Os termos *heterocrania*, *holocrania* e *hemicrania* disputaram a primazia por vários séculos; por fim, hemicrania (ἡμικρανία) suplantou os rivais e, depois de passar por numerosas transliterações, consolidou-se na língua inglesa atual como *migraine* ou *megrim*. Os termos cefaleia do enfermo, cefalgia biliosa e cefaleia cega foram de uso comum durante muitos séculos.[1]

Duas classes de teoria dominaram o pensamento médico sobre a natureza da enxaqueca desde a época de Hipócrates; ambas continuavam sendo tema de muita controvérsia em fins do século XVIII, e ambas, transformadas de diversas maneiras, têm ainda hoje muita aceitação. Por isso, não constitui um exercício supérfluo, mas uma tarefa da maior importância, acompanhar a evolução dessas duas teorias clássicas. Discorreremos sobre a teoria humoral e a teoria simpática.

Um excesso de bile amarela ou preta, supunha-se, podia acarretar não só uma índole acerba, um humor negro ou um amargor perante a vida, mas também o vômito bilioso e o transtorno gástrico de uma cefaleia do enfermo.[2] A essência dessa teoria e da forma de tratamento que ela induz foi expressa com precisão por Alexandre de Tralles: "Se portanto a dor de cabeça surge frequentemente em razão de superabundância de humor bilioso, sua cura deve ser promovida por meio de remédios que purguem e extraiam o humor bilioso".

Purgar e extrair o humor bilioso — nisso reside a fundamentação histórica de inúmeras teorias e tratamentos derivados, muitos deles praticados até hoje. O estômago e o intestino podem ficar sobrecarregados de humores biliosos — daí o uso desde tempos imemoriais de eméticos, laxantes, catárticos, purgativos etc. Alimentos gordurosos atraem humores biliosos para o estômago, portanto a dieta do enxaquecoso tem de ser frugal e ascética. O puritano Fothergill, que a vida inteira sofreu de enxaqueca, considerava especialmente perigosos os seguintes alimentos: "Manteiga derretida, carnes gordurosas, tortas de carne, torrada quente com manteiga e bebidas maltadas fortes que contêm lúpulo [...]".

De modo semelhante, sempre se julgou, e isso até hoje, que a constipação (ou seja, a retenção de humores biliosos no intestino) pode provocar ou prenunciar um acesso de enxaqueca. Analogamente, os humores biliosos podem ser reduzidos em sua origem (uma variedade de "comprimidos para o fígado" continua a ser recomendada contra a enxaqueca) ou diminuídos se sua concentração no sangue tornar-se muito elevada (a sangria era particularmente recomendada nos séculos XVI e XVII como cura para a enxaqueca). Talvez não seja incoerente considerar as atuais teorias químicas sobre a origem da enxaqueca, descendentes intelectuais das antigas doutrinas humorais.

Várias teorias "simpáticas" originaram-se na mesma época que as teorias humorais e evoluíram simultaneamente a elas. Elas supõem que a enxaqueca tem origem periférica em uma ou mais vísceras (estômago, intestino, útero etc.), de onde se propagaria pelo corpo por meio de uma forma específica de comunicação interna, visceral; essa forma oculta de comunicação, escondida do funcionamento da consciência e fora do alcance desta, foi denominada "simpatia" pelos gregos e "consenso" pelos romanos, sendo considerada especialmente importante na conexão da cabeça com as vísceras (*mirum inter caput et viscera commercium*).

As concepções clássicas de simpatia foram revividas por Thomas Willis, que lhes deu uma forma mais exata. Willis acabou por rejeitar as ideias hipocráticas de que a histeria originava-se da trajetória física do útero pelo corpo, e passou a conceber o útero como *irradiador* dos fenômenos da histeria por uma infinidade de minúsculos caminhos por todo o corpo. Estendeu esse conceito à transmissão da enxaqueca e de muitos outros distúrbios paroxísmicos através do corpo.

Willis empenhou-se, três séculos atrás, em fazer um levantamento crítico de toda a esfera dos distúrbios nervosos (*De anima brutorum*), e ao longo dessa obra incluiu uma seção ("De cephalalgia") que devemos considerar o primeiro tratado moderno sobre a enxaqueca e o primeiro avanço decisivo desde a época de Areteus. Ele organizou um imenso volume de observações e especulações medievais sobre a enxaqueca, epilepsia e outras reações paroxísmicas, acrescentando-lhes observações clínicas de extraordinária precisão e sensatez.[3] Consultado certa vez por uma senhora com dor de cabeça, ele nos legou a seguinte descrição incomparável de enxaqueca:

> Faz alguns anos, fui chamado a atender uma senhora da alta nobreza que por mais de vinte anos andava enferma com uma dor de cabeça quase contínua, a princípio intermitente [...] ela estava extremamente devastada por essa doença. Recobrando-se de uma febre antes dos doze anos de idade, ela se tornou propensa a dores na cabeça que costumavam aparecer às vezes espontaneamente e com mais frequência devido a provocação muito branda. Esse mal não se limitava a um local da cabeça, afligindo-a ora de um lado, ora do outro, e muitas vezes por toda a circunferência da cabeça. Durante o ataque (que raramente terminava em menos de um dia e uma noite e com frequência perdurava por dois, três ou quatro dias), ela não tolerava luz, vozes, ruído ou qualquer movimento, sentando-se ereta na cama, com o quarto escuro, sem querer falar com ninguém, nem dormir, nem aceitar alimento. Por fim, declinando o ataque, ela tendia a deitar-se e dormir um sono pesado e agitado, do qual acordava sentindo-se melhor [...]. A princípio, os acessos ocorriam apenas ocasionalmente, sendo raro espaçarem-se com menos de vinte dias ou um mês; começaram

porém a sobrevir com mais frequência, e ultimamente ela quase não passa tempo algum sem os ter.

Willis, discorrendo sobre esse caso, demonstra estar plenamente consciente das várias causas predisponentes, excitadoras e secundárias de tais acessos: "[...] Uma constituição ruim ou fraca das partes [...] às vezes inata e hereditária [...] uma irritação de algum membro ou víscera distante [...] mudanças de estação, condições climáticas, os grandes aspectos do Sol e da Lua, emoções violentas e erros na alimentação". Ele também sabia que a enxaqueca, embora muitas vezes intolerável, era benigna:

> [...] Mas ainda que essa indisposição que tanto afligia aquela nobre senhora havia mais de vinte anos [...] tivesse armado sua tenda — próximo às fronteiras do cérebro, por tanto tempo assediando sua régia torre, esta ainda não fora tomada; pois a dama enferma, livrando-se de uma vertigem, tonturas na cabeça, desarranjos convulsivos e quaisquer sintomas soporíferos, logo tornava a recobrar as faculdades essenciais de sua alma.

O outro conceito clássico revivido por Willis foi o da *idiopatia*, uma tendência a explosões súbitas e periódicas no sistema nervoso.[4] Assim, o sistema nervoso enxaquecoso, ou o sistema nervoso epilético, podia ser detonado a qualquer momento por uma variedade de influências — físicas ou emocionais — e os efeitos mais remotos da explosão eram transmitidos por todo o corpo pela simpatia, por nervos presumivelmente simpáticos cuja existência o próprio Willis só podia inferir.

As teorias simpáticas ganharam muito apreço e foram refinadas no século XVIII. Tissot, observando que distúrbios estomacais podiam preceder e aparentemente iniciar uma dor de cabeça de enxaqueca, e que o vômito podia encerrar com rapidez um acesso, supôs: "É, pois, muito provável que um foco de irritação forme-se pouco a pouco no estômago e que ao atingir certo ponto a irritação seja suficiente para originar dores agudas em todas as ramificações do nervo supraorbitário [...]".

Robert Whytt, contemporâneo de Tissot, também empenhou seu prestígio na defesa das teorias simpáticas; observando "[...] o vômito que em geral acompanha a inflamação do útero, a náusea e o apetite desordenado que sucede a concepção [...] a dor de cabeça, o calor e as dores nas costas, a cólica intestinal sentida quando se aproxima a época do fluxo menstrual [...] etc.", Whytt descreve o corpo humano como sendo (na eloquente paráfrase de Foucault) crivado de uma extremidade a outra de obscuros mas estranhamente diretos caminhos de simpatia; caminhos que poderiam transmitir os fenômenos de uma enxaqueca ou de uma histeria a partir de suas origens viscerais.

É importante mencionar que os mais perspicazes observadores clínicos do século XVIII — Tissot (que escreveu copiosamente sobre a enxaqueca e cujo tratado de 1790 foi o legítimo sucessor do texto "De cephalalgia" de Willis), Whytt, Cheyne, Cullen, Sydenham etc. — não faziam distinções arbitrárias entre sintomas físicos e emocionais; todos tinham de ser considerados conjuntamente, como partes essenciais dos "distúrbios nervosos". Robert Whytt, por exemplo, menciona em conjunto, como sintomas associados e inter-relacionados:

> [...] Uma inusitada sensação de frio e calor, de dores em diversas partes do corpo; síncopes e convulsões vaporosas; catalepsia e tétano; gás no estômago e nos intestinos [...] vômito de matéria negra; um súbito e abundante fluxo de urina clara e límpida [...] palpitações no coração; variações na pulsação; *dores de cabeça periódicas*; vertigem e acessos nervosos [...] depressão, desespero [...] loucura, pesadelos ou íncubos.

Essa convicção fundamental, essa ideia da unidade inseparável das reações psicofisiológicas, foi rompida no início do século XIX. Os "distúrbios nervosos" de Willis e Whytt foram rigorosamente divididos em "orgânicos" e, em oposição, "funcionais", e com o mesmo rigor partilhados entre neurologistas e alienistas; Liveing e Jackson, é verdade, descreveram a enxaqueca como uma entidade psicofisiológica indivisível e sem divisões internas, mas suas ideias eram excepcionais e contrárias à tendência daquele século.

Descrições soberbas da enxaqueca surgiram em grande número no princípio do século XIX, quase todas elas vívidas como não se via na literatura médica havia muito tempo. Examinando as riquezas dessa literatura mais antiga, ficamos tentados a imaginar que todo médico de renome tinha enxaqueca ou impusera-se como tarefa de sua vida descrever o fenômeno; incluem-se nessa galáxia de nomes os de Heberden e Wollatson, na primeira década do século, Abercrombie, Piorry e Parry na segunda e terceira décadas, Romberg, Symonds, Hall e Möllendorff em meados do século. Descrições brilhantes foram deixadas também por vários cientistas que não eram da área médica, entre os quais se destacam os astrônomos Herschel e os Airy (pai e filho).

Quase todas essas descrições, porém, demoravam-se nos aspectos *físicos* dos acessos de enxaqueca, deixando em segundo plano seus componentes, antecedentes e usos emocionais. As teorias do século XIX, de modo semelhante, não apresentavam o caráter geral das doutrinas anteriores e via de regra ocupavam-se de etiologias mecânicas muito específicas de um ou outro tipo. As teorias vasculares tinham grande aceitação, concebendo quer uma pletora geral, quer uma congestão cerebral ou dilatações e constrições específicas dos vasos cranianos. Atribuía-se grande peso também a fatores locais: inchaço da glândula pituitária, inflamação dos olhos etc. A "mancha" hereditária e a masturbação também foram apontadas como causa em meados do século (haviam sido igualmente convocadas para explicar a epilepsia e a insanidade), e nessas teorias — como em teorias posteriores de autointoxicação, focos ineficazes etc. — evidencia-se um caráter anacrônico, pois o modo de ação era ostensivamente físico, porém secreta e implicitamente moral.

Devemos reservar nossas homenagens para uma extraordinária obra-prima da era vitoriana, o tratado de Liveing, *On megrim, sick-headache, and some allied disorders*, escrito entre 1863 e 1865, mas publicado somente em 1873. Abordando seu tema com a sagacidade e erudição de um Gowers e o poder e abrangência de imaginação de um Hughlings Jackson, Liveing abarcou e ordenou todo o conjunto da experiência da enxaqueca e situou-a no vastíssimo campo circundante de "distúrbios afins e metamorfóticos". Assim como Hughlings Jackson utilizou o fenômeno da epilepsia para visualizar a evolução e dissolução de funções hierarquicamente organizadas do sistema nervoso, Liveing realizou tarefa semelhante usando os dados relativos à enxaqueca. A profundidade histórica e o caráter geral da abordagem devem fundamentar qualquer ensaio médico, e nesses aspectos a obra-prima de Liveing jamais foi igualada.

Uma parte essencial da visão de Liveing (e nisto ele mostrou mais afinidade com Willis e Whytt do que com seus contemporâneos) foi a percepção de que as variedades da enxaqueca eram infinitas e se fundiam a muitas outras reações paroxísmicas. Sua teoria das "tempestades nervosas", de grande alcance e influência, explicou como nenhuma outra as metamorfoses súbitas ou graduais tão características dos acessos de enxaqueca. A mesma tese foi expandida por Gowers, que descreveu como a enxaqueca, os desmaios, ataques vagais, vertigens, distúrbios do sono etc. relacionavam-se entre si e com a epilepsia — sendo todas essas tempestades nervosas mutuamente (embora de forma misteriosa) transformáveis entre si.

O século atual caracteriza-se tanto por avanços quanto por retrocessos na abordagem da enxaqueca. Os avanços escoram-se nas sofisticações das técnicas e avaliações quantitativas, e os retrocessos refletem as rupturas e fragmentações do tema que parecem inseparáveis da especialização do conhecimento. Por uma ironia histórica, um ganho real de conhecimento e capacidade técnica uniu-se a uma perda real de compreensão geral.

A enxaqueca é um evento físico que também pode ser, desde o início, ou tornar-se mais tarde, um evento emocional ou simbólico. A enxaqueca expressa necessidades tanto fisiológicas quanto emocionais; ela é o protótipo de uma reação psicofisiológica. Assim, a convergência de raciocínio necessária para seu entendimento deve basear-se, simultaneamente, na neurologia e na psiquiatria (a convergência que Cannon, o fisiologista, e Groddeck, o psicanalista, almejavam e tornaram mais próxima); por fim, a enxaqueca não pode ser concebida como uma reação exclusivamente humana, devendo ser considerada uma forma de reação biológica especificamente talhada para as necessidades e os sistemas nervosos humanos.

Os fragmentos da enxaqueca devem ser reunidos e apresentados, mais uma vez, como um todo coerente. Inúmeros artigos e monografias técnicas têm ampliado e cristalizado nosso conhecimento sobre aspectos específicos do tema. Mas um ensaio geral não aparece desde a época de Liveing.

Parte I
A EXPERIÊNCIA DA ENXAQUECA

INTRODUÇÃO

Nosso primeiro problema surge com o sinônimo de enxaqueca — *hemicrania* —, que implica a existência de uma dor de cabeça (hemicrânica) como característica definidora. É necessário esclarecer, desde o início, que a dor de cabeça *nunca* é o único sintoma de uma enxaqueca, e na verdade nem mesmo é um componente necessário dos acessos de enxaqueca. Teremos a oportunidade de examinar muitos tipos de acessos que exibem todas as características da enxaqueca — sob as perspectivas clínicas, fisiológicas, farmacológicas e outras —, mas não apresentam o componente da dor de cabeça. Precisamos conservar o uso da palavra *enxaqueca* porque ela vem sendo empregada há muito tempo e de modo generalizado, porém devemos considerar sua extensão muito além dos limites de qualquer definição encontrada em dicionários.

Diversas síndromes podem ser reconhecidas no complexo da enxaqueca, e elas podem sobrepor-se, fundir-se e metamorfosear-se umas nas outras. A que ocorre com mais frequência é a *enxaqueca comum*, na qual encontramos uma variedade de sintomas de enxaqueca agrupados em torno do sintoma principal, a dor de cabeça de enxaqueca (capítulo 1). Quando outros componentes que não a dor de cabeça passam a dominar um quadro clínico em outros aspectos semelhante, podemos falar em *equivalentes de enxaqueca*, e na seção que leva esse título discorreremos sobre acessos periódicos e recorrentes com predomínio de náusea e vômito, dor abdominal, diarreia, febre, sonolência, alterações de humor etc. (capítulo 2). Precisamos discutir também, em conjunção com esses acessos, outras formas de acessos e reações que guardam uma clara, ainda que mais remota, relação com a enxaqueca: cinesia, desmaio, ataque vagal etc.

É necessário examinar em separado um tipo de acesso singularmente agudo e intenso — a *aura de enxaqueca*. Tais auras podem ocorrer como eventos isolados ou ser seguidas por dor de cabeça, náusea e outras características do complexo da enxaqueca. A síndrome completa, neste último caso, é denominada *enxaqueca clássica* (capítulo 3).

Um tanto isolada das síndromes acima mencionadas, encontramos uma variação bastante distinta da enxaqueca que foi descrita sob diversas denominações. Sua melhor designação é *nevralgia migranosa*. Muito raramente, uma enxaqueca comum ou clássica pode ser seguida por déficits neurológicos prolongados: são as chamadas *enxaquecas hemiplégicas* ou *oftalmoplégicas*. Juntamente com essas variações raras mencionaremos as pseudoenxaquecas, a imitação de enxaquecas verdadeiras por lesões orgânicas (capítulo 4).

A parte I é concluída com a tentativa de definir, nos termos já empregados, algumas características formais comuns a todos os tipos de acesso de enxaqueca, ou seja, a estrutura geral da enxaqueca.

1. ENXAQUECA COMUM

> *Desde meus vinte anos mais ou menos, ainda que, afora isto, goze de boa saúde, eu sofro de enxaqueca. A cada três ou quatro semanas tende a acometer-me um acesso* [...]. *Acordo com uma sensação generalizada de desordem e uma leve dor na região da têmpora direita que, sem ultrapassar a linha média, atinge a intensidade máxima ao meio-dia; chegando a noite, ela geralmente passa. Em repouso, a dor é suportável, mas se torna muito violenta com o movimento* [...]. *Ela responde a cada pulsar da artéria temporal. Esta, do lado afetado, parece um cordão rijo, enquanto a esquerda está na sua condição normal. A fisionomia é pálida e encovada, o olho direito, pequeno e avermelhado. Chegando ao auge o acesso, quando violento, há náusea* [...]. *Pode remanescer um leve desarranjo gástrico; com frequência, também, o couro cabeludo permanece sensível em um local na manhã seguinte* [...]. *Por certo tempo em seguida ao acesso, posso expor-me impunemente a influências que antes teriam decerto provocado um acesso.*
>
> Du Bois Reymond, 1860

Os principais sintomas da enxaqueca comum são dor de cabeça e náusea. Complementando-os, pode haver uma notável variedade de outros sintomas importantes, em adição a pequenos desarranjos e alterações fisiológicas que podem passar despercebidos pelo paciente. Governando todo o acesso existe, nas palavras de Du Bois Reymond, "uma sensação generalizada de desordem", que pode ser sentida física ou emocionalmente e prejudicar ou frustrar os poderes de descrição do paciente. A grande variabilidade dos sintomas é característica não só dos acessos em diferentes pacientes mas também de sucessivos acessos em um mesmo paciente.

Esses são, portanto, os *ingredientes* de uma enxaqueca comum. Nós os mencionaremos e descreveremos um por um, tendo em mente que os sintomas da enxaqueca nunca ocorrem em um isolamento tão esquemático, mas são, isso sim, ligados uns aos outros de várias maneiras. Alguns sintomas conjugam-se formando *constelações* características, enquanto outros apresentam-se em uma ordem definida e com uma frequência marcante, a tal ponto que fica possível reconhecer uma *sequência* básica dos acessos.

DOR DE CABEÇA

> *O caráter das dores variava muito*; *o mais das vezes, elas eram do tipo que martela, lateja ou golpeia* [...] [*em outros casos*], *uma dor vaga, que faz pressão* [...] *que perfura, com a sensação de que vai romper* [...] *de ferroadas ardidas* [...] *de dilaceramento* [...] *de estiramento* [...] *de penetração* [...] *de irradiação* [...] *em alguns casos, parecia que uma cunha era pressionada contra a cabeça, ou lembrava uma úlcera, ou era como se o cérebro se rompesse, ou fosse empurrado para fora.*
>
> Peters, *1853*

A dor de cabeça de enxaqueca é tradicionalmente descrita como uma dor violenta e latejante em uma têmpora, e não raro assume essa forma. Porém não se pode especificar um local, uma qualidade ou uma intensidade constante, pois um especialista no decorrer de sua carreira encontrará todas as variedades concebíveis de dor de cabeça no contexto da enxaqueca. Wolff, cuja experiência na área não tem paralelos, afirmou (1963):

> Notavelmente, os locais da dor de cabeça de enxaqueca são: temporal, supraorbital, frontal, retrobulbar, parietal, pós-auricular e occipital [...]. Ela pode ocorrer também na região malar, nos dentes superiores e inferiores, na base do nariz, na parede mediana da órbita, no pescoço e na região das artérias carótidas comuns, e mais para baixo, até a extremidade do ombro.

Pode-se afirmar, porém, que na maioria das vezes a dor de cabeça de enxaqueca é unilateral no *início*, embora tenda a tornar-se difusa em sua distribuição com o prosseguimento do acesso. Em geral, um dos lados é acometido preferencialmente, e alguns pacientes podem apresentar invariavelmente a dor no lado esquerdo ou direito durante toda a vida. É mais comum haver apenas uma preferência relativa, muitas vezes associada à intensidade da dor: forte e frequente hemicrania de um lado com branda e ocasional hemicrania do lado oposto. Alguns pacientes queixam-se de uma alternação da hemicrania de um lado para o outro em acessos sucessivos, ou até mesmo durante um mesmo acesso. Pelo menos um terço de todos os pacientes sente uma dor de cabeça bilateral ou difusa (holocrania) desde o começo do acesso.

A *qualidade* da cefaleia na enxaqueca é, do mesmo modo, variável. O latejo ocorre em menos da metade dos casos, e nestes pode caracterizar a dor de cabeça apenas no início, logo dando lugar a uma dor constante. O latejo contínuo durante todo o acesso é incomum, verificando-se sobretudo nas pessoas que se forçam a uma atividade física ininterrupta apesar da enxaqueca. O latejo, quando ocorre, é sincronizado com a pulsação arterial, podendo ser acompanhado de pulsação visível das artérias extracranianas.

Sua intensidade é proporcional à crescente amplitude de tais pulsos arteriais (Wolff), e a dor pode ser interrompida pressionando-se a artéria afetada ou a artéria carótida comum, ou, às vezes, o globo ocular do lado onde a dor é sentida. Imediatamente após cessar a pressão, essa oclusão é seguida de um violento reaparecimento do pulso arterial e da dor de cabeça. Entretanto, o latejo não é uma condição *sine qua non* da dor de cabeça vascular, e sua ausência não é tão significativa quanto sua ocorrência. Pode-se dizer, porém, que quase todas as dores de cabeça vasculares são agravadas pelo movimento ativo ou passivo da cabeça ou pelo impulso transmitido da tosse, espirro ou vômito. Portanto, a dor é minimizada pelo repouso ou pelo apoio da cabeça em uma posição. Também pode ser atenuada pela contrapressão; muitas vítimas da enxaqueca pressionam a têmpora afetada contra o travesseiro ou seguram o lado atingido com a mão.

A *duração* da dor de cabeça na enxaqueca é muito variável. Em acessos extremamente agudos ("nevralgia migranosa"), a dor pode durar apenas alguns minutos. Em uma enxaqueca comum, a duração raramente é inferior a três horas, sendo mais usuais os acessos de oito a 24 horas, e ocasionalmente os de vários dias e mesmo de mais de uma semana. Em acessos muito prolongados evidenciam-se alterações em tecidos. A artéria (ou artérias) temporal superficial pode tornar-se inusitadamente sensível ao toque e visivelmente endurecida. A pele ao redor também pode ficar sensível e permanecer nesse estado por mais de um dia depois de cessar a dor de cabeça. Muito raramente, pode formar-se de modo espontâneo um higroma ou hematoma perto do vaso atingido.

A *intensidade* da dor de cabeça de enxaqueca é extremamente variável. Pode ser de uma violência incapacitadora ou tão branda que sua presença apenas é detectada pela dor transitória que se segue a um solavanco da cabeça ou à tosse.[1] Além disso, essa intensidade não necessariamente permanece constante ao longo de todo o acesso; é comum pacientes mencionarem que ela aumenta e diminui lentamente no espaço de alguns minutos, podendo ainda ocorrer abrandamentos e exacerbações bem mais prolongados, sobretudo nas demoradas enxaquecas menstruais.

A dor de cabeça de enxaqueca com frequência é complicada

pela ocorrência simultânea ou prévia de outros tipos de dor de cabeça. A característica "cefaleia de tensão", localizada especialmente nas regiões cervical e occipital posterior, pode dar início a uma dor de cabeça de enxaqueca ou acompanhá-la, particularmente se o acesso for marcado pela irritabilidade, ansiedade ou atividade ininterrupta ao longo de sua duração. Essa cefaleia de tensão não deve ser interpretada como um elemento integrante da enxaqueca, mas como uma reação secundária a ela.

NÁUSEA E SINTOMAS ASSOCIADOS

> *Ocorrem eructações, ora inodoras e insípidas, ora de insuportável asquerosidade; afluem à boca abundantes mucosidades e fluidos salivares, entremeados por vezes aos de gosto amargo, bilioso; há uma aversão extrema à comida; mal-estar generalizado* [...] *distensões paroxísmicas do estômago com gases, seguidas de arrotos, com alívio transitório; ou pode ocorrer vômito* [...].
>
> Peters, *1853*

A náusea é invariável no decorrer de uma enxaqueca comum, podendo ser insignificante e intermitente ou contínua e assoberbante. O termo *náusea* é empregado, como sempre tem sido, tanto no sentido literal como no figurativo, para designar não apenas uma sensação específica (ainda que não localizável), mas também um estado de espírito e um padrão de comportamento — afastar-se da comida, de tudo, e voltar-se para dentro. Mesmo na ausência de uma náusea patente, a grande maioria dos pacientes de enxaqueca torna-se avessa a comer durante os acessos, sabendo que o ato de comer, a visão, o cheiro, ou até a própria ideia de comida podem acarretar náuseas fortíssimas. Nesse sentido, quase poderíamos falar em uma náusea *latente*.

Diversos outros sintomas, locais e sistêmicos, tendem a ocorrer associados à náusea. Crescente salivação e refluxo de conteúdo estomacal amargo ("azia"), com a necessidade de engolir ou cuspir, podem não só acompanhar a sensação de náusea, mas precedê-la em vários minutos. Não raro os pacientes são alertados da iminência de uma forte cefaleia do enfermo quando suas bocas enchem-se de saliva ou sentem azia, podendo então, com esse sinal oportuno, tomar a medicação apropriada e prevenir outros sintomas que sobreviriam.

A náusea, ao ocorrer, provoca várias formas de ejaculações viscerais: soluço, arroto, ânsia de vômito e vômito. Se o paciente tiver sorte, o vômito pode fazer cessar não só a náusea, mas todo o acesso de enxaqueca; mais comumente, ele não obterá alívio ao vomitar, sofrendo, em vez disso, um excruciante agravamento da dor de cabeça vascular simultânea. A náusea, quando é forte, é muito menos tolerável que a dor de cabeça ou outras formas de dor e, em muitos pacientes, sobretudo os jovens, a náusea e o vômito dominam o quadro clínico e constituem o pior sofrimento de uma enxaqueca comum.

Os vômitos repetidos primeiro esvaziam o conteúdo existente no estômago; vem em seguida o vômito de bile regurgitada e, por fim, sobrevém uma repetida ânsia de vômito "seca". Essa é a principal causa (juntamente com o suor em profusão e a diarreia) da grave perda de líquidos e eletrólitos que pode prostrar os pacientes que sofrem de acessos demorados.

APARÊNCIA FACIAL

Os pitorescos termos *enxaqueca vermelha* e *enxaqueca branca* foram introduzidos por Du Bois Reymond, e guardam ainda certo valor descritivo. Na enxaqueca vermelha, o rosto é escuro e avermelhado; segundo um antigo relato, é

> congestionado, com afluxos e estrondos na cabeça, intumescimento, afogueamento e brilho no rosto, com protrusão dos olhos [...] muito calor na cabeça e no rosto [...] latejo das artérias carótida e temporais. [...] (Peters, 1853)

Uma aparência pletórica, com todas essas características descritas por Peters, é bastante rara, ocorrendo em menos de um décimo dos casos de enxaqueca comum. Os pacientes predispostos à enxaqueca vermelha com frequência têm marcada propensão a ficar vermelhos de raiva ou enrubescer de vergonha; o eritema facial, pode-se dizer, é seu "estilo":

Caso 40 Um homem de sessenta anos, de temperamento irascível, sujeito a enxaquecas comuns desde os dezoito anos e a acessos biliosos e fortes cinesias na infância. Seu rosto é de um vermelho carnoso, com minúsculas arteríolas dilatadas no nariz e nos olhos. Fica afogueado nas muitas vezes em que se enfurece, e de fato seu rosto sempre parece brilhar com um fogo vermelho que arde latente, sendo essa precisamente a contrapartida fisiológica de sua crônica irritabilidade latente. Seu rosto torna-se rubro poucos minutos antes do início de uma dor de cabeça de enxaqueca, permanecendo vermelho durante todo o acesso.

Muito mais familiar é o quadro da enxaqueca branca, no qual o rosto se torna pálido ou mesmo cinzento, emagrecido, tenso e desfigurado, os olhos parecem pequenos, fundos e com olheiras. Essas alterações podem ser tão marcantes a ponto de lembrar o quadro de um choque cirúrgico. A palidez intensa evidencia-se toda vez que ocorre náusea forte. Por vezes, o rosto avermelha-se nos primeiros minutos de um acesso, e depois, abruptamente, empalidece, como se, nas palavras de Peters, "todo o sangue passasse subitamente da cabeça para as pernas".

Pode ocorrer edema na face e couro cabeludo, seja como característica isolada, seja no contexto de uma retenção hídrica e edema muito generalizados (ver p. 51). O rosto, a língua e os lábios de alguns pacientes podem tornar-se inchados no início do acesso, lembrando um edema angioneurótico. Em um desses pacientes, que tive a oportunidade de observar no começo de um acesso, desenvolveu-se um grande edema periorbital de um lado poucos minutos antes de sobrevir a dor de cabeça.

Mais comumente, desenvolvem-se os edemas na face e no couro cabeludo *depois* de prolongada dilatação dos vasos extracranianos, e eles estão associados, como demonstraram Wolff e outros, à transudação de fluidos e à inflamação estéril nas proximidades dos vasos envolvidos. A pele edematosa apresenta-se sempre sensível e com limiar da dor baixo.

SINTOMAS OCULARES

Quase sempre podemos detectar alterações na aparência dos *olhos* no decorrer ou antes de um acesso de dor de cabeça de enxaqueca, muito embora o próprio paciente possa não mencionar sintomas visuais ou oculares. Em geral ocorre certa sufusão de pequenos vasos no globo, e em acessos particularmente severos os olhos podem tornar-se excessivamente injetados (esta característica é típica dos acessos de nevralgia migranosa). Os olhos podem parecer úmidos (quemóticos) devido a um aumento da lacrimação — analogamente à crescente salivação, e muitas vezes sincronizado com ela — ou turvos em razão de inflamação exsudativa do leito vascular. Alternativamente, os olhos podem parecer sem brilho e fundos; pode ocorrer uma verdadeira enoftalmia.

Essas alterações no globo ocular, quando graves, podem estar associadas a diversos sintomas: coceira e ardor no olho (ou olhos) afetado, dolorosa sensibilidade à luz e visão anuviada. O turvamento da visão pode ser grave a ponto de incapacitar o paciente ("cefaleia cega"), e por vezes é impossível visualizar os vasos da retina com clareza em tais ocasiões, devido ao espessamento exsudativo da córnea.

SINTOMAS NASAIS

As descrições de enxaqueca raramente dão muita ênfase a sintomas nasais, mas, se questionarmos cuidadosamente os pacientes, constataremos que pelo menos um quarto deles desenvolve certo "entupimento" do nariz no decorrer de um acesso. Em tais ocasiões, o exame revelará turbinatos ingurgitados e arroxeados. Tais sintomas e constatações, quando presentes, podem iludir o paciente e o médico, levando-os ao diagnóstico de dor de cabeça "alérgica" ou "cefaleia dos seios da face".

Outro sintoma nasal, que pode ocorrer no início ou no final do acesso, é uma profusa secreção catarral. É fácil compreender que a combinação de coriza com a sensação de mal-estar e dor de cabeça pode fazer-se passar por um "resfriado" ou outra infecção virótica, e sem dúvida várias dessas enxaquecas são diagnosticadas erroneamente como tal. Contudo, quando o "resfriado" mostra certa propensão a ocorrer todo fim de semana ou depois de distúrbios emocionais agudos, o verdadeiro diagnóstico pode ficar evidente.

A descrição de caso a seguir ilustra a importância que podem assumir as secreções nasais e outras no decorrer de uma enxaqueca, bem como o significado de outros sintomas premonitórios que mencionaremos adiante:

> *Caso 20* Uma senhora de 53 anos, que tem sofrido de enxaqueca comum de um formato singularmente complexo por quase trinta anos. Em determinada época, ela costumava experimentar "uma sensação de extremo bem-estar" na noite anterior aos acessos. Mais recentemente, vem se tornando propensa a sentir intensa sonolência na noite precedente, acompanhada de bocejos repetidos e incontroláveis. Ela ressalta as qualidades "antinaturais [...] irresistíveis [...] ominosas" dessa sonolência. Vai para a cama cedo, e seu sono é incomumente prolongado e profundo.
>
> Acorda na manhã seguinte com o que denomina "uma sensação de agitação [...]. Todo o meu sistema é desencadeado de alguma forma, e tudo dentro de mim começa a mover-se [...]". Essa sensação de agitação e movimentação interna resulta em uma difusa atividade secretória, com muito catarro, salivação, lacrimação, suor, diurese aquosa,

vômito e diarreia. Após duas ou três horas dessa intensa atividade interna, ela passa a sofrer uma forte dor de cabeça latejante do lado esquerdo.

SINTOMAS ABDOMINAIS E AÇÃO ANORMAL DO INTESTINO

Cerca de um décimo dos adultos que sofrem de enxaqueca comum queixa-se de dor abdominal ou de uma ação anormal do intestino no decorrer dos acessos. A proporção é notavelmente maior em pacientes mais jovens, e os sintomas abdominais aqui descritos como componentes secundários de uma enxaqueca comum podem constituir os sintomas predominantes ou únicos das chamadas “enxaquecas abdominais” (ver capítulo 2).

São descritos com certa frequência dois tipos de dor abdominal: a primeira é uma dor intensa, constante, perfurante, “nevrálgica”, sentida comumente na parte superior do abdômen e por vezes irradiando-se para as costas — pode assemelhar-se à dor de uma úlcera perfurada, colecistite ou pancreatite. Com frequência um pouco maior, o paciente descreve uma dor abdominal semelhante à cólica no quadrante inferior direito, não raro interpretada como apendicite.

A distensão abdominal, o silêncio visceral e a constipação tendem a ocorrer nas fases prodrômicas ou iniciais de uma enxaqueca, e estudos de contrastes realizados nesse estágio confirmam que ocorre estase e dilatação em todo o trato gastrointestinal. A isso sucede, nas fases posteriores ou finais do acesso, crescente atividade peristáltica em todo o intestino, manifestando-se clinicamente como cólica, diarreia e regurgitação gástrica.

LETARGIA E SONOLÊNCIA

Embora muitos pacientes, sobretudo os indômitos e obsessivos, não façam concessões à enxaqueca, insistindo em cumprir a rotina normal de trabalho e lazer, certo grau de desânimo e o desejo de repousar caracterizam todas as enxaquecas comuns severas. Uma dor de cabeça vascular intensamente sensível à movimentação da cabeça pode, por si mesma, obrigar à inatividade, mas não podemos aceitá-la como o único, nem mesmo como o principal mecanismo em ação. Muitos pacientes sentem-se fracos durante um acesso e apresentam diminuição do tono dos músculos esqueléticos. Muitos ficam abatidos e anseiam por reclusão e passividade. Muitos tornam-se sonolentos.

A relação entre o sono e a enxaqueca é complexa e fundamental, e teremos ocasião de mencioná-la em diversos contextos: a incidência de síncope e estupor nas formas mais agudas de enxaqueca (aura de enxaqueca e enxaqueca clássica), a tendência de as enxaquecas de todos os tipos ocorrerem durante o sono e sua suposta relação com os estados de sonho e pesadelo. Neste momento, precisamos atentar para três aspectos de uma relação complexa: a ocorrência de forte sonolência ou estupor antes ou durante uma enxaqueca comum, o ocasional abortamento de acessos por um sono breve incomumente profundo e o típico sono prolongado que encerra naturalmente muitos acessos.

É na monografia de Liveing que encontramos descrições mais vívidas e precisas do estupor da enxaqueca.

> É importante [descreve ele] distinguir essa sonolência do sono comparativamente natural e oportuno que, em grande proporção dos casos, termina e às vezes abrevia o paroxismo. Tal sonolência, ao contrário, é de caráter extremamente incômodo e opressivo, por vezes beirando o coma.

Liveing compara essa sonolência com os estados de consciência alterados que as vezes precedem um acesso asmático, citando a seguinte descrição introspectiva deste último:

> Os sintomas de um acesso iminente começaram a aparecer às quatro da tarde. Os principais eram sensação de "cabeça

cheia", olhos embaçados e pesados e sonolência desagradável. A sonolência aumentava a tal ponto que eu passava boa parte da noite em uma sucessão de "transes", como os denomino. Essa sonolência medonha geralmente impede que se perceba a aproximação de um acesso antes de ele começar.

Já citei um caso extraído de minha própria experiência com uma paciente (caso 20, pp. 46-7), no qual ela descreve um estado muito semelhante de sonolência irresistível e desagradável como característica prodrômica de seus acessos; descrições assim são muito numerosas. Às vezes a sonolência pode preceder outros sintomas em minutos ou horas, e em outras ocasiões apresentar-se *pari passu* com a dor de cabeça e outros sintomas. Os bocejos repetidos são típicos desses estados letárgicos, constituindo presumivelmente um mecanismo excitatório para afastar o torpor. A sonolência da enxaqueca não só é "irresistível", obsedante e desagradável, mas tende a ser repleta de sonhos peculiarmente vívidos, atrozes e incoerentes, em um estado que beira o delírio. Assim, o melhor é não ceder a ela.[2]

Alguns pacientes, porém, descobrem que um sono breve pouco antes do início de uma enxaqueca pode impedir que ela venha a evoluir.

> *Caso 18* Um homem de 24 anos que sofre de enxaqueca clássica e comum e teve, em outras ocasiões, asmas noturnas e episódios sonambúlicos. Descobriu que pode mergulhar "num sono muito profundo [...] quase não conseguem me acordar" pouco depois do início de uma enxaqueca, e que, as circunstâncias o permitindo, ele acorda dentro de uma hora com uma sensação de grande alívio e o total desaparecimento de todos os sintomas. Se impedido de dormir dessa maneira, o acesso segue seu curso durante o resto do dia.

A duração desses sonos benéficos pode ser muito breve. Liveing cita o caso de um jardineiro com enxaqueca abdominal típica; esse paciente era capaz de impedir o desenvolvimento de um acesso completo se pudesse deitar-se debaixo de uma árvore e dormir por dez minutos logo no início dele.

TONTURA, VERTIGEM, DESMAIO E SÍNCOPE

A verdadeira vertigem deve ser considerada excepcional no decorrer de uma enxaqueca comum, embora esteja muitas vezes presente na aura de enxaqueca ou na enxaqueca clássica. Estados mais brandos de "atordoamento" ocorrem com notável frequência. Selby e Lance (1960), em um estudo clínico de quinhentos pacientes com enxaquecas de todos os tipos, constataram que "cerca de 72% queixavam-se de uma sensação de tontura, atordoamento e instabilidade [...]". Observaram, ainda, que "sessenta dentre 396 pacientes haviam perdido a consciência em associação com acessos de dor de cabeça".

As causas possíveis de tais sintomas podem, evidentemente, ser múltiplas, e entre elas incluem-se reações autônomas à dor e náusea, colapso vasomotor, prostração devido à perda de líquidos ou exaustão, fraqueza muscular e adinamia etc., em adição à ação de mecanismos centrais diretos inibidores do nível de consciência.

ALTERAÇÕES DO EQUILÍBRIO HÍDRICO

Vários pacientes de enxaqueca queixam-se de aumento de peso ou de roupas, anéis, cintos, sapatos etc. mais apertados em associação com seus acessos. Esses sintomas foram submetidos a precisa investigação experimental por Wolff. Certo ganho de peso precedeu o estágio da dor de cabeça em mais de um terço dos pacientes por ele estudados; porém, como a dor de cabeça não pôde ser influenciada por diurese ou hidratação experimentais, Wolff concluiu que "o ganho de peso e a retenção generalizada de líquidos são concomitantes, mas não têm relação causal com a dor de cabeça". Esta é uma conclusão importante à qual teremos oportunidade de recorrer quando passarmos a examinar o inter-relacionamento de diferentes sintomas no complexo da enxaqueca.

Durante o período de retenção hídrica, o volume da urina diminui e ela se torna altamente concentrada.[3] O líquido retido é expelido por meio de forte diurese, por vezes em associação com outras atividades secretórias, quando vai chegando ao fim o acesso de enxaqueca.

> *Caso 35* Esta mulher de 24 anos invariavelmente sofre de enxaqueca menstrual e de mais um ou dois acessos no decorrer de um mês típico. Tanto os acessos menstruais como os extramenstruais são precedidos de ganho de peso que pode chegar a cinco quilos; esse líquido distribui-se no tronco, pés, mãos e rosto, e demora cerca de dois dias para acumular-se. Coincide com a retenção hídrica "um grande aumento de energia nervosa", como a denomina a paciente, caracterizado por inquietação, hiperatividade, loquacidade e insônia. A isso segue-se um período de 24 a 36 horas de cólicas intestinais e dor de cabeça vascular. A detumescência, nesses acessos, ocorre, literalmente, com forte diurese e epífora involuntária.

FEBRE

Muitos pacientes podem queixar-se de *sentir-se* febris no decorrer de uma enxaqueca comum, e realmente podem apresentar rubor no rosto, frio e cianose nas extremidades, tremores, suores, sensações alternadas de calor e frio precedendo ou acompanhando o início da dor de cabeça. Tais sintomas não necessariamente vêm acompanhados de febre — embora esta *possa* estar presente — e são de considerável severidade, sobretudo em pacientes jovens.

Caso 60 Um homem de vinte anos com história de enxaqueca comum que começou aos oito anos. As dores de cabeça são acompanhadas de forte náusea, palidez e distúrbios gastrointestinais, calafrios, suor frio e ocasional rigidez. Tive a oportunidade de examiná-lo enquanto ele sofria um severo acesso, e constatei uma temperatura oral de 39,7 graus Celsius.

SINTOMAS E SINAIS SECUNDÁRIOS

Contração de uma pupila, ptose e enoftalmia (síndrome de Horner) podem produzir uma notável assimetria em casos de enxaqueca unilateral. Porém, não existe uniformidade no que respeita ao tamanho das pupilas. Nas primeiras etapas de um acesso, ou se a dor for muito intensa, as pupilas podem dilatar-se; em fases mais avançadas de um acesso, ou se a náusea, letargia, colapso etc. dominarem o quadro, podem ser observadas pupilas pequenas. As mesmas considerações aplicam-se ao ritmo da pulsação: uma taquicardia inicial tende a ser seguida por demorada bradicardia, sendo esta, às vezes, associada a significativa hipotensão e debilidade ou síncope postural. Pacientes atentos podem comentar ter observado tais alterações na pulsação e pupilas durante os acessos mais graves.

Caso 51 Um homem de 48 anos que tem enxaqueca desde a infância e também sofre de taquicardia crônica. Por isso, surpreendeu-se com a desaceleração de seu pulso durante os acessos, observando ainda que suas pupilas, normalmente grandes, tornavam-se diminutas. Pude confirmar essas observações enquanto o atendia no decorrer de um acesso: havia marcante palidez e diaforese, olhos quemóticos congestionados, pupilas minúsculas e bradicardia de 45.

Inumeráveis são as peculiares e diversificadas alterações da função fisiológica que *podem* ocorrer em consequência da enxaqueca; uma lista completa delas comporia um fascinante catálogo de curiosidades. Basta, porém, mencionar brevemente a ocorrência de alterações vasculares generalizadas e as ocasionais alterações tróficas associadas às enxaquecas. Já mencionamos que uma efusão ou equimose espontânea pode ocorrer próximo a uma artéria do couro cabeludo afetada. Tive a oportunidade de atender um paciente cujas enxaquecas "vermelhas" eram associadas à ruborização de todo o corpo, seguida, em fases posteriores do acesso, do desenvolvimento de muitas equimoses espontâneas no tronco e membros. Outra paciente, uma mulher de 25 anos, tinha dores nas palmas das mãos juntamente com as dores de cabeça de enxaqueca; durante esses dolorosos períodos, as mãos pareciam avermelhadas e congestionadas; esta síndrome é bem semelhante à "enxaqueca palmar" descrita por Wolff.

A literatura traz muitas referências ao embranquecimento e perda de cabelos que se seguem a repetidas enxaquecas. O único caso que, ao longo de minha experiência clínica, indicou tais sintomas foi o de uma mulher de meia-idade que tivera acessos muito severos e frequentes de hemicrania invariavelmente do lado esquerdo, e com vinte e poucos anos adquirira uma marcante faixa de cabelos brancos daquele lado, mantendo-se bem preto o resto dos cabelos durante ainda muitos anos.

IRRITABILIDADE ORGÂNICA

> [...] *o paciente não suportava que nada lhe tocasse a cabeça, e a menor visão ou som, até mesmo o tique-taque de seu relógio, era insuportável.*
>
> Tissot, *1778*

A irritabilidade e a fotofobia são extremamente comuns no decorrer de acessos de enxaqueca, e foram adotadas, por Wolff e outros, como características patognomônicas que contribuem para o diagnóstico.

Trataremos de dois tipos de irritabilidade que acompanham o estado de enxaqueca. O primeiro é um aspecto da alteração de humor e reclusão defensiva que pode destacar-se muito no comportamento e postura social de diversos pacientes de enxaqueca. O segundo tipo de irritabilidade origina-se de uma difusa excitação e excitabilidade sensorial, tão forte que pode tornar intoleráveis todos os estímulos sensoriais, como nos alertam as palavras escritas há tanto tempo por Tissot. Em particular, os pacientes de enxaqueca são propensos à fotofobia, um incômodo intenso, local e geral, provocado pela luz, e a tentativa de fugir à luminosidade pode vir a ser a característica externa mais óbvia de todo o acesso. Parte dessa fotofobia tem por base a hiperemia e inflamação conjuntival, como já descrevemos, e está associada a ardor e pontadas nos olhos. Mas um componente primordial da fotofobia é uma irritabilidade central e excitação sensorial, que pode ser acompanhada por pós-imagens muito vívidas e demoradas e turbulenta visualização de imagens mentais. Alvarez fornece uma descrição gráfica de tais sintomas, que ele próprio sente; durante a parte inicial de suas enxaquecas, ele vê pós-imagens tão brilhantes em seu televisor que não consegue assistir ao filme. Pacientes atentos frequentemente observam, quando fecham os olhos em tais ocasiões, que são submetidos a uma involuntária barreira visual, uma exibição caleidoscópica de cores e imagens em rápida mudança, estas últimas podendo ser incipientes ou altamente organizadas como imagens oníricas.

A exacerbação de sons e a intolerância ao ruído — fonofobia — são igualmente características de acessos graves; sons distantes, o barulho do tráfego ou o pingar de uma torneira podem parecer intoleravelmente altos e levar o paciente à fúria.

Muito característica desse estado é a exacerbação, e muitas vezes a perversão do olfato; perfumes delicados parecem cheirar mal, e podem provocar uma avassaladora reação de náusea. O mesmo vale para o paladar, com as mais finas iguarias adquirindo sabores fortes e com frequência nauseantes.

É importante notar que a excitabilidade sensorial desse tipo pode preceder o surgimento da dor de cabeça, sendo em geral característica das *primeiras* fases do acesso de enxaqueca. Ela com frequência é seguida de um estado de inibição ou indiferença sensorial durante o restante do acesso; nas palavras de Peters, "por um embotamento geral da faculdade sensorial [...]". As alterações das sensações e do limiar sensorial que ocorrem na enxaqueca comum, apesar de afligir o paciente, são muito brandas em comparação com as intensas alucinações e perversões das sensações que caracterizam a aura de enxaqueca e a enxaqueca clássica.

ALTERAÇÕES DE HUMOR

O inter-relacionamento de estados do tono emocional e enxaqueca é da maior complexidade, e como tal exigirá ser repetidamente abordado à medida que examinarmos o tema. Deparamos com óbvias dificuldades, desde o início, para distinguir causa e efeito, podendo ser necessário um questionamento muito cuidadoso ou uma observação durante um período prolongado para separar essas alterações de humor que formam uma parte *integrante* da síndrome da enxaqueca de estados de espírito e sentimentos que influenciaram na precipitação do acesso e de consequências emocionais secundárias do próprio acesso.

Depois de ponderados devidamente esses fatores, continuaremos a nos espantar com o fato de poderem ocorrer profundas alterações de humor durante, e apenas durante, um acesso de enxaqueca, alterações essas que são particularmente assombrosas em pacientes de temperamento normalmente regular. Ademais, ficará claro que tais alterações de humor não constituem simplesmente reações à dor, náusea etc., mas são, elas próprias, sintomas primários que ocorrem *concomitantemente* com os muitos outros sintomas do acesso. Alterações de humor muito acentuadas também podem ocorrer *antes* e *depois* da parte principal do acesso, e nesse sentido serão examinadas na última seção deste capítulo. As mudanças emocionais mais importantes durante a parte clinicamente reconhecida de uma enxaqueca comum são estados de hiperatividade ansiosa e irritável nas fases iniciais do acesso e estados de apatia e depressão na parte principal dele.

O quadro comum da irritabilidade ansiosa já foi esboçado na seção anterior. O paciente fica inquieto e agitado; se confinado à cama, movimenta-se constantemente, rearrumando as cobertas, sem encontrar posição confortável; não tolera intrusão sensorial ou social. Sua irascibilidade pode ser extrema. Tais estados se exacerbam se o paciente continuar a forçar-se à sua rotina de trabalho habitual, e essa exacerbação, num círculo vicioso, tende a provocar uma intensificação adicional dos demais sintomas do acesso.

Bem diferente é o quadro verificado no acesso que já se estabeleceu por completo ou no acesso prolongado. Neste caso, a postura física e emocional caracteriza-se pela aceitação do sofrimento, abatimento e passividade. Tais pacientes, a menos que sejam compelidos a agir de outro modo por fatores internos ou externos, retraem-se ou recolhem-se na doença, solidão e reclusão. A depressão emocional nessas ocasiões é muito real, com frequência séria e eventualmente suicida. O seguinte relato foi extraído de uma descrição do século XVIII:

> À primeira sensação de indisposição no estômago, o ânimo começa a abater-se. O espírito torna-se cada vez mais deprimido, até que pensamentos e sentimentos prazerosos se esvaem, e o paciente concebe-se como a mais desgraçada das criaturas e sente que nunca poderá ser de outro modo [...].

Essa antiga descrição traz à luz o verdadeiro teor da depressão: a sensação de absoluta desesperança e de perenidade do sofrimento, uma reação que claramente extrapola bastante uma resposta realista a um acesso benigno e passageiro já experimentado vezes sem conta pelo paciente.

Os sentimentos de depressão vêm associados aos de raiva e ressentimento, e nas enxaquecas mais severas pode existir uma perversa mistura de desespero, fúria e ódio de tudo e de todos, inclusive de si mesmo. Tais estados de desamparo e cólera podem ser intoleráveis tanto para o paciente como para sua família, e sua potencial gravidade nunca deve ser subestimada pelo médico que se propõe a tratar de um paciente severamente incapacitado e deprimido nos transes de um acesso.

CONSTELAÇÕES DE SINTOMAS NA ENXAQUECA COMUM

Acabamos de mencionar os principais sintomas de uma enxaqueca comum *como se* eles não tivessem relação uns com os outros e ocorressem a esmo. No entanto, determinados grupos de sintomas tendem a ocorrer com certa uniformidade. Assim, uma forte dor de cabeça vascular comumente acontece junto com outras evidências de dilatação dos vasos extracranianos: sufusão e quemose dos olhos, ingurgitamento vascular dentro do nariz, ruborização facial etc. Em outros pacientes, os sintomas gastrointestinais formam um conjunto coerente: distensão gástrica e intestinal, dores abdominais seguidas de diarreia e vômito. Um quadro de "choque" apresenta-se em severas enxaquecas "brancas": palidez, frio nas extremidades, suor frio em abundância, sensação de friagem, calafrios, lentidão e fraqueza do pulso e hipotensão postural; esse quadro ocorre frequentemente em associação com náuseas muito fortes, mas pode estar presente quando a náusea não é intensa. Nessas constelações, existe uma ligação fisiológica razoavelmente óbvia dos sintomas, uma simultaneidade esperada. O tipo de conjunção é menos prontamente explicado em outras constelações que tendem a ocorrer, em especial, nas fases iniciais ou prodrômicas de um acesso, ou durante o término deste. Assim, podemos reconhecer, no primeiro caso, uma tendência à fome, sede, constipação, hiperatividade física e emocional surgindo juntas; ou, no segundo caso, a tendência de numerosas atividades secretórias sobrevirem simultaneamente.

A SEQUÊNCIA DE UMA ENXAQUECA COMUM

O paciente tende a descrever um acesso de enxaqueca em termos de um único sintoma ou de uma massa de sintomas. Pode ser preciso questionar o paciente e observar repetidos acessos antes de se tornar claro que existe uma ordem ou sequência preferencial dos sintomas. A avaliação dessa sequência imediatamente origina problemas de terminologia e definição: o que constitui o acesso "propriamente dito"? Onde ele começa e termina?[4]

Na concepção e definição mais aceitas pela maioria, uma enxaqueca comum compõe-se de dor de cabeça vascular, náusea, crescente atividade esplâncnica (vômito, diarreia etc.), crescente atividade glandular (salivação, lacrimação etc.), fraqueza muscular e atonia, sonolência e depressão. Constataremos, porém, que a enxaqueca não começa nem termina com esses sintomas, mas é precedida e seguida por sintomas e estados que são clínica e fisiologicamente o inverso daqueles.

Pode-se falar de sintomas premonitórios ou *prodrômicos*, porém reconhecendo que eles avançam, insensivelmente, pelas fases iniciais do acesso propriamente dito. Alguns desses sintomas prodrômicos ou iniciais são locais, outros são sistêmicos; alguns físicos, outros emocionais. Entre os pródromos físicos mais comuns devemos incluir estados de retenção hídrica e sede, estados de dilatação visceral e constipação, estados de tensão muscular e, por vezes, hipertensão. Entre os pródromos emocionais ou psicofísicos devemos reconhecer estados de fome, agitada hiperatividade, insônia, vigilância e excitação emocional, que podem ter características de ansiedade ou euforia. Assim, George Eliot, ela própria sofrendo de severas enxaquecas comuns, dizia sentir-se "perigosamente bem" no dia anterior a seus acessos. Tais estados, quando agudos e extremos, podem atingir uma intensidade quase maníaca.

Caso 63 Este homem de meia-idade tinha normalmente uma natureza fleumática e demonstrava uma proibitiva austeridade de aparência e maneiras. Na infância sofrera infrequentemente de enxaquecas comuns, e descreveu a excitação prodrômica desses acessos com certo embaraço. Por duas ou três horas antes do início da dor de cabeça, ele se "transformava": sentia os pensamentos percorrerem-lhe impetuosos a mente e tinha uma tendência quase incontrolável de rir, cantar, assobiar ou dançar.

Mais comumente, os estados de excitação pré-enxaqueca são de caráter desagradável, assumindo a forma de estados de ansiedade irritável ou agitada. Muito ocasionalmente, podem atingir uma intensidade de pânico ou psicose. Pródromos de tono emocional desse tipo são particularmente comuns como parte de síndrome pré-menstrual.

Caso 71 Uma mulher de 29 anos com tempestuosas e severas síndromes menstruais. A fase pré-menstrual caracterizava-se por crescente retenção hídrica durante dois dias, acompanhada de ansiedade e irritabilidade crescentes e difusas. Dormia mal, com o sono pontuado por pesadelos. Os distúrbios emocionais atingiam o auge nas horas imediatamente anteriores à chegada das regras, período no qual a paciente tornava-se histérica, violenta e alucinada. O estado emocional voltava ao normal poucas horas depois do início da menstruação, seguindo-se, no dia seguinte, forte dor de cabeça vascular e cólica intestinal.

A *resolução* de uma enxaqueca comum, ou na verdade de qualquer variedade de acesso de enxaqueca, pode ocorrer de três modos, como percebido já no século XVII. Ela pode, em seu curso natural, esgotar-se e terminar no sono; o sono pós-enxaqueca é longo, profundo e revigorante, como um sono pós-epilético. Pode, ainda, resolver-se por "lise", uma diminuição gradual do sofrimento, acompanhada por uma ou mais atividades secretórias. Como escreveu Calmeil há quase 150 anos:

O vômito às vezes encerra uma enxaqueca. Um abundante fluxo de lágrimas tem o mesmo efeito, ou uma abundante secreção de urina. Às vezes a hemicrania é encerrada por profusa perspiração nos pés, mãos, metade do rosto, ou por um sangramento no nariz, uma hemorragia arterial espontânea ou um fluxo mucoso do nariz.

Podemos, evidentemente, acrescentar à lista de Calmeil que uma diarreia ou fluxo menstrual abundante podem, analogamente, acompanhar a resolução de uma enxaqueca. O péssimo humor presente na enxaqueca — depressão e reclusão, ou fúria e irascibilidade — tende a esvair-se no estágio da lise, a esvair-se com a secreção fisiológica. Portanto, a "resolução pela secreção" lembra uma catarse de âmbito fisiológico e psicológico, como quando se chora de pesar. A descrição de caso a seguir ilustra várias dessas observações.

Caso 68 Este homem de 32 anos era um matemático ambicioso e criativo, cuja vida seguia um ciclo psicofisiológico semanal. Aproximando-se o fim da semana de trabalho, o homem tornava-se inquieto, irritável e perturbado, "imprestável" para tudo o que não fosse tarefa mais simples e rotineira. Tinha dificuldade de dormir nas noites de sexta-feira, e aos sábados tornava-se insuportável. Nas manhãs de domingo, acordava com violenta enxaqueca, sendo forçado a permanecer na cama grande parte do dia. Chegando a noite, começava a suar brandamente e a expelir vários litros de urina clara. O rigor dos sofrimentos esvaía-se com a eliminação daquelas secreções. Depois do acesso, ele sentia grande revigoramento, tranquilidade e um surto de energia criativa que o acompanhava até o meio da semana seguinte.

O terceiro modo de resolução de uma enxaqueca é a *crise* — um súbito acesso de atividade física ou mental que em minutos leva o ataque ao término.

O exercício físico violento pode evitar um acesso ou truncar um acesso já estabelecido. Muitos pacientes que se deitam tarde no domingo e acordam com enxaqueca descobrem que levantar cedo e executar uma atividade física vigorosa impede a ocorrência da enxaqueca. Um de meus pacientes, italiano mesomórfico de temperamento explosivo, usa o coito para encerrar suas enxaquecas quando está em casa ou a queda de braço se um acesso sobrevém quando ele está no trabalho ou bebendo com os amigos. Ambos os expedientes surtem efeito em cinco ou dez minutos. O medo ou raiva súbita, ou outra emoção forte, podem dispersar e deslocar uma enxaqueca quase em segundos. Um paciente, quando lhe indagaram como ele punha fim a seus acessos contou: "Tenho que fazer aumentar minha adrenalina [...] tenho que correr, ou gritar, ou entrar numa briga, e a dor de cabeça desaparece". Várias formas de atividade visceral paroxísmica podem produzir o mesmo efeito. O vômito violento é o exemplo clássico, mas outras atividades também podem ser igualmente eficazes.

> *Caso 66* Este paciente, cujas enxaquecas invariavelmente terminavam com vômitos paroxísmicos, desenvolveu uma úlcera na meia-idade e foi submetido a gastrectomia e vagotomia subtotais. Ao ter a primeira enxaqueca depois da operação, descobriu que não conseguia vomitar e ficou desolado. Mas de repente começou a espirrar com extraordinária violência, e quando o acesso de espirros passou, a enxaqueca tinha terminado. Posteriormente, ele adotou o rapé para facilitar a resolução de seus acessos, e ao fazê-lo, sem saber, seguiu uma prescrição do século XVIII.

Outros pacientes podem soluçar ou arrotar repetidamente, ocorrendo então a rápida resolução de seus acessos. Até mesmo comer vorazmente pode pôr fim mais cedo a um acesso, por mais abominável que tal atividade possa parecer à maioria dos pacientes de enxaqueca. O alívio vem *com* o ato de comer.[5] Seja qual for o método utilizado — intensa atividade física, visceral ou emocional —, o fator comum é o *despertar.* O paciente, pode-se dizer, é acordado de sua enxaqueca como que de um sono. Teremos oportunidade de ver mais adiante, ao discorrer sobre as terapias específicas com medicamentos, que a maioria destas também serve para despertar o organismo de um estado de depressão fisiológica.

Já aludimos a uma analogia entre enxaqueca e sono, e essa analogia é salientada pela sensação de extremo revigoramento, e quase de renascimento, que pode seguir-se a um acesso severo mas compacto (ver caso 68, p. 60). Tais estados não representam meramente uma restauração à condição pré-enxaqueca, mas uma guinada em direção à excitação, um "rebote" depois da prostração da enxaqueca. Nas palavras de Liveing: "[...] [o paciente] acorda como um novo ser". A euforia e o revigoramento desse rebote são particularmente comuns depois de enxaquecas menstruais severas. Evidenciam-se com menor frequência depois de um acesso prolongado com vômitos, diarreia e perda de líquidos; tais acessos não "recarregam" o paciente e demandam um período de convalescença.

Pode-se descrever uma epilepsia simplesmente em termos da convulsão, embora reconhecendo que esta pode ser precedida, em muitos pacientes, por um período pré-íctico de excitação e mioclonia, e seguida por estupor e exaustão pós-ícticos. Mas a violência e agudeza do paroxismo justificam uma restrição à palavra "epilepsia" para abranger apenas este último. No caso de uma reação paroxísmica muito mais prolongada, como na enxaqueca, não tem sentido — clínica, fisiológica ou semanticamente — limitar o significado da palavra ao estágio da dor de cabeça ou a qualquer estágio. *Toda a sequência* — que podemos então subdividir em estágios prodrômicos, "acesso propriamente dito", resolução e rebote — pode ser designada pelo termo "enxaqueca". Se isso não for feito, torna-se impossível compreender a natureza da enxaqueca.

PÓS-ESCRITO (1992)

Porém, depois de dizer tudo isso, depois de descrever organizadamente constelações e sequências de sintomas, é possível que se tenha simplificado demais e enfatizado de menos o caráter *instável* da enxaqueca, a dificuldade de "fixá-la", de predizer seu curso e a natureza daquele estado complexo que melhor se designaria por "inconstante". Du Bois Reymond falava em "uma sensação generalizada de desordem" no início de seus acessos, e outros pacientes podem falar simplesmente em sentir-se "inconstantes". Nesse estado inconstante, a pessoa pode sentir-se com frio ou com calor (ver, por exemplo, o caso 9); inchada e comprimida ou indiferente e luxenta; pode sentir determinada tensão, ou langor, ou ambas as coisas; ocorrem dores de cabeça ou outras dores, variadas tensões e incômodos que vêm e vão. *Tudo* vem e vai, nada é constante, e se fosse possível fazer um termograma, uma tomografia ou uma fotografia interna de todo o corpo, veríamos leitos vasculares abrindo e fechando, peristaltismo acelerando ou parando, vísceras contorcendo-se ou comprimindo-se em espasmos, secreções subitamente aumentando ou diminuindo — como se o próprio sistema nervoso se encontrasse num estado de indecisão.

Intermitência, instabilidade, flutuação, oscilação estão na essência desse estado inconstante, dessa "sensação generalizada de desordem" que segue à frente da enxaqueca. Minutos ou horas depois, essa inconstância começa a dar lugar a algo mais definido, transformando-se, infelizmente com pouquíssima frequência, em "saúde", e muito mais comumente nas formas fixas e definidas da doença, essas formas petrificadas que constituem os sintomas e sinais da enxaqueca descritos nos livros didáticos. A enxaqueca começa como uma instabilidade, um distúrbio, um estado longe do equilíbrio, um estado instável (ou "metastável") que cedo ou tarde gravita para uma dentre duas posições relativamente estáveis, a da "saúde" ou a da "doença". Pode haver torturantes flutuações entre essas duas posições enquanto isso está acontecendo — momentos de estabilidade, momentos de saúde —, acenando enganosamente com a promessa de que tudo está bem; mas o impulso avassalador é na outra direção.

McKenzie certa vez designou o mal de Parkinson como "um caos organizado", e isso vale também para a enxaqueca. Primeiro há o caos, depois a organização, uma ordem na doença; difícil saber qual é pior! O ruim, no primeiro caso, está na incerteza, na mudança; no segundo caso, ruim é a sensação de permanência imutável e penosa. De fato, tipicamente, o tratamento só é possível de início, antes de a enxaqueca ter se "solidificado" em formas fixas imutáveis.

O termo *caos*, na verdade, pode ser aqui mais do que uma figura de retórica, pois o tipo de instabilidade, de flutuação, de súbita mudança que se verifica lembra muito o que se pode encontrar em outros sistemas complexos — o clima, por exemplo — e pode requerer, para ser compreendido, a noção formal do "caos" e uma teoria de sistemas complexos, dinâmicos (teoria do caos). Portanto, pode ser importante encarar a enxaqueca dessa perspectiva, como uma desordem complexa, dinâmica, do comportamento e regulação neural. O delicado controle (e, normalmente, a amplitude) do que chamamos "saúde" pode, paradoxalmente, basear-se no caos. Sabe-se que isso se aplica também ao sistema nervoso (ver parte V), especialmente, talvez, ao sistema nervoso autônomo, com sua sintonia fina, sua homeostase, seus controles. Talvez isso se aplique sobretudo a pacientes com enxaqueca nos quais, em determinados períodos "críticos", a menor tensão provoca um desequilíbrio fisiológico que, em vez de ser corrigido sem alarde, conduz a mais desequilíbrios, supercompensações, influenciando-se uns aos outros, ampliando-se com rapidez até chegar àquele ponto de destino que denominamos "enxaqueca". Talvez a própria enxaqueca, empregando uma expressão muito ao agrado dos teóricos do caos, possa agir como um "estranho atrativo", arrastando o sistema nervoso, em certas ocasiões, para o caos.

2. EQUIVALENTES DE ENXAQUECA

O EXAME DOS NUMEROSOS SINTOMAS que podem constituir uma enxaqueca comum mostrou que o termo não pode ser identificado com nenhum sintoma isolado. Uma enxaqueca é um agregado de inúmeros componentes, e sua estrutura é composta. A preponderância dos componentes varia extremamente nos limites da estrutura de um padrão geral. A dor de cabeça pode ser o sintoma principal, pode constituir apenas um sintoma secundário e pode até nem ocorrer. Usamos o termo "equivalente de enxaqueca" para designar complexos de sintomas que possuem as características genéricas da enxaqueca mas não apresentam um componente específico de dor de cabeça.

Esse termo é comparável ao "equivalente epilético", que denota uma forma de epilepsia sem convulsões. Consideramos correto o emprego do termo "equivalente de enxaqueca" quando as seguintes circunstâncias se fazem presentes: ocorrência de acessos não cefálgicos discretos com duração, periodicidade e formato clínico semelhantes a acessos de enxaqueca comum e uma tendência a ser precipitados pelo mesmo tipo de antecedentes emocionais ou físicos. Essas afinidades clínicas terão correspondentes em semelhanças fisiológicas e farmacológicas, e serão por estas confirmadas.

Embora autores mais antigos tenham apresentado vívidas descrições de caso sobre diferentes tipos de enxaqueca ("enxaqueca gástrica", "enxaqueca visual" etc.), ficou para Liveing a tarefa de identificar a convertibilidade mútua de tais acessos e discorrer sobre as "transformações" e "metamorfoses" nesse contexto. Assim, ele falou das "transformações" asmáticas, epiléticas, vertiginosas, gastrálgicas, pectorálgicas, laringianas e maníacas da enxaqueca.

A noção de equivalente de enxaqueca não tem sido, de modo geral, acolhida com simpatia. O médico que ousar diagnosticar uma "enxaqueca abdominal" será visto por muitos de seus colegas como embusteiro ou coisa pior, e talvez só depois de intermináveis investigações diagnósticas e laparotomias negativas, ou então de uma repentina substituição dos acessos de dor abdominal por típicas dores de cabeça vasculares, o antigo termo da era vitoriana seja exumado e reconsiderado.

A experiência intensa no trabalho com pacientes enxaquecosos decerto convencerá o médico, independentemente de suas convicções anteriores, de que muitos pacientes *realmente* sofrem de acessos repetidos, discretos e paroxísmicos de dor abdominal, dor peitoral, febre etc. que se enquadram em todos os critérios clínicos da enxaqueca, exceto pela ausência da dor de cabeça. Nesta etapa, nos limitaremos a discorrer a respeito das seguintes síndromes: vômitos cíclicos e "acessos biliosos", "enxaquecas abdominais", "enxaquecas precordiais" e distúrbios periódicos, neurogênicos da temperatura corporal, do humor e do nível de consciência.

Além dessas síndromes agudas, periódicas e paroxísmicas, há uma grande variedade de outros estados que apresentam *alguma* afinidade com as enxaquecas, como por exemplo cinesia, "ressacas", reações à reserpina etc. O exame dessas síndromes será deixado para a parte II.

VÔMITOS CÍCLICOS E ACESSOS BILIOSOS

Observamos a frequência e intensidade da náusea como componente da enxaqueca em jovens. Muitas vezes a náusea é o principal sintoma de uma reação de enxaqueca, sendo então dignificada com o termo "acesso bilioso". Selby e Lance apresentaram os seguintes números, extraídos de sua grande série:

> [...] de 198 casos [de enxaqueca], 31% mencionaram acessos biliosos que ocorrem frequentemente. De outros 139 pacientes, 59% têm uma história de alguns acessos biliosos ou graves cinesias quando bem jovens.

Não fiz a tabulação da incidência de casos em meus próprios pacientes, mas calculo — com base nos números de Selby e Lance — que quase metade dos pacientes enxaquecosos que examinamos sofreu tais sintomas em algum período. A náusea intensa é sempre acompanhada por múltiplos sintomas autônomos — palidez, tremores, diaforese etc. A maioria dos acessos é atribuída a imprudências alimentares na infância, e na vida adulta a "gripe gástrica" ou patologia da vesícula biliar, conforme as inclinações do médico.

Tais acessos podem persistir por toda a vida ou passar por uma transição gradual ou súbita para a forma "adulta" — enxaqueca comum. A seguinte descrição de caso, apresentada por Vahlquist e Hackzell (1949), ilustra a gênese e evolução de tais acessos em um paciente jovem:

> [...] Aos dez meses de idade, ele ficou muito amedrontado com uma sirene de alarme antiaéreo, e depois disso apresentou reações de medo anormais e pavor noturno [...]. O primeiro acesso típico ocorreu com a idade de um ano. Ele subitamente empalideceu e mais tarde teve um acesso violento de vômito. Durante os dois anos seguintes, sofreu vários acessos por semana, sempre do mesmo tipo [...]. Mais ou menos aos três anos, começou a queixar-se de dor na cabeça durante os acessos [...]. Estes geralmente terminavam com um sono profundo.

Podemos notar, a propósito, que o vômito cíclico desse tipo também é comumente associado a reações de raiva anormais, e frequentemente coexiste com ataques de cólera.

ENXAQUECA ABDOMINAL

Os sintomas de qualquer tipo de enxaqueca são múltiplos, e a divisão entre "acessos biliosos" e "enxaquecas abdominais" é arbitrária. A característica dominante nesta última é a dor epigástrica de caráter contínuo e grande intensidade, acompanhada por diversos sintomas autônomos. A seguinte descrição incisiva aparece na monografia de Liveing:

> Quando tinha uns dezesseis anos de idade e gozava de excelente saúde, comecei a sofrer acessos periódicos de forte dor de estômago [...]. O acesso começava a qualquer hora, e eu nunca conseguia descobrir uma causa, pois ele não era precedido por sintomas dispépticos ou desarranjos intestinais [...]. A dor começava com um profundo, indefinido desconforto no epigástrio, que aumentava continuamente de intensidade durante as duas ou três horas seguintes, e depois diminuía. Quando no auge, a dor era intolerável e nauseante — não tinha pontadas de espécie alguma. Era sempre acompanhada de sensação de friagem, extremidades frias, pulso notavelmente lento e sensação de náusea [...]. Quando a dor começava a diminuir, havia uma sensação generalizada de movimento nos intestinos [...]. O paroxismo deixava intensa sensibilidade dolorosa na região afetada, que demorava um ou dois dias para desaparecer, mas na hora em que acontecia não havia essa sensibilidade.

Alguns anos mais tarde, esse mesmo paciente deixou de ter acessos abdominais, porém passou a ter acessos de enxaqueca clássica que sobrevinham com intervalos semelhantes de três a quatro semanas.

Em minhas anotações há mais de quarenta pacientes (de um total de 1200) que me procuraram com os sintomas descritos de enxaqueca comum ou clássica mas admitiram ter sofrido, durante meses ou anos no passado, acessos abdominais semelhantes aos mencionados. Pacientes observadores podem mencionar a lentidão do pulso e outros sintomas autônomos que acompanham a dor abdominal. Assim, um paciente citado anteriormente (caso 51, p. 52) sofreu durante cinco anos acessos abdominais em vez de suas enxaquecas comuns, mas observou a ocorrência de desaceleração do pulso, diminuição do tamanho das pupilas, sufusão dos olhos e palidez em ambos os tipos de acesso. Três pacientes descreveram-me o que se poderia denominar enxaquecas abdominais clássicas.

> *Caso 10* Este homem de 32 anos sofre de enxaqueca clássica desde os dez anos de idade, com os acessos ocorrendo com muita regularidade a cada quatro semanas. Em certas ocasiões, o escotoma de enxaqueca é seguido não por dor de cabeça, mas por intensa dor abdominal e náusea, que duram de seis a dez horas.

Uma excelente descrição das ocorrências de enxaqueca abdominal em crianças e dos problemas de diagnose que ela pode originar é apresentada por Farquhar (1956).

DIARREIA PERIÓDICA

Observamos a frequência da diarreia como um sintoma na enxaqueca comum, sobretudo nas fases finais do acesso. A diarreia por si, muitas vezes precedida de severa constipação, pode ser abstraída como um sintoma isolado ocorrendo nas mesmas circunstâncias ou com a mesma periodicidade de acessos de enxaqueca comum — uma das queixas mais comuns desse tipo é a da "diarreia de fim de semana". Essas diarreias neurogênicas tendem a ser atribuídas a desregramentos na alimentação, a intoxicações alimentares, a "gripes intestinais" etc., até que tais explicações deixam de ser aceitáveis e paciente e médico se dão conta de que os acessos representam um equivalente cíclico ou circunstancial de enxaqueca.

Uma parcela desses pacientes, em especial os que sofrem de

severo estresse emocional crônico, pode passar de um padrão benigno de diarreias de enxaqueca isoladas para uma diarreia mucosa crônica ou, raramente, para uma verdadeira colite ulcerativa. É provável que, em tais pacientes, o intestino seja um "órgão-alvo" desde o início (ver capítulo 13).

FEBRE PERIÓDICA

A febre alta pode estar presente no decorrer de severas enxaquecas comuns, especialmente em crianças. Também ela pode ser abstraída como um sintoma periódico isolado que ocorre por si só e, por vezes, alterna-se com enxaquecas comuns.

Tive meia dúzia de pacientes, que atualmente sofrem de enxaqueca comum ou clássica, que no passado apresentaram acessos de febre periódica ou neurogênica como esses. O diagnóstico diferencial pode ser trabalhoso e complicado em tais casos, pois todas as causas possíveis de moléstia orgânica devem ser ponderadas e excluídas antes de se ousar postular uma origem funcional ou neurogênica para tal sintoma. A seguinte descrição de caso foi resumida por Wolff:

> O paciente, um engenheiro de 43 anos, começou a sofrer acessos intermitentes de febre de mais de quarenta graus Celsius em 1928, e continuou a tê-los [...] até 1940. É interessante ressaltar que semelhantes acessos intermitentes de febre associada a "cefaleia do enfermo", náusea e vômito tinham ocorrido com o pai do paciente [...].
>
> No fim da adolescência, o próprio paciente começou a sofrer de dores de cabeça periódicas [...] frequentes sobretudo em épocas de tensão emocional, que foram diagnosticadas como enxaqueca [...]. Antes de cada episódio [febril] havia sintomas prodrômicos [...] uma sensação de agitação e dificuldade de concentração. A temperatura subia rapidamente até um pico e voltava ao normal em doze horas.

Ocorria leucocitose (na vizinhança de 15 mil células). Depois das febres, ele tinha a sensação de "purificação", com especial bem-estar e eficiência mental.

Essa admirável descrição de caso ilustra o fato de que os acessos de equivalente febril de enxaqueca podem apresentar uma sequência semelhante a acessos de enxaqueca comum, com "excitação" prodrômica e rebote e revigoramento pós-enxaqueca. Também podemos salientar que as febres do paciente cessaram depois da discussão terapêutica de seus problemas emocionais e situação geral e dos presumíveis mecanismos de seus acessos.

ENXAQUECA PRECORDIAL

O termo "enxaqueca precordial" (enxaqueca pectorálgica ou pseudoanginal) denota a ocorrência de dor no peito como um componente principal de uma enxaqueca comum ou clássica ou sua ocorrência como um sintoma periódico, paroxísmico, com qualidades e antecedentes de enxaqueca e não de angina.

Esse sintoma é raro, e em minha experiência com mais de mil pacientes enxaquecosos encontrei apenas dois casos, um deles associado à enxaqueca comum e outro à enxaqueca clássica. A descrição de caso a seguir ilustra sua ocorrência durante acessos clássicos e alternadamente com estes:

> *Caso 58* Uma mulher de 61 anos que tinha sofrido acessos de enxaqueca clássica desde a adolescência. A maioria dos acessos é anunciada por cintilação e parestesia, bilateralmente, seguindo-se intensa dor de cabeça vascular unilateral, náusea e dor abdominal. Um sintoma adicional, durante acessos severos, é uma sensação de dolorosa opressão no peito, acompanhada de irradiação da dor para a escápula esquerda e descendo pelo braço esquerdo, que dura em geral duas ou três horas.

A dor no peito não se agrava com exercícios, nem é acompanhada por anormalidades cardiográficas; não é aliviada por nitroglicerina, mas é diminuída, juntamente com outros sintomas concomitantes, pela ergotamina.

Ocasionalmente, esta paciente tem acessos de dor no peito semelhantes que ocorrem como um sintoma isolado e por vezes são precedidos por escotomas e parestesia de enxaqueca.

A apresentação e diagnóstico de tais acessos foi examinada pormenorizadamente por Fitz-Hugh (1940).

ESTADOS PERIÓDICOS DE SONO E TRANSE

A sonolência que muitas vezes acompanha ou precede uma severa enxaqueca comum é ocasionalmente abstraída como um sintoma de per si, e pode então constituir a única expressão da tendência à enxaqueca. O caso a seguir ilustra a "transformação" de enxaqueca comum em um equivalente de sono.

Caso 76 A paciente era uma freira que fora sujeita a enxaquecas comuns de grande intensidade pelo menos duas vezes por semana durante cerca de vinte anos. O tratamento foi inicialmente profilático e sintomático, devido a seu desejo de evitar a discussão de assuntos pessoais. Após três meses desse tratamento, seus acessos cefálgicos desapareceram abruptamente, ocorrendo porém, em seu lugar, uma ou duas vezes por semana, sonos de intensidade quase estuporosa. Esses acessos duravam de dez a quinze horas e constituíam uma *adição* sem precedentes a seu sono noturno habitual.

Já aludimos à frequência do torpor nas enxaquecas pós-prandiais. A seguinte descrição de caso, que teremos oportunidade de mencionar em outros contextos, ilustra a ocorrência de estupor pós-prandial como um sintoma isolado.

Caso 49 O paciente, um engenheiro obsessivo e laborioso — segundo suas próprias palavras, "nunca paro; gostaria de não precisar dormir" —, sofre de uma notável variedade de equivalentes e análogos de enxaqueca. Se ele não se forçar a fazer caminhadas vigorosas depois das refeições, cai num torpor irresistível. Ele descreve assim o problema: "Entro num transe, em que posso ouvir coisas à minha volta, mas não consigo me mover. Fico ensopado de suor frio. Meu pulso fica muito lento". Esse estado dura entre uma e duas horas, raramente menos ou mais do que isso. Ele "acorda", se é que se pode empregar tal termo, com uma sensação de intenso revigoramento e grande energia.

Também podemos salientar de passagem, neste estágio, que os sonos e estupores de enxaqueca não raro alternam-se com outros estados de transe periódicos mais breves, como narcolepsias, "pesadelos diurnos" e episódios sonambúlicos. Em capítulos posteriores examinaremos com especial atenção essas relações.

ALTERAÇÕES PERIÓDICAS DE HUMOR

Já mencionamos os tonos emocionais concomitantes das enxaquecas comuns — estados prodrômicos de euforia e irritação, estados de medo e depressão associados à fase principal do acesso e estados eufóricos de rebote. Qualquer um deles ou todos podem ser abstraídos como sintomas periódicos isolados de duração relativamente curta — algumas horas, ou no máximo dois ou três dias —, e como tal podem apresentar-se como desordens emocionais primárias. As mais agudas dessas alterações de humor, geralmente com duração não superior a uma hora, com frequência representam concomitantes ou equivalentes de aura de enxaqueca. Podemos limitar nossa atenção nesta etapa a acessos de depressão ou ciclos maníaco-depressivos truncados, ocorrendo em intervalos em pacientes que previamente sofreram acessos incontestados de enxaqueca (clássica, comum, abdominal etc.). Alvarez, que atenta particularmente para a ocorrência de tais equivalentes de enxaqueca, cita o seguinte caso:

> Uma mulher de 56 anos queixa-se de acessos de profunda depressão que duram um ou dois dias. Seu médico da família julgava que provavelmente tinham origem na menopausa, mas constatei que eram enxaquecosos e associados a uma ligeira dor de cabeça unilateral. Fiquei sabendo que quando menina ela tivera acessos de vômito tipicamente enxaquecosos [...]. Na casa dos quarenta, ela sofrera de severas dores de cabeça de enxaqueca com muitas ânsias de vômito.

Um caso incomumente bem definido provém de um de meus pacientes, cuja história já foi parcialmente citada em outro contexto:

> *Caso 10* Este homem de 32 anos sofre de enxaquecas cefálgicas clássicas e enxaquecas abdominais clássicas desde a infância, com os acessos ocorrendo com considerável regularidade em intervalos mensais. Com vinte e poucos anos ele ficou livre de tais acessos por mais de um ano, porém sofreu durante esse período acessos igualmente regulares de elação seguida de severa depressão, com todo o episódio durando não mais de dois dias.

A *brevidade* é característica desses equivalentes de tono emocional — os ciclos maníaco-depressivos, como geralmente concebidos, duram várias semanas e muitas vezes até mais tempo. Equivalentes mensais de tono emocional desse tipo — ou "lunatismos", se é que podemos arriscar o termo — são mais comumente verificados no contexto de síndromes menstruais.

SÍNDROMES MENSTRUAIS

Uma expressiva minoria de mulheres sofre acentuados distúrbios de tono emocional e autônomos perto do período da menstruação. Greene calculou que "cerca de vinte entre cem mulheres sofrem algumas vezes de enxaqueca pré-menstrual", e se incluirmos nessa expressão distúrbios de tono emocional e autônomos não acompanhados de dor de cabeça, o número será substancialmente maior. Na verdade, podemos afirmar que o ciclo menstrual é *sempre* associado a certo grau de distúrbio fisiológico, muito embora este possa passar despercebido pela paciente. O distúrbio tende a ser na direção da excitação psicofisiológica antes da menstruação, e "abatimento" seguido de rebote depois da menstruação.

O período de excitação pode caracterizar-se por "tensão", ansiedade, hiperatividade, insônia, retenção hídrica, sede, constipação, distensão abdominal etc. e, mais raramente, por asma, psicose e epilepsia. O período de "abatimento" ou "desexcitação" pode manifestar-se como lassitude, depressão, dor de cabeça vascular, hiperatividade visceral, palidez, suor etc. Em suma, praticamente todos os sintomas de enxaqueca, como foram descritos até aqui, podem ser condensados no tumulto biológico que cerca a menstruação.

De especial importância no presente contexto é a alternação frequente, durante a vida de uma única paciente, de diferentes formatos de síndrome menstrual, destacando-se a dor de cabeça vascular em determinada época, a cólica intestinal em outra etc. A descrição de caso a seguir ilustra uma súbita "transformação" entre dois tipos de enxaqueca menstrual.

> *Caso 32* Uma mulher de 37 anos que entre as idades de dezessete e trinta anos sofreu intensas cólicas abdominais (provavelmente intestinais) no período menstrual. Subitamente, no fim desse período, ela deixou de apresentar tais sintomas, mas passou a sofrer de típicas dores de cabeça de enxaqueca pré-menstruais.

Outras pacientes podem sofrer de severas síndromes menstruais durante anos, deixar de tê-las e passar a apresentar frequentes acessos de dor de cabeça paroxísmica ou dor abdominal não relacionados aos períodos menstruais e finalmente voltar ao padrão original de distúrbio menstrual.

A precisa ocorrência no tempo dessas síndromes menstruais e sua relação fisiológica e psicológica com a menstruação serão examinadas em detalhes no capítulo 8.

ALTERNAÇÕES E TRANSFORMAÇÕES

É correto falarmos em "equivalentes" de enxaqueca abdominais, precordiais, febris, de tono emocional etc. quando o formato e a sequência gerais da enxaqueca, como descritos no capítulo 1, persistem apesar da variação de sintomas individuais. Além desses equivalentes aceitáveis, existem muitas outras formas de moléstias ou reações paroxísmicas que podem, insidiosa ou abruptamente, "substituir" acessos de enxaqueca ao longo da vida do indivíduo; eles ocorrem, em sua maior parte, com a mesma periodicidade das enxaquecas originais ou em resposta a circunstâncias muito semelhantes. Seria absurdo, sem dúvida, falar em asma, angina ou laringospasmo paroxísmicos como equivalentes de enxaqueca, porém observações clínicas nos levam a pensar que, de vez em quando, esses sintomas podem vir a desempenhar um papel biológico análogo ao dos acessos de enxaqueca. A argumentação semântica é inútil neste contexto, e podemos nos limitar, por ora, ao termo neutro empregado por Liveing: "distúrbios afins".

Heberden (1802) registrou a já estabelecida observação de que "a hemicrania [...] cessou com a chegada de uma asma", e não se pode duvidar da possível ocorrência de súbitas transições de uma espécie de paroxismo para outra ao longo da vida de um paciente. Eu mesmo observei tais alterações, geralmente abruptas, em pelo menos vinte pacientes sob meus cuidados. A descrição de caso a seguir, já parcialmente apresentada, é típica de tal transformação.

Caso 18 Este homem de 24 anos teve pesadelos e episódios sonambúlicos frequentes até os oito anos de idade, acessos de asma periódica, usualmente noturna, até os treze anos, e enxaquecas clássica e comum desde então. As enxaquecas clássicas ocorriam, com considerável regularidade, toda tarde de domingo. O uso de compostos do ergot abortava com eficácia esses acessos, e após três meses de cuidados terapêuticos ele subitamente deixou de apresentar até mesmo as auras de enxaqueca premonitórias. Algumas semanas depois disso, ele voltou a me procurar, zangado, queixando-se de que seus acessos de asma extintos tanto tempo atrás haviam retornado e que ocorriam sobretudo nas tardes de domingo. Ele lamentava essa mudança, achando que suas enxaquecas eram preferíveis e absolutamente menos apavorantes do que a asma.

Teremos oportunidade de retomar essa esclarecedora descrição de caso no capítulo seguinte. Esse homem foi um de meus primeiros pacientes, e sua experiência, nossa experiência conjunta, cedo me persuadiu de que o tratamento meramente sintomático para certos pacientes pode fazer pouco mais do que apenas conduzi-los através de um interminável repertório de "reações afins".

Podemos coligir descrições de casos semelhantes e fazer considerações parecidas no tocante às transformações mútuas entre enxaquecas e acessos de angina neurogênica ou laringospasmo, sendo a primeira dessas transformações muito familiar a Heberden, que escreveu: "Não faltam exemplos [...] nos quais acessos ora deste sintoma e ora de dor de cabeça afligem o paciente alternadamente". Problemas desconcertantes de diagnose diferencial apresentam-se no caso de certos pacientes que têm acessos de angina sem dor, não precipitados por exercício nem acompanhados por alterações cardiográficas, alternados com enxaquecas. A descrição a seguir, extraída de Beaumont (1952), mostra o campo clínico comum que pode existir nos dois tipos de acesso.

> [...] O paciente é subitamente acometido por uma sensação de morte iminente, torna-se pálido e inerte, e no entanto não sente dor. Durante um acesso pode ocorrer salivação ou vômito, cessando o acesso com a eructação de gases ou um copioso fluxo de urina.

O laringospasmo neurogênico (crupe) é outro exemplo de uma reação paroxísmica excepcionalmente aguda que pode apresentar transformações mútuas com acessos de enxaqueca. Um excelente exemplo desse caso foi citado por Liveing. Já aludimos às enxaquecas abdominais sofridas por seu paciente, o "sr. A" (acessos periódicos entre as idades de dezesseis e dezenove anos), e aos acessos de enxaqueca clássica que passaram a ocorrer em seguida (entre as idades de dezenove e 37 anos). Posteriormente, esse paciente "perdeu" suas enxaquecas clássicas, mas sofreu acessos periódicos de crupe paroxísmica:

> [...] uma ou duas horas depois de adormecer, ele acordava de súbito, consciente, já pulando da cama, abrindo às pressas a gola da camisa e lutando desesperadamente para respirar, com a respiração ruidosa e estrídula; depois de alguns minutos, que lhe pareciam uma prolongada e intolerável agonia, o espasmo da garganta relaxava e a respiração voltava a ficar livre. Esses acessos têm acontecido em intervalos muito irregulares, por vezes com vários meses entre um e outro, porém em geral ocorrendo dois ou três em noites sucessivas ou próximas.

FRONTEIRAS DA ENXAQUECA

Gowers (1907), em seu prefácio a uma série de aulas sobre "A fronteira da epilepsia", anunciou sua intenção de discorrer a respeito de acessos que eram *próximos* da epilepsia, mas não epiléticos. Ele estava interessado na análise dos desmaios, ataques vagais, vertigens, sintomas de sono e, sobretudo, enxaqueca. As epilepsias, em sua forma mais claramente reconhecível, caracterizam-se pela natureza súbita e breve da perda de consciência. Porém, argumenta Gowers, imaginemos que

> um ataque epilético de pequena monta seja estendido, seus elementos prolongados sem a tendência a ser encerrado pela perda de consciência; suas características seriam tão diferentes que não se suspeitaria de sua natureza.

É de fato nesses termos, como epilepsias prolongadas, que Gowers categorizava muitos dos acessos que descrevia. Ele cita, por exemplo, o caso a seguir como exemplo de um *ataque vagal* aparentado com a epilepsia:

> O indivíduo [...] era um homem, oficial do exército, de trinta anos de idade. Os acessos não eram frequentes; vinham ocorrendo aproximadamente uma vez a cada seis meses havia doze anos, desde que ele tinha dezoito anos. No início do dia ele se sentia particularmente de bom humor — um antecedente notado com frequência. Subitamente, sobrevinha um estado mental onírico, um estado de reminiscência, a muito familiar sensação de que o que estava acontecendo, fosse o que fosse, já acontecera antes. Não era momentâneo, como na epilepsia, mas contínuo. Junto com esse estado, ou pouco antes de ele começar, os pés e as mãos do paciente tornavam-se frios [...]. Com o frio, seu rosto tornava-se cada vez mais pálido e instalava-se a prostração física, atingindo rápido um grau em que ele quase não conseguia se mover. Se tentasse erguer-se para sentar, caía deitado imediatamente. Suas extremidades tornavam-se geladas, até outra pessoa podia notar. A prostração era tão grande que ele só conseguia pronunciar uma ou duas palavras por vez [...]. Seu pulso tornava-se cada vez mais fraco, até ficar quase imperceptível. Em todo esse tempo, não ocorria um só momento de perda de consciência. A sensação que ele tinha era de estar morrendo, abandonando sua existência física. Esse estado durava

> cerca de meia hora, e então ele percebia, simultaneamente, que seu estado mental estava melhorando e que seus pés estavam um pouco menos frios. A melhora prosseguia, mas dois ou três minutos depois de começar acontecia um distinto calafrio, com tremores e bater de dentes [...]. Poucos minutos depois do calafrio, ele sentia uma necessidade premente de urinar, que continuava pelo resto do dia, sendo eliminada grande quantidade de urina límpida [...]. Ele continuava pálido o resto do dia.

O leitor reconhecerá nessa descrição admiravelmente minuciosa numerosos sintomas que até aqui denominamos "sintomas de enxaqueca". A sensação precedente de bem-estar, a duração do acesso, a lise com prolongada diurese são, todas, características que encontramos na sequência de enxaquecas comuns. Assim, o que justifica um ataque desse tipo ser denominado epilepsia prolongada e não um acesso muito breve e severo de, digamos, enxaqueca *condensada*?

Na prática, todos os padrões de equivalente de enxaqueca de que tratamos neste capítulo podem apresentar-se em um formato mais condensado. Lennox e Lennox (1960) apresentam muitas descrições de caso instrutivas que classificam como epilepsia autônoma ou diencefálica. Às vezes, tais ataques autônomos podem evoluir de ou para epilepsias ou enxaquecas bem definidas, e em outras ocasiões podem alternar-se com tais acessos.

Um tipo óbvio e importante de acesso que possui evidentes afinidades clínicas com enxaquecas e epilepsias — com as primeiras, em termos de suas difusas características autônomas, e com as segundas, por seu caráter súbito e pela perda de consciência — é o *desmaio*. Este não raro coexiste com a enxaqueca recorrente, podendo surgir com a mesma periodicidade ou nas mesmas circunstâncias provocadoras de acessos de enxaqueca. Podemos observar, como nos ataques vagais, uma transição contínua no quadro clínico, de um impressionante e súbito colapso para prolongadas reações autônomas com atordoamento, mas não perda, da consciência. Os acessos ainda mais breves mencionados por Gowers — vertigens, narcolepsias, cataplexias etc. — serão examinados no capítulo seguinte, pois suas afinidades são com a aura de enxaqueca e não com a enxaqueca comum e os equivalentes de enxaqueca de que tratamos até aqui.

Os acessos agudos desse tipo, que se assemelham mas não são uma enxaqueca, podem ser denominados *acessos enxaquecoides*, e assim como a enxaqueca eles tendem a ser periódicos, recorrentes e presentes em vários membros de uma mesma família. Podemos reservar o termo *reações enxaquecoides* para certos tipos de reações que têm afinidade com a enxaqueca em seus aspectos clínicos mas são provocadas por determinadas circunstâncias, e não espontâneas e periódicas. Nesse caso devemos enquadrar as reações hiperbólicas ao *calor* (e febre), *exaustão*, *movimento passivo* e determinadas *drogas*, que são muito comuns e características em pacientes enxaquecosos. A distinção entre o que é enxaqueca e o que é reação enxaquecoide é feita somente por conveniência. Assim, fica estranho chamar de acesso de enxaqueca uma cinesia, mas podemos, convenientemente, designá-la como uma reação enxaquecoide, e observar, comprovando suas afinidades, que uma expressiva minoria (quase 50%, segundo Selby e Lance) de enxaquecosos adultos sofreu cinesias severas na infância. De modo semelhante, a *ressaca* — com sua dor de cabeça vascular, mal-estar, letargia, náusea e depressão penitencial — é convenientemente considerada uma reação enxaquecoide; muitos pacientes de enxaqueca têm forte intolerância ao álcool e podem ser acometidos de uma gama de sintomas depois de consumi-lo, desde uma náusea aguda ou reação de dor de cabeça até uma ressaca plenamente desenvolvida no dia seguinte. Dores de cabeça febris e reações autônomas podem, de modo semelhante, ser consideradas de caráter enxaquecoide.

Analogamente, existe um espectro de reações a drogas, agudas e subagudas, caracterizado por reações centrais e autônomas difusas, que tem afinidade tanto com as síncopes quanto com os acessos de enxaqueca. Goodman e Gilman (1955) citam a seguinte descrição de uma "crise nitridoide":

> Homem normal e saudável, de 28 anos de idade, recebeu 0,18 g de nitrito de sódio por via oral [...]. Bocejos começaram a ocorrer, tornando-se progressivamente mais intensos; a respiração foi ficando mais profunda e passou a assemelhar-se a suspiros; agitação, eructação e borborigmo evidenciaram-se, e um suor frio cobriu toda a superfície do corpo. Em cerca de vinte minutos, a pele tornou-se acinzentada, o indivíduo ficou sonolento [...] deixou de ser possível medir a pressão sanguínea [...] sobrevindo a inconsciência.

Reações tão agudas como essa podem ocorrer em seguida a dilatação ou traumatismo visceral, queda reflexa ou hemorrágica da pressão sanguínea, danos tóxicos ou metabólicos (por exemplo, hipoglicemia) e em reações alérgicas e anafilactoides.

Teremos de examinar posteriormente a questão de tais reações constituírem ou não "modelos" úteis de reação de enxaqueca; por ora, cabe apenas notar sua afinidade clínica e posição nas fronteiras da enxaqueca.

ALTERNAÇÕES E CONCOMITÂNCIAS COM OUTROS DISTÚRBIOS

Ainda mais complicado do que esses casos nos quais dois sintomas afins alternam-se é o caso de pacientes que apresentam uma síndrome *polimórfica* na qual uma grande variedade de sintomas — com afinidades clínicas e fisiológicas entre si — ocorre simultânea ou ciclicamente ao longo da vida do indivíduo:

> *Caso 49* Este engenheiro de 31 anos já foi citado com respeito à tendência de apresentar estupor pós-prandial. Ele apresenta diversos outros sintomas, a saber:
>
> (a) Uma contínua dor de cabeça vascular "latente", que

se manifesta quando ele se curva, com solavancos ou com a tosse.

(b) Acessos de enxaqueca comum.

(c) Suores noturnos para os quais não se encontrou base orgânica.

(d) Acessos de salivação noturna.

(e) Acessos de dor abdominal e diarreia — estudos de contraste do intestino sempre resultaram negativos.

(f) Hipotensão ortostática.

(g) Paralisia do sono, narcolepsia e cataplexia ocasionais.

Em outros aspectos, sua saúde é excelente.

Caso 75 Um médico de 35 anos que tem auras de enxaqueca e enxaqueca clássica também tem apresentado, como reações alternativas, enxaquecas abdominais, ataques biliosos, equivalentes estuporosos de enxaqueca, "ataques vagais" (de tipo muito semelhante ao descrito por Gowers) e, mais raramente, desmaios e narcolepsia. Todas essas reações são determinadas circunstancialmente por exaustão ou tensão emocional aguda, sobretudo quando estes dois fatores se aliam. Ele não consegue prever *qual* resposta somática ocorrerá; todas parecem igualmente viáveis e equivalentes umas às outras.

Caso 64 Mulher de 45 anos, polissintomática, com a seguinte história: asma intrínseca (geralmente noturna) até os vinte anos, ulceração duodenal recorrente entre vinte e 37 anos. Aos 38 anos, sofreu o primeiro acesso de artrite reumatoide, e tem tido vários acessos depois disso. Coincidindo com o início desse sintoma, ela passou a ter frequentes acessos de edema angioneurótico e enxaqueca comum. Estas duas últimas síndromes fundiram-se, e desde os 43 anos seus acessos de enxaqueca têm sido introduzidos por edema facial e periocular.

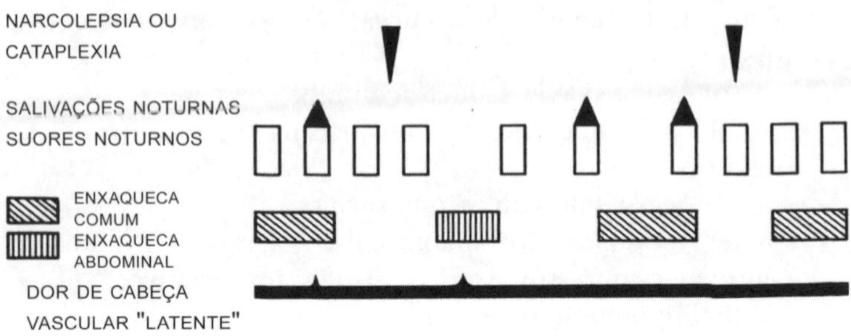

Figura 1A. Caso 49

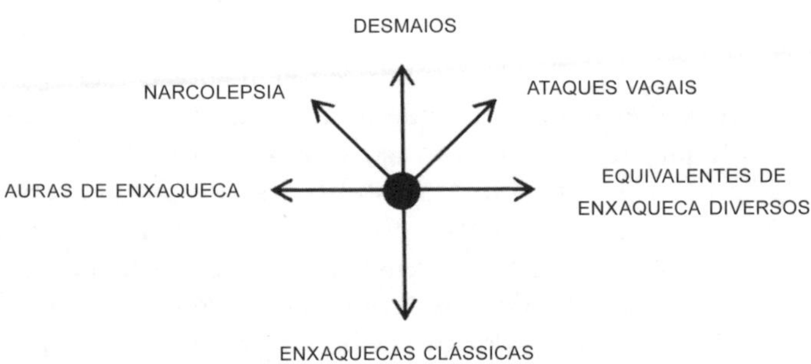

Figura 1B. Caso 75

Caso 62 Mulher de 51 anos, cuja história social e emocional será apresentada com mais detalhes na parte II. Há mais de vinte anos ela apresenta três manifestações somáticas: enxaqueca comum, colite ulcerativa e psoríase. Ela sofre durante vários meses de um desses sintomas, depois ele se abranda e dá lugar a outro. Assim, ela está presa a um interminável ciclo maligno.

Caso 61 Mulher de 38 anos, que chegou à procura de tratamento para sua enxaqueca comum apesar de também

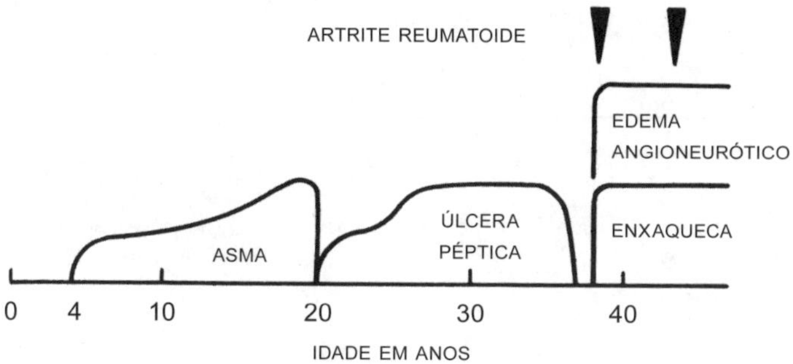

Figura 1C. Caso 64

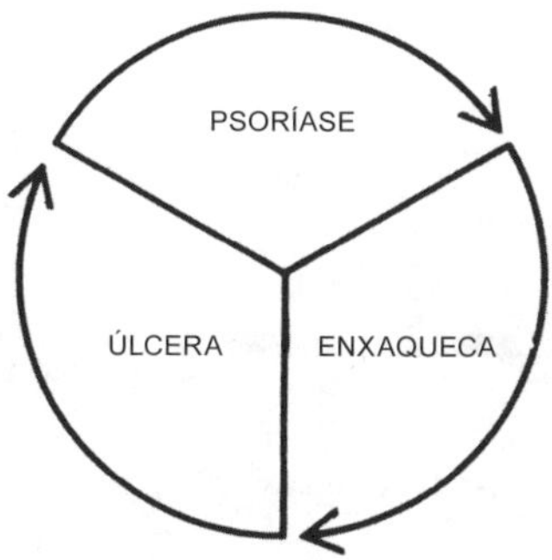

Figura 1D. Caso 62

sofrer de desfiguradora psoríase. Tem antecedentes familiares de doença funcional polimórfica: enxaqueca, febre de feno, asma, urticária, doença de Menière, úlcera péptica, colite ulcerativa e doença de Crohn. Foi difícil fugir à ideia de que essa combalida família estava, efetivamente, cometendo um suicídio fisiológico.

Caso *21* Uma mulher de 25 anos muito inteligente, que apresenta uma combinação de severos sintomas neuróticos com diversas síndromes somáticas. Sofre de enxaqueca clás-

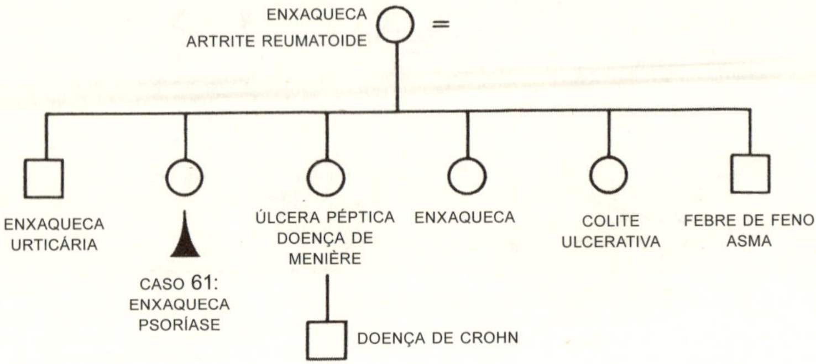

Figura 1E. Caso 61

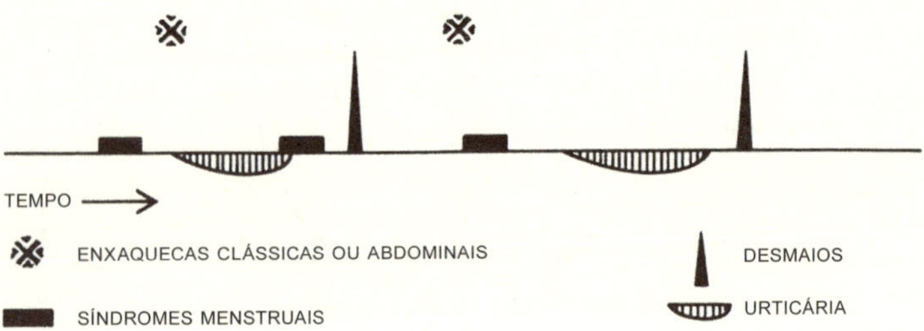

Figura 1F. Caso 21

sica desde a infância, com notáveis antecedentes familiares dessa doença; a maioria desses acessos surge ao amanhecer, com um pesadelo ou terror noturno — as ficções (*figments*) dos pesadelos e as figuras inconfundivelmente escotomatosas podem fundir-se antes de ela acordar no segundo estágio, o da dor de cabeça. Em certas ocasiões, a aura é seguida por dor abdominal, porém sem dor de cabeça. Aliadas a esta última, porém sem aura, estão síndromes pré-menstruais nas quais um período de retenção hídrica, constipa-

3. AURA DE ENXAQUECA E ENXAQUECA CLÁSSICA

INTRODUÇÃO

Chegamos agora ao maior e mais estranho capítulo deste livro — pois temos de refletir sobre o que existe na própria essência da enxaqueca; este é o reino de seus grandes prodígios e segredos: "Trazemos em nós as maravilhas que procuramos fora: há toda uma África e seus prodígios dentro de nós [...]".

As palavras de sir Thomas Browne servem como uma luva para a *aura* de enxaqueca: aqui, dentro de nós, há uma verdadeira África de prodígios; aqui, por experiência, exploração e reflexão, pode-se mapear todo um mundo — a cosmografia de um indivíduo.

A aura de enxaqueca merece um livro inteiro só para ela — ou no mínimo, como na obra de Liveing, ela deveria ser o centro de todo livro que se proponha a tratar da enxaqueca. Porém, curiosamente, é o oposto que ocorre; desde Liveing, ninguém deu à aura a importância que ela merece, e quanto mais atual é o livro, menos espaço se dedica ao tema. As próprias palavras que empregamos — enxaqueca *clássica* em oposição à *comum* (sendo a clássica uma enxaqueca com uma aura) — implicam que a aura é *incomum* — e misteriosa.

Isso, para começar, é demonstravelmente falso, consequência de investigações que erram totalmente o alvo e de hipóteses tolas que as *fazem* errar o alvo. Um observador perspicaz e de vistas largas como Alvarez, reunindo a experiência de setenta anos como médico, considerava a aura muito mais comum do que em geral se acreditava; muito mais comum, na verdade, do que qualquer outra coisa na enxaqueca. E nesse aspecto estou de pleno acordo com ele.

Os esclarecimentos gerais a seguir são necessários para introduzir o tema.

A aura em si está longe de ser incomum; raríssimas são as descrições adequadas da aura, e existe uma *necessidade vital* de boas descrições desse fenômeno, pois ele é da máxima importância, podendo revelar muitas coisas não só a respeito da enxaqueca, mas dos mecanismos mais elementares e fundamentais do cérebro-mente; é difícil obter boas descrições porque muitos fenômenos de aura são imensamente estranhos — tão estranhos que transcendem os poderes da linguagem, e as boas descrições tornam-se ainda mais raras devido à presença de algo sobrenatural e amedrontador, que faz a mente recuar só de pensar no assunto.

Liveing, embora não tenha analisado nem compreendido este último aspecto, deu-lhe uma ênfase notável; essa foi uma barreira estranha e incompreensível que nem ele nem seus pacientes conseguiram ultrapassar, de modo que, por fim, ele só pôde afirmar que "existem pacientes que não suportam pensar em seus acessos nem falar sobre eles, sempre se referindo a eles com horror, embora isso claramente não seja em razão da dor que causam". Assim, o tema da aura de enxaqueca é tocado pelo incompreensível e pelo incomunicável; mais ainda, isso está em seu próprio centro, em seu cerne.

O termo *aura* tem sido usado há quase duzentos anos para denotar as alucinações sensoriais que imediatamente precedem certos ataques epiléticos.[1] Esse mesmo termo tem sido usado, já faz pouco mais de um século, para designar sintomas análogos que iniciam certos acessos — a chamada enxaqueca clássica — ou que podem constituir, às vezes, a única manifestação de um acesso de enxaqueca.

Teremos oportunidade de examinar, como componentes dessas auras, sintomas cujo caráter, de tão agudo e estranho, destacados de tudo o que já discutimos até aqui. De fato, se uma aura nunca fosse seguida por dor de cabeça vascular, náusea, distúrbios autônomos difusos etc., teríamos muita dificuldade para reconhecer seu caráter de enxaqueca. Tais dificuldades *realmente* surgem, não raro, quando o paciente apresenta auras isoladas que duram poucos minutos, não sucedidas por dor de cabeça ou distúrbio vegetativo. Tais casos, como observou Gowers, são muito intrigantes, importantíssimos e tendem a ser mal interpretados.

Essas incertezas refletem-se em uma dicotomia histórica, e devido a ela estudos sobre aura (de enxaqueca) e estudos sobre dor de cabeça (de enxaqueca) foram publicados separadamente por séculos, sem que se fizesse uma associação explícita entre os dois conjuntos de fenômenos.

As manifestações de aura de enxaqueca são extremamente diversas, incluindo não só alucinações sensoriais simples e complexas, mas também estados afetivos intensos, deficiências e distúrbios na fala e ideação, deslocamentos da percepção de espaço e tempo e uma variedade de estados de sonho, delírio e transe. A literatura médica e religiosa mais antiga contém inúmeras referências a "visões", "transes", "transportes" etc., mas a natureza de muitos desses fenômenos deve continuar agora enigmática para nós. Muitos processos diferentes podem ter manifestações semelhantes, e alguns dos fenômenos mais complexos descritos podem ter origem histérica, psicótica, onírica ou hipnagógica tanto quanto um caráter epilético, apoplético, tóxico ou enxaquecoso.

Uma única e notável exceção deve ser mencionada — as "visões" de Hildegarda (1098-179), que inegavelmente tinham um caráter de enxaqueca. Elas são discutidas no apêndice I.

Relatos isolados de fenômenos visuais como esses continuaram a surgir durante toda a Idade Média, mas precisamos avançar seiscentos anos para encontrar relatos sobre fenômenos de aura que não os visuais e a menção de uma conexão *explícita* entre tais manifestações e a enxaqueca.

As três narrativas a seguir, todas escritas no início do século XIX e citadas por Liveing, ilustram muitas características importantes da aura de enxaqueca em suas formas visuais (escotomatosas), táteis (parestéticas) e afásicas. Podemos notar, fazendo uma digressão, que muitas das mais apuradas descrições da aura — das de Hildegarda no século XII às de Lashley e Alvarez neste século — foram feitas por observadores introspectivos que sofriam eles próprios de enxaqueca clássica ou, mais comumente, de auras de enxaqueca isoladas.

> [...] Eu com frequência sofro de falha da visão. A visão geral não parece afetada, mas quando olho para algum objeto específico, parece que algo marrom, e mais ou menos opaco, interpõe-se entre meus olhos e o objeto, de modo que eu o vejo indistintamente ou por vezes absolutamente não o enxergo [...].
>
> Depois que isso prossegue por alguns momentos, a borda superior ou inferior parece delimitada por uma orla de luz em forma de zigue-zague, cintilando quase perpendicular ao sentido do comprimento. A cintilação sempre parece ser em um olho; mas tanto ela como a nuvem existem igualmente quando olho para um objeto com um olho só ou com ambos os olhos abertos [...]. A nuvem e a cintilação [...] permanecem de vinte minutos a meia hora, às vezes [...]. Em mim nunca foram seguidas por dor de cabeça [...] [mas] geralmente somem com um movimento no estômago que produz eructação. (Parry)

> Começando na ponta da língua, em uma parte da face, nas extremidades dos dedos das mãos ou dos pés, ela [a parestesia] sobe pouco a pouco em direção ao eixo cerebrospinal, desaparecendo sucessivamente nas partes onde primeiro se desenvolveu [...]. A sensação de vibração nas mãos lembra o movimento oscilatório da imagem visual. (Piorry)

> Cerca de um quarto de hora depois disso [da cegueira], ela sente um adormecimento no dedo mínimo da mão direita, começando na ponta e se estendendo muito gradualmente por toda a mão e braço, produzindo completa perda de sensibilidade das partes, mas sem a perda da capacidade de

movimentação. A sensação de adormecimento, a seguir, chega ao lado direito da cabeça, e dali parece espalhar-se para baixo, em direção ao estômago. Quando atinge o lado da cabeça, a paciente sente-se oprimida e parcialmente confusa, responde às perguntas lenta e confusamente, e sua fala fica consideravelmente afetada. Quando a sensação chega ao estômago, a paciente às vezes vomita. (Abercrombie)

Os locais eletivos em que se dá a parestesia (língua, mão, pé) e sua passagem centrípeta a partir da periferia lembram necessariamente os primeiros observadores da *aura epilética*, tendo ficado a cargo de Liveing, que escreveu entre 1863 e 1865, a tarefa de apresentar uma distinção absolutamente clara entre os dois conjuntos de fenômenos.

Não precisamos nos alongar aqui em uma descrição histórica da aura de enxaqueca, embora tenhamos de voltar aos textos mais antigos na parte III, quando formos examinar a possível base de suas manifestações.

Nossa próxima tarefa deve ser uma enumeração sistemática de toda a série de sintomas de aura que podem ocorrer. Dada a sua excessiva variedade, podemos examiná-los segundo certas divisões gerais:

(a) Alucinações visuais, táteis e outras alucinações sensoriais específicas.
(b) Alterações gerais de limiar sensorial e excitabilidade.
(c) Alterações do nível de consciência e tono muscular.
(d) Alterações de humor e afeto.
(e) Distúrbios das funções integrativas superiores: percepção, ideação, memória e fala.

Essas categorias são adotadas tão somente para facilitar nossa discussão. Elas não são, em nenhum sentido, mutuamente exclusivas. A aura de enxaqueca, assim como a enxaqueca comum, é de natureza composta e formada por uma variedade de possíveis componentes. Embora uma descrição causal possa referir-se a apenas um sintoma, como um escotoma cintilante, por exemplo, uma indagação paciente quase sempre revelará que a situação é mais complexa e que vários fenômenos — alguns muito sutis e difíceis de descrever — estão ocorrendo simultaneamente.

Apresentaremos primeiro os componentes individuais da aura, enumerando-os em uma ordem regular, tendo em mente que eles estão isolados apenas para fins expositivos. A seguir, veremos uma série de descrições de caso destinadas a ilustrar a natureza complexa e composta das auras do modo como elas comumente ocorrem.

ALUCINAÇÕES SENSORIAIS ESPECÍFICAS: VISUAIS

Uma extraordinária variedade de alucinações visuais pode ocorrer ao longo de uma aura de enxaqueca.

As alucinações mais simples assumem a forma de uma dança de estrelas brilhantes, centelhas, lampejos de formas geométricas simples que atravessam o campo visual. Os fosfenos desse tipo são em geral brancos, mas podem às vezes ter brilhantes cores espectrais. Podem chegar a muitas centenas, enxameando rápido pelo campo visual (os pacientes com frequência os comparam ao movimento dos "blips" de radar numa tela). Às vezes, um fosfeno isolado pode destacar-se dos demais, como no caso a seguir (Gowers, 1892):

> Uma paciente [...] com dores de cabeça características precedidas por hemianopia queixava-se de ver estrelas cintilantes na frente dos olhos toda vez que olhava para uma luz brilhante; às vezes uma das estrelas, mais brilhante do que as demais, aparecia no canto inferior direito do campo de visão e o atravessava, em geral rapidamente, em um segundo, ou às vezes mais devagar, e ao atingir o lado esquerdo fragmentava-se, deixando uma área azul onde se moviam pontos luminosos.[2]

Às vezes pode haver um único fosfeno, bastante complexo no campo visual, movendo-se de um lado para outro em uma rota determinada e desaparecendo subitamente, deixando um rastro ofuscante ou cegante por onde passou (figura 2A). Mais uma vez, as melhores descrições de fosfenos desse tipo podem ser encontradas nos diversos trabalhos de Gowers sobre o tema (1904):

> [...] em outro caso, um objeto estrelado que permanecia sempre inalterado apresentava um movimento radial. Surgia comumente próximo à extremidade da metade direita do campo, logo abaixo da linha horizontal, e consistia em cerca de seis projeções em forma de pétalas alongadas, alternativamente vermelhas e azuis [...] [o objeto] movia-se lentamente para a esquerda e para cima, passando acima do ponto de fixação e indo um pouco além da linha média; a seguir retornava ao ponto de partida, refazia essa trajetória uma ou duas vezes e depois passava para a extremidade direita do campo [...] após duas ou três repetições do último curso, ele desaparecia subitamente [...] [ao abrir os olhos] a paciente sempre percebia que só conseguia enxergar na parte do campo onde o espectro não havia passado.

Embora esses fosfenos possam restringir-se a uma metade ou a um quadrante do campo visual, não é raro cruzarem a linha média (como no caso acima descrito); enxames de fosfenos movendo-se rapidamente são mais comumente bilaterais. Às vezes os fosfenos podem ser explicados ou interpretados pelo paciente como imagens reconhecíveis; um paciente, por exemplo (na série de Selby e Lance), descreveu pequenos gambás brancos com caudas eretas atravessando em procissão um quadrante do campo visual.[3]

Outras alucinações elementares comumente experimentadas são o encrespamento, a tremulação de luz e a ondulação do campo visual, que os pacientes podem comparar a uma superfície aquática agitada pelo vento ou a olhar através de um retalho de seda salpicada de água (ver figuras 5A e 5B, p. 122).

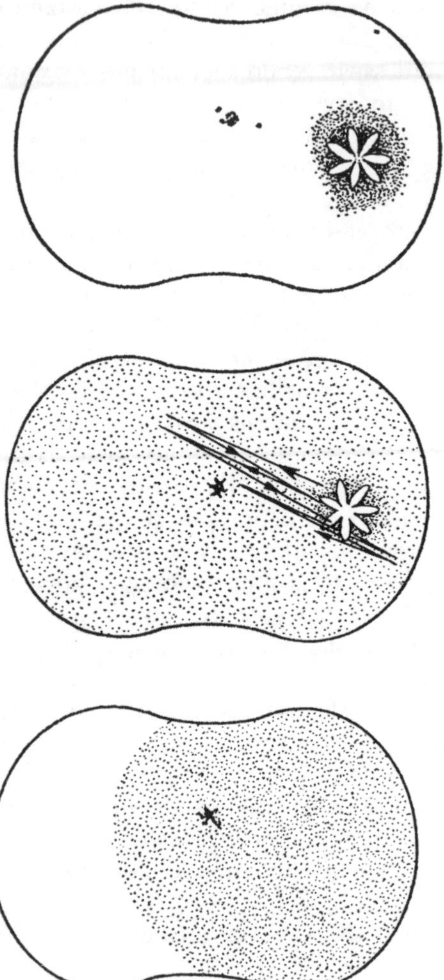

1.

2.

3.

Figura 2A. Variantes de escotoma de enxaqueca.
Reproduzido de Gowers (1904)
Espectro estrelado móvel

No decorrer ou depois da passagem de fosfenos simples, alguns pacientes podem observar, ao fechar os olhos, uma forma de tumulto ou delírio visual na qual predominam motivos entrelaçados, facetados e marchetados — imagens que lembram mosaicos, favos de mel, tapetes persas etc., ou padrões em *moiré*. Essas ficções (*figments*) e imagens elementares tendem a ser luminosas e brilhantes, coloridas, altamente instáveis e sujeitas a súbitas transformações caleidoscópicas.

Esses fosfenos fugidios em geral não são mais do que um preâmbulo para a porção principal da aura visual. Na maioria dos casos (mas não em todos), o paciente passa a sofrer uma alucinação mais duradoura e bem mais complexa no campo visual — o *escotoma* de enxaqueca. Outros termos descritivos são comumente usados: a forma (e as cores) desses escotomas nos induz a falar de um *espectro* de enxaqueca, e a estrutura de suas margens (muitas vezes lembrando o parapeito de uma cidade murada) originou o termo *espectro de fortificação* (teicopsia). O termo *escotoma cintilante* denota o bruxuleio característico do espectro luminoso da enxaqueca, e o termo *escotoma negativo* denota a área de cegueira parcial ou total que pode seguir-se ao escotoma cintilante ou, ocasionalmente, precedê-lo.

A maioria dos escotomas de enxaqueca apresenta uma repentina luminosidade brilhante próxima ao ponto de fixação em uma metade do campo visual; dali o escotoma gradualmente se expande e se desloca lentamente em direção à extremidade do campo visual, assumindo a forma de um gigantesco crescente ou ferradura. Seu brilho subjetivo é cegante — Lashley compara-o ao de uma superfície branca à luz do sol do meio-dia. Nesse brilho pode haver um jogo de intensas cores espectrais puras na orla do escotoma, e os objetos vistos através dessa orla podem ser emoldurados por uma iridescência multicolorida. O escotoma, no lado que está avançando no campo visual, tem muitas vezes a borda em zigue-zague, justificando o termo *espectro de fortificação* (figura 2B). Essa borda que avança é invariavelmente fragmentada, em um padrão mais fino, formando minúsculos ângulos luminosos e linhas cruzadas — esse *cheval-*

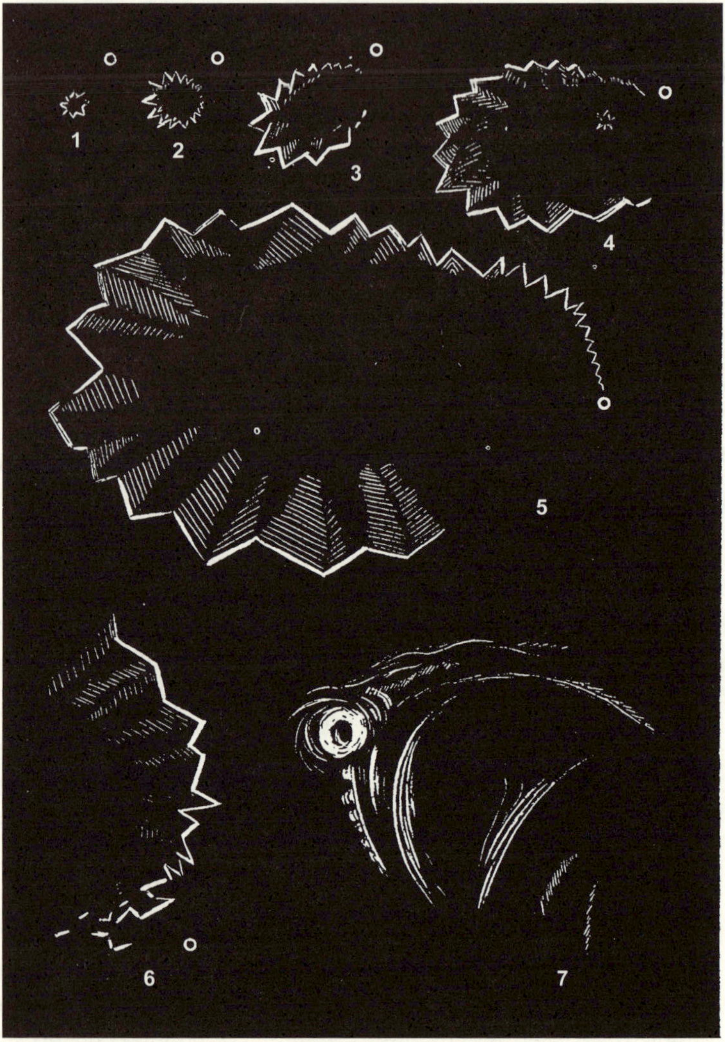

Figura 2B. Variantes de escotoma de enxaqueca.
Reproduzido de Gowers (1904)
Espectro angular em expansão (Airy, 1868)

-*de-frise* é particularmente bem ilustrado nos esboços de Lashley, tendo um padrão mais graúdo nas porções inferiores do escotoma (figura 3). Ocorre um movimento característico de fervura, ou cintilação, em toda a porção luminosa do escotoma; o efeito é vividamente transmitido por uma descrição do século XIX: "E ele pode ser comparado ao efeito produzido pelo rápido volteio de pequeninos besouros d'água quando os vemos enxameando na superfície da água à luz do sol [...]".

A velocidade da cintilação fica abaixo da frequência que proporcionaria uma sensação visual contínua, mas é rápida demais para permitir contagem; sua frequência foi estimada, por métodos indiretos, em oito a doze cintilações por segundo. A borda do escotoma cintilante avança a uma velocidade razoavelmente constante, e geralmente demora de dez a vinte minutos para passar das vizinhanças do ponto de fixação para a extremidade do campo visual (figura 3B).

As figuras e descrições de escotomas de enxaqueca feitas por Airy (1868) são talvez as mais minuciosas já apresentadas; elas foram reproduzidas em detalhes por Liveing e Gowers e podem, justificadamente, ser citadas aqui mais uma vez. Os estágios dos escotomas de Airy são mostrados na figura 2B.

> Um objeto estrelado brilhante, uma pequena esfera com arestas, aparece subitamente em um lado do campo combinado [...] ele rapidamente se expande, primeiro como um zigue-zague circular, mas no lado interno, em direção à linha média, o contorno regular torna-se tênue e, conforme vai prosseguindo o aumento de tamanho, o contorno nesse trecho torna-se entrecortado, com o vão ficando maior à medida que o todo cresce, e o contorno circular original passa a ser oval. A forma assumida é aproximadamente concêntrica com a orla do campo de visão [...] as linhas que constituem o contorno encontram-se em ângulos retos ou em ângulos maiores [...]. Quando essa oval com arestas já se estendeu pela maior parte da metade do campo, a porção superior expande-se; ela parece finalmente vencer um pou-

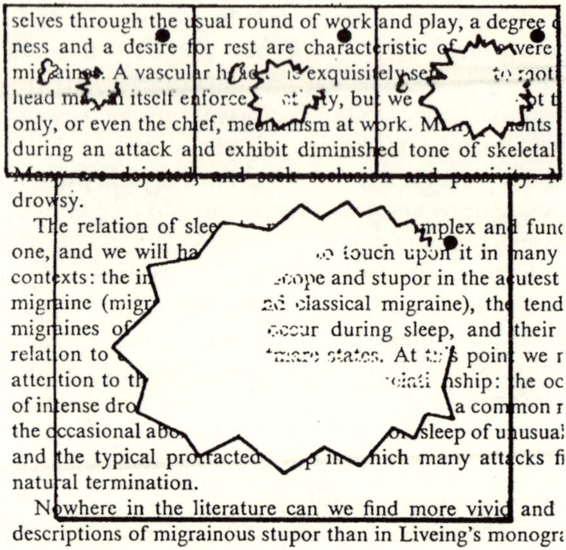

Figura 2C. Variantes de escotoma de enxaqueca.
Segundo Gowers (1904)
Escotoma negativo em expansão

co da resistência nas vizinhanças imediatas do ponto de fixação [...] de modo que ocorre um abaulamento na parte superior, e os elementos angulares do contorno nesse trecho aumentam [...]. Depois de ocorrer esse estágio final, a porção exterior inferior do contorno desaparece. Essa expansão final próximo ao centro progride com grande rapidez, e termina em um centro de luz rodopiante do qual parecem sair faíscas de luz. E então isso termina, sobrevindo a dor de cabeça.

Em outra parte, Airy menciona o rápido “movimento de ebulição e tremor” e o contorno “com bastiões” do escotoma (ele sugeriu o nome “teicopsia”); menciona ainda a “deslumbrante orla cromática” da figura, um espetáculo só prejudicado para ele pela expectativa da dor de cabeça que viria a seguir.

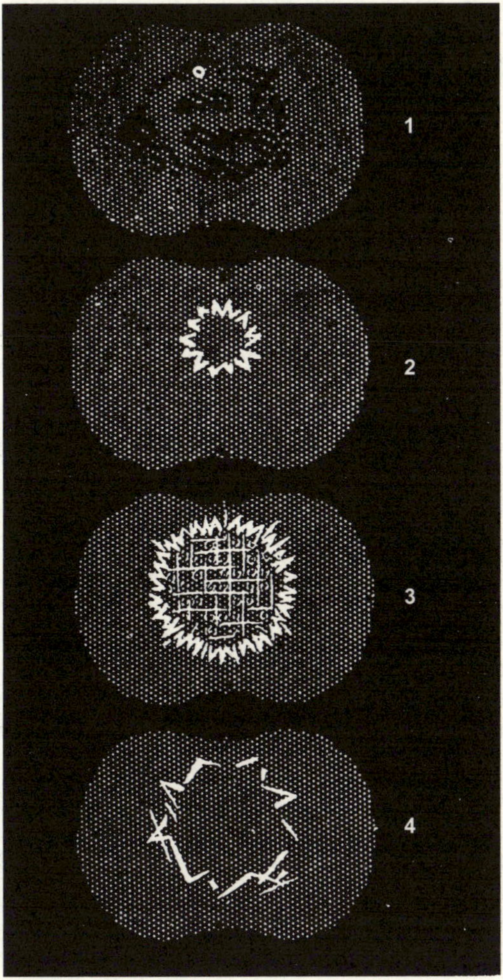

Figura 2D. Variantes de escotoma de enxaqueca.
Reproduzido de Gowers (1904)
Espectro pericentral

As margens do escotoma luminoso deixam atrás de si uma sombra em forma de crescente onde a cegueira é total, e atrás dela há uma região de penumbra onde a excitabilidade visual se encontra em processo de restauração (figuras 2C e 3A). Airy também faz referência (e o sintoma não é incomum) ao aparecimento ocasional de um segundo foco cintilante que surge alguns minutos depois do escotoma original, ou seja, assim que é recobrada a excitabilidade visual perto do ponto de fixação.

Essa é a sequência do tipo mais comum de escotoma de enxaqueca (o espectro angular em expansão de Gowers); no entanto, podem ocorrer muitas variações importantes nesse tema, cuja existência deve ser levada em conta para se desenvolver uma correta teoria do escotoma. Nem todos os escotomas começam próximos ao ponto de fixação; para vários pacientes uniformemente, e para alguns ocasionalmente, os escotomas começam excêntrica ou perifericamente no campo visual (os espectros radiais de Gowers). Escotomas que se expandem podem aparecer de maneira alternada ou simultânea em ambas as metades do campo, e sua contínua alternação, no primeiro caso, pode originar um "estado" de aura que dura horas. De grande importância teórica (e especial atração estética) são os escotomas bilaterais cuja evolução é sincronizada com precisão em ambas as metades do campo — os espectros centrais e periféricos de Gowers (figura 2D). A existência de tais escotomas traz vários problemas desconcertantes para quem postula um processo local unilateral como base das auras de enxaqueca (ver capítulos 10 e 11).[4] Escotomas luminosos ou negativos podem ser não apenas centrais, mas também quadrânticos, altitudinais ou irregulares em sua distribuição. Um padrão particularmente atrativo é o de um espectro em forma de arco, situado central e bilateralmente no campo visual (figura 2E); para Gowers, eles são segmentos de um espectro pericentral. Esse espectro foi descrito há quase 2 mil anos por Areteus, que o comparou a um arco-íris no céu.

Um escotoma *negativo* geralmente sucede um escotoma cintilante, mas às vezes o precede e em certas ocasiões pode

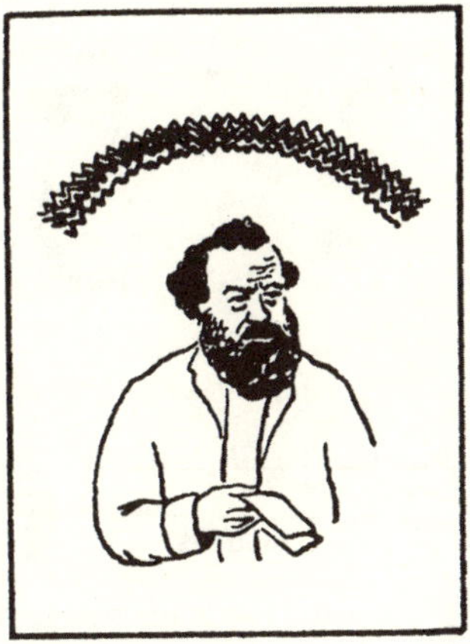

Figura 2E. Variantes de escotoma de enxaqueca.
Reproduzido de Gowers (1904)
Espectro em arco-íris

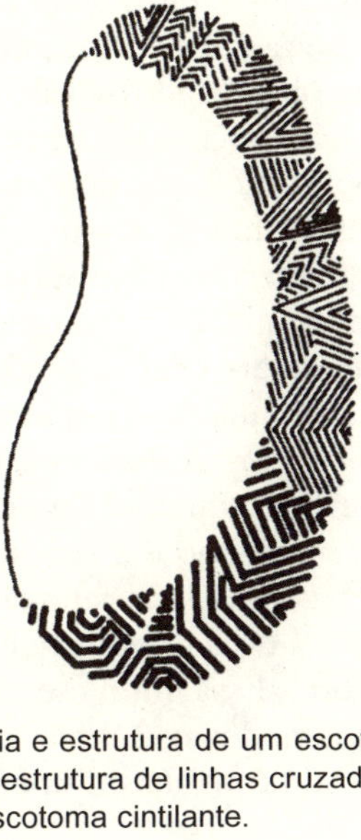

Figura 3A. Trajetória e estrutura de um escotoma cintilante. Extraído de Lashley (1941). Fina estrutura de linhas cruzadas (*chevaux-de-frise*) na borda que avança do escotoma cintilante.

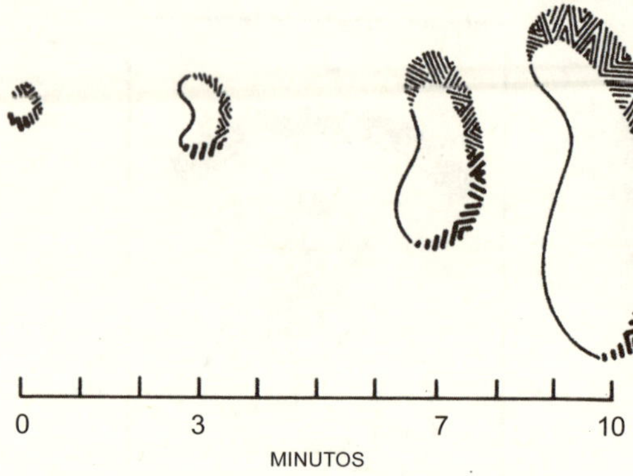

Figura 3B. Trajetória e estrutura de um escotoma cintilante. Extraído de Lashley (1941). Aumento e evolução do escotoma no campo visual.

ocorrer em seu lugar. Neste último caso, como com todas as manifestações de cegueira cortical, ele pode ser descoberto por acidente, por exemplo observando-se subitamente a bisseção de um rosto ou o desaparecimento de certas palavras ou figuras numa página. É importante notar, porém, que pacientes observadores uniformemente aludem a um "ofuscamento" especial que parece ser uma característica inata dos escotomas negativos. Nas palavras de uma antiga descrição citada por Liveing: "Minha visão subitamente se torna desordenada, mais de um lado do que do outro, como a de uma pessoa que olhou para o sol".

Somos levados a contrastar esse "ofuscamento" com o brilho "cegante" da cintilação quando esta ocorre. Ficamos pensando que a supressão da visão e a excitabilidade visual talvez não sejam, afinal de contas, um fenômeno primário, e sim consequência de alguma excitação precedente que afetou áreas não visuais do cérebro. Essa hipótese será examinada mais adiante, e neste estágio podemos simplesmente mencionar descrições que *realmente* indicam algum tipo de excitação prévia:

Caso 67 Uma médica de 32 anos que tem enxaquecas clássicas e auras isoladas desde a infância. Os escotomas são sempre negativos, mas parecem ser precedidos por um tipo de excitação analéptica. Nas palavras da paciente, "começa com uma espécie de sensação excitada, como se eu tivesse tomado anfetamina. Sei que alguma coisa está acontecendo comigo, e começo a olhar em volta. Fico pensando se haveria algo errado com a luz. E então noto que parte de meu campo visual está faltando".

Vemos aqui que um escotoma negativo pode ocorrer durante uma excitação analéptica persistente e apesar dela. Outros pacientes apresentam o inverso: escotomas cintilantes associados a forte sonolência. Em tais casos, há uma *simultaneidade paradoxal de excitação e inibição.*

TÁTEIS

Muitas das observações feitas com respeito às manifestações visuais podem ser aplicadas às alucinações táteis da aura de enxaqueca. Pode haver alucinações positivas (parestéticas) ou negativas (anestéticas). As parestesias têm um formigamento ou vibração característico, de frequência igual à das cintilações visuais. Alucinações táteis podem coexistir com escotomas, precedê-los, sucedê-los ou ocorrer na ausência dos mesmos, embora sejam muito menos comuns do que as manifestações visuais. Não têm um caráter constante, nem mesmo em acessos repetidos num mesmo paciente.

O mais comum é o paciente perceber inicialmente o surgimento dessas alucinações táteis nas porções mais excitáveis e mais acentuadamente representadas do campo tátil — na língua e na boca, em uma ou em ambas as mãos e, menos comumente, nos pés — assim como os escotomas em geral aparecem em relação à mácula ou máculas do campo visual. Muito raramente elas podem começar no tronco, na coxa ou em outras partes do campo tátil.

Pode permanecer uma parestesia tênue ou fugaz no ponto de origem; é mais comum as parestesias espalharem-se centripetamente, das partes distais dos membros para as proximais. Portanto, é plenamente justificável compará-las ao curso da aura epilética descrito por Jackson, porém tendo em mente duas diferenças importantes. A passagem centrípeta da parestesia de enxaqueca, como a dos escotomas cintilantes, é muito mais lenta do que a correspondente passagem de uma parestesia epilética — uma única passagem da aura de enxaqueca demora de vinte a trinta minutos. Ciclos recorrentes de parestesia podem suceder-se por horas a fio ou alternar-se com ciclos de escotomas em um "estado" enxaquecoso. Em segundo lugar, em contraposição a auras epiléticas que começam unilateralmente na grande maioria dos casos, a parestesia da aura de enxaqueca começa *bilateralmente*, ou se torna bilateral, em mais da metade dos casos. A bilateralidade é particularmente comum na parestesia de lábios e língua. De fato, podemos até afirmar que, se uma testemunha confiável asseverar que seus sintomas de aura invariavelmente ocorrem de um lado ou de outro, o próprio diagnóstico da enxaqueca deve ser visto com suspeita (ver caso 26, pp. 161-2).

A parestesia de enxaqueca pode disseminar-se de dois modos: por extensão direta a partes contíguas da superfície corporal (campo tátil) ou pelo início de novos focos, separados, em outras partes do campo tátil.

OUTRAS ALUCINAÇÕES SENSORIAIS

As alucinações de outros sentidos especiais são incomuns na aura de enxaqueca, embora a meu ver sejam consideravelmente mais comuns do que o mencionado na maioria dos estudos. As alucinações auditivas em geral assumem a forma de sibilos, rosnados ou ribombos, que podem ser sucedidos ou precedidos por embotamento ou perda da audição. Vários pacientes descreveram-me alucinações olfativas: o odor é geralmente intenso, desagradável, estranhamente familiar porém impossível de especificar, e muitas vezes associado a reminiscência forçada e sensação de *déjà vu* — sintomas que lembram os que ocorrem em ataques epiléticos uncinados. As alucinações de paladar são talvez as mais raras dentre as alucinações sensoriais especiais.

Podem ocorrer diversos sintomas viscerais e epigástricos durante a aura de enxaqueca. O mais comum talvez seja uma náusea intensa, de uma qualidade que os pacientes observadores podem distinguir daquela que caracteriza a náusea subsequente associada à dor de cabeça etc.

Outros pacientes descrevem uma variedade de sensações no epigástrio — um de meus pacientes tinha a sensação de "arames vibrando" na boca do estômago (ver caso 19, p. 129) —, sensações que podem subir pelo peito em direção à garganta, muitas vezes acompanhadas de eructação ou engolição forçada.

As alucinações de movimento podem assumir duas formas. Raramente, pode ocorrer o que Gowers denominou uma "sensação motora", ou seja, a sensação de que um membro se moveu ou de que o corpo adotou uma nova postura quando de fato não houve tal movimento. Muito mais comum, e talvez o mais intolerável dentre os sintomas da aura, é a súbita e intensa vertigem acompanhada por cambaleio, náusea fortíssima e frequentemente vômito. A descrição a seguir foi extraída de Liveing e mais uma vez baseou-se no desafortunado "sr. A", que parecia sujeito a todos os sintomas de enxaqueca concebíveis:

> Seus acessos de enxaqueca geralmente começam com cegueira, raras vezes ocorrendo uma ligeira tontura. Em uma ou duas ocasiões, porém, ele sofreu breves ataques de intensa vertigem, que lhe pareceram substituir o acesso costumeiro. Certa manhã, ao acordar, antes de se mover ou levantar-se da cama, ele se assustou ao ver todos os objetos do quarto girando com extraordinária velocidade da direita para a esquerda, em círculos verticais [...] uma vertigem quase exclusivamente visual. Permanecendo o paciente deitado e absolutamente parado, de olhos fechados, o acesso

passou mais ou menos no mesmo tempo que durava o período de cegueira de seus acessos habituais.

PSEUDO-OBJETIVIDADE DAS ALUCINAÇÕES DE ENXAQUECA

Temos empregado o termo *alucinação* para designar as experiências sensoriais que podem ocorrer durante uma aura de enxaqueca, e o uso desse termo — que para muitos traz implicações pejorativas — deve ser justificado. Caracteriza-se da seguinte maneira a experiência alucinatória: ela é confundida com a realidade e provoca uma reação perceptiva, denominada por Konorski *targeting reflex* — "reflexo de mira" (Konorski, 1967, pp. 174-81). Portanto, os sonhos são verdadeiras alucinações porque são sentidos como realidade e estão associados a um reflexo de mira dos olhos (o "movimento rápido dos olhos" do sonho paradoxal) quando estes se movimentam para "localizar" as alucinações projetadas. As sensações anormais de uma aura de enxaqueca, ao contrário das dos sonhos, tendem a ser experimentadas quando a pessoa está plenamente acordada e consciente (embora também possam ocorrer em estados crepusculares ou durante o sono), e a maioria dos pacientes aprende a não confundi-las com a realidade. Não obstante existe, mesmo nos pacientes mais bem informados, uma *tendência* a objetivar as sensações da aura. Pacientes com parestesia podem olhar para a mão afetada ou esfregá-la. A paciente 67, uma médica muito inteligente que experimentara várias auras com escotomas negativos, invariavelmente achava que a iluminação da sala estava defeituosa antes de perceber que estava ocorrendo uma aura de enxaqueca. Muitos pacientes tiram os óculos e os limpam cuidadosamente quando começam a sentir a luz bruxulear por causa da enxaqueca. A sensação de objetividade pode ser particularmente marcante quando ocorrem escotomas cintilantes ou alucinações olfativas. Gowers (1904) menciona a força e tenacidade dessa "sensação involuntária de objetividade", e comenta especialmente sobre pacientes com escotomas pericentrais que garantem ver uma espécie de coroa cheia de arestas ou um arco-íris acima dos olhos (como desenhado por um paciente na figura 2E, p. 103). O paciente 75, um médico com vasta experiência sobre a natureza ilusória das auras de enxaqueca, sempre começava a procurar a causa do odor quando ocorria uma aura olfativa. Nas auras mais severas, que descreveremos adiante, as sensações subjetivas podem dominar completamente o paciente e, como num sonho, ser vivenciadas como absoluta realidade.

ALTERAÇÕES GERAIS DO LIMIAR SENSORIAL

Uma difusa intensificação ou ofuscação dos sentidos pode ocorrer além ou em vez das alucinações sensoriais específicas que descrevemos. Já aludimos a tais alterações no contexto da enxaqueca comum, mas elas podem atingir uma intensidade extraordinária na aura de enxaqueca.

Alguns pacientes descrevem um brilho que ocorre na visão como um todo. Nas palavras de um de meus pacientes, um homem que nunca havia experimentado escotomas cintilantes, "era como se uma lâmpada de mil watts tivesse sido acesa na sala". Outras evidências dessa excitação visual difusa são as intensas, demoradas e às vezes fascinantes pós-imagens visuais que podem ocorrer nessas ocasiões e o tumulto de imagens visuais brilhantes que são vistas quando os olhos são fechados. Fenômenos análogos podem ocorrer com respeito à audição, com os sons mais débeis parecendo tremendamente altos e sendo seguidos de prolongados ecos ou reverberações por alguns segundos depois de terem cessado. De modo semelhante, o mais leve toque pode tornar-se magnificado e intolerável. Portanto, esse é um estado de torturante sensibilidade geral, no qual os pacientes são *atacados* por estímulos sensoriais de seu ambiente ou por imagens e alucinações internas quando se isolam do ambiente. A tais estados com frequência sucede-se uma relativa e por vezes absoluta extinção das sensações, sobretudo em auras severas com ocorrência de síncope. Esse curso lembra a supressão sensorial muito mais aguda que pode ocorrer na epilepsia, como em um caso descrito por Gowers: "[...] por um momento, tudo ficou em silêncio, depois tudo escureceu, e então veio a perda de consciência" (ver caso 19, p. 129).

ALTERAÇÕES DA CONSCIÊNCIA E TONO POSTURAL

Parece provável que todas as auras de enxaqueca tenham início com certo grau de *excitação*, quer esta se manifeste como alucinações positivas multiformes, quer como estados de excitamento analéptico (como no caso 67, p. 105, e no caso 69, pp. 131-2). Pode ser difícil distinguir esses estados de excitação de pródromos hiperativos de enxaqueca; eles às vezes apresentam-se como o clímax desses pródromos.

Assim como alucinações positivas são sucedidas por negativas, um excitamento geral da consciência e tono muscular — a fase em que o paciente se torna hiperalerta, tenso e vigilante — vem seguido de uma diminuição do nível de consciência e tono. Em casos mais brandos, isso pode ser sentido apenas como desânimo, lassidão; nos casos extremos, pode ocorrer total perda de consciência e/ou uma perda quase cataplética de tono muscular.

A síncope de enxaqueca nunca chega e passa abruptamente, como os ataques epiléticos de pequeno mal; o paciente vai mergulhando nela ao longo de alguns minutos, e recobra suas faculdades também gradualmente. Convém destacar três fases nesse contexto: primeiro, um estado de torpor e letargia; segundo, um estado de estupor no qual o paciente pode sofrer pensamentos e imagens mentais "forçados", em geral desagradáveis — Liveing menciona "transes horrorosos" nesse estágio, nos quais vívidas imagens mentais forçadas aliam-se a acinesia (um estado que lembra a narcolepsia ou "paralisia do sono"); terceiro, um estado de coma, que tende a ser acompanhado por incontinência e, muito ocasionalmente, por atividade convulsiva.

É difícil avaliar a incidência global da síncope de enxaqueca, pois ela pode ocorrer apenas uma ou duas vezes na vida de um paciente, e sua ocorrência pode ter sido esquecida ou suprimida. Lees e Watkins descrevem o caso a seguir sob a designação de "enxaqueca basilar":

> Uma mulher de 24 anos apresentara acessos periódicos de distúrbio visual bilateral e dormência dos lábios, da língua e de um braço, seguidos por dor de cabeça frontal e desmaio [...]. *Uma vez*, no auge do acesso, ela ficou inconsciente, com incontinência urinária e fecal.

Eu mesmo já atendi mais de cem pacientes com aura de enxaqueca ou enxaqueca clássica, e dentre eles apenas quatro tinham síncopes com alguma regularidade.

A incidência de síncopes de enxaqueca *ocasionais* pode ser muito maior. Selby e Lance constataram que "sessenta pacientes [dentre 396] haviam perdido a consciência em associação com acessos de dor de cabeça", e que em dezoito daqueles sessenta a debilitação da consciência foi profunda, sendo acompanhada por características indicativas de um ataque epilético.

DISTÚRBIOS MOTORES ESPECÍFICOS

"[...] Características indicativas de um ataque epilético": a maioria dos pacientes julga que essas características são a inconsciência e as convulsões. Já discorremos sobre a incidência e qualidade da deterioração ou perda de consciência durante acessos de enxaqueca; precisamos agora averiguar se verdadeiras convulsões ou espasmos de tipo epileptoides não poderiam também ocorrer como componentes de enxaquecas. Inegavelmente, tais sintomas motores, se aceita sua existência, são raros, muito mais raros do que seus correspondentes epiléticos; o que devemos questionar é a afirmação, frequentemente dogmática, de que os distúrbios mais complexos da enxaqueca são exclusivamente sensoriais. Descrições de *espasmos* musculares podem ser encontradas em muitos dos trabalhos clássicos sobre o tema, em especial nos de Tissot, Liveing e Gowers:

> Uma menina de doze anos adoeceu subitamente com uma violenta enxaqueca que lhe atacou o olho, a têmpora e a orelha do lado esquerdo da cabeça; ao mesmo tempo, sentiu um formigamento intenso que começou no dedo mínimo do mesmo lado e logo chegou aos outros dedos, ao antebraço, braço e pescoço, causando violenta retração da cabeça por movimentos espasmódicos. O espasmo atingiu a mandíbula inferior, sendo acompanhado por uma fraqueza geral de todo o corpo, porém sem perda de consciência. Esse acesso cruel terminou com o vômito de líquido bilioso. (Tissot, 1790)
>
> Em uma paciente, cada acesso de dor de cabeça era precedido por súbito formigamento na panturrilha, seguido por dolorosa cãibra nos músculos daquela parte, durando apenas alguns minutos. A mesma paciente, porém, teve em outras ocasiões acessos nos quais seu rosto tornou-se rubro e ela sentiu fortes dores de cabeça, que pareceram descer lateralmente até a perna, a qual foi então "puxada" em espasmo por alguns minutos. (Gowers, 1892)

Se ocorrem tais espasmos, salienta Gowers, "o caso geralmente diverge bastante da forma usual, e às vezes seu caráter é tal que deixa dúvidas quanto a classificá-lo ou não como enxaqueca".

Não é raro ocorrer uma debilidade motora transitória em um membro (em contraste com as prolongadas hemiplegias que serão discutidas no próximo capítulo), e ela pode seguir-se à ocorrência de parestesia. Em alguns desses casos, o exame e o questionamento do paciente revelam que a aparente fraqueza consiste em uma deficiência causada por apraxia e não por paralisia, mas em outros pacientes, vários deles examinados e tratados por mim durante esse estágio da aura, o membro pode apresentar ausência de tono e de reflexos e ficar totalmente paralisado.

Nunca presenciei uma convulsão durante uma aura de enxaqueca, embora três pacientes (de um total de 150 com enxaqueca clássica ou auras isoladas) tenham me contado que outras pessoas testemunharam tais convulsões durante seus acessos. A existência dessas convulsões no auge de uma aura de enxaqueca foi repetidamente confirmada por observadores competentes. Esses testemunhos, de fato, remontam à Antiguidade, e o arquétipo desses acessos foi descrito por Areteus, no século II d.C.: um homem em quem o surgimento de um espectro de enxaqueca era seguido por perda de consciência e convulsões.

Como devemos classificar tais acessos? Como enxaquecas atípicas com convulsões enxaquecosas, como epilepsias atípicas com características enxaquecoides ou como ataques de epilepsia sobrepostos a enxaquecas? Lennox esquiva-se bem a esse dilema servindo-se do termo "ataques híbridos", e enquanto não soubermos mais, esse é um termo tão bom quanto qualquer outro.

Em algumas ocasiões, presenciei o surgimento de complexas excitações motoras em aura de enxaqueca, com ocorrência de coreia e às vezes também de tiques, num contexto de extrema agitação motora, irritabilidade e inquietação (acatisia).

A coreia — um movimento rápido e repetido, ou cintilação motora — não tem origem no córtex cerebral, e sim nas partes mais profundas do cérebro, os gânglios de base e o tronco cerebral superior, que são as partes mediadoras do despertar normal. Assim, essas observações de coreia durante enxaquecas corroboram a ideia de que a enxaqueca é uma forma de distúrbio da excitação, algo localizado nas estranhas fronteiras do sono — um distúrbio que tem origem profundamente no tronco cerebral, e não superficialmente, no manto cortical, como muitas vezes se supõe (este assunto será abordado com mais detalhes na parte III deste livro).

ALTERAÇÕES DE TONO EMOCIONAL E HUMOR

Já descrevemos os profundos distúrbios de humor que podem preceder e acompanhar estágios sucessivos de enxaqueca comum ou equivalente de enxaqueca. Devemos agora considerar sintomas de um modo geral mais agudos, mais intensos e de caráter diferente dessas alterações de humor, sobretudo as erupções repentinas de um avassalador tono emocional "forçado" que podem ocorrer por ocasião de severas auras de enxaqueca.

Assim como a síncope de enxaqueca, esse sintoma é relativamente incomum, raramente ocorrendo com uniformidade em todos os acessos sofridos pelo paciente; porém, muitos indivíduos com auras severas frequentes de vez em quando apresentaram tais erupções de tono emocional. Por exemplo, uma paciente (caso 11), cuja história detalharemos posteriormente, sofria acessos de enxaqueca clássica ou aura isolada desde a infância, acessos que a incomodavam, mas raramente a transtornavam; certa ocasião, porém, ela teve "uma sensação absolutamente aterrorizante de presságio" no decorrer de uma aura. Ela própria reconheceu que essa era uma característica excepcional de alguns de seus acessos, e em nenhum sentido uma simples expectativa ansiosa de uma sequência banal que lhe era completamente familiar e com a qual ela já estava acostumada.

Tais estados de tono emocional súbito e irresistível foram profusamente documentados pelos autores mais antigos, sobretudo Liveing (com respeito a acessos de enxaqueca) e Gowers (na epilepsia). Liveing observou que havia pacientes "que não suportam pensar nem falar sobre seus acessos e sempre se referem a eles com horror, o qual claramente não se deve à dor que causam". Gowers comentou, com relação à epilepsia, que a aura emocional geralmente assume a forma de *medo* ("vago alarme ou intenso terror"), embora descreva outros tipos de casos de tono emocional súbito. A forma mais aguda desse medo pode atingir uma intensidade espantosa, dando ao paciente a sensação de destruição ou morte iminente. Essa sensação de pavor mortal (que também pode ocorrer em associação com acessos de angina, embolia pulmonar etc.) foi denominada pelos médicos mais antigos *angor animi* (angústia da alma), termo incomparavelmente expressivo. A reação de tono emocional nem sempre é nessa direção. Alguns pacientes podem ter uma ligeira sensação de *prazer* ou deleite no decorrer de suas auras (ver caso 16, pp. 130-1), e em raras ocasiões essa sensação pode magnificar-se, transformando-se em *deslumbramento* ou *êxtase* (ver o pós-escrito deste capítulo). Novamente, o tono emocional, embora intenso, pode não ter a gravidade do medo ou do arroubo e dar ao paciente apenas uma sensação de prazer ou *hilaridade*, ou de "bobeira" para um observador (ver caso 65, p. 131); Selby e Lance referem-se, laconicamente, a um "comportamento aparentemente histérico" em tais casos.

Gowers menciona um paciente epilético que teve um acesso de sentimento puramente moral ("o que quer que estivesse acontecendo perante o paciente subitamente parecia estar *errado* — isto é, moralmente errado") logo antes da perda de consciência e convulsão. Uma sensação complexa que também pode sobrevir muito forte e súbita nessas auras é a de *absurdo*. Um dos mais comuns dentre esses estados de sentimento (não podemos chamá-los simplesmente de tono emocional) é a sensação repentina de *estranheza*, que pode ocorrer como um sentimento isolado ou acompanhando alguns dos estados de tono emocional que já mencionamos; a sensação de estranheza muitas vezes aparece junto com a de profundo distúrbio da percepção temporal.

Em suma, podemos reconhecer as seguintes características como sendo típicas desses tonos emocionais de auras de enxaqueca:

(a) Seu aparecimento súbito.

(b) Sua aparente ausência de origem e frequente incongruência com os conteúdos mais perceptíveis da consciência.

(c) Seu caráter avassalador.

(d) Uma sensação de "passividade" e de o tono emocional estar sendo "forçado" na mente.

(e) Sua duração breve (raramente duram mais do que alguns minutos).

(f) A sensação de imobilidade e atemporalidade que eles transmitem; tais estados podem aprofundar-se ou intensificar-se, mas isso ocorre apesar da ausência de qualquer "acontecimento" experimental.

(g) A dificuldade ou impossibilidade de descrição adequada.

Esses estados de sentimento "forçado" irresistível podem ocorrer não só em paroxismos cerebrais como enxaqueca e epilepsia, mas em psicoses esquizofrênicas e induzidas por drogas, em estados febris e tóxicos, em estados histéricos, extáticos e oníricos. Não podemos deixar de lembrar a série de qualidades dos estados "místicos" mencionada por William James: inefabilidade, caráter noético, transitoriedade, passividade.

ALTERAÇÕES DA FUNÇÃO INTEGRATIVA SUPERIOR

Alguns observadores clínicos eminentes afirmam que os distúrbios cerebrais da enxaqueca ocorrem apenas em níveis primitivos e que a existência de distúrbios mais complexos, quando eles acontecem, é indício de epilepsia ou de alguma patologia orgânica. Essa interpretação é errônea. Um número imenso de complexos sintomas cerebrais pode ocorrer no contexto de enxaquecas inconfundíveis, sintomas que são tão numerosos e diversos quanto seus correspondentes epiléticos.

Poderíamos, de fato, suspeitar que ocorrem alterações da função cerebral superior na maioria das auras de enxaqueca, mas que elas passam despercebidas em razão de sua complexidade ou estranheza ou porque o paciente não estava executando uma atividade intelectual ou motora complicada quando aconteceu a aura. Alvarez, por exemplo, um observador atento de suas próprias enxaquecas, descreveu como notou, certo dia, que suas auras não eram simplesmente fenômenos visuais "puros", isolados:

> Muitas vezes, quando tenho os olhos enevoados e não consigo ler confortavelmente, uso o tempo para escrever a mão uma carta para a família. Mais tarde, examinando a carta, vejo que escrevi palavras que não eram as que eu pensava estar escrevendo.

É fácil entender por que uma sutil deficiência disléxica ou disfásica desse tipo pode passar despercebida pela maioria dos pacientes. Em geral é necessário fazer perguntas destinadas a trazer à luz a exata natureza desses sintomas. Muitos pacientes podem confessar que se sentem "estranhos" ou "confusos" durante uma aura de enxaqueca, que ficam com movimentos desajeitados ou que não dirigem veículos nesse período. Em suma, podem estar cientes de que *alguma coisa* está acontecendo além do escotoma cintilante, da parestesia etc., algo tão sem precedentes cm sua experiência, tão difícil de descrever que muitas vezes é evitado ou omitido ao enumerarem suas queixas. É preciso muita paciência e insistência minuciosa para definirmos os sintomas mais sutis da aura de enxaqueca, e só assim a frequência e a importância desses sintomas serão percebidas.

Podemos afirmar que os distúrbios mais complexos da função cerebral ocorrem *depois* dos fenômenos mais simples (embora não invariavelmente), e pode ser possível obter descrições de sequências complexas; assim, as manifestações visuais mais simples — pontos, linhas, estrelas etc. — podem ser sucedidas por um escotoma cintilante, e este, por sua vez, por bizarras alterações de percepção (visão em zoom, em mosaico etc.), finalmente culminando em complicadas imagens ilusórias ou estados semelhantes ao sonho. Podemos reconhecer as seguintes categorias importantes de distúrbio:

(a) Distúrbios complexos da percepção visual (convenientemente descritos como visão liliputiana, brobdignagiana, em zoom, em mosaico, cinematográfica etc.).

(b) Dificuldades complexas de percepção e uso do corpo (sintomas apráxicos e agnósicos).

(c) Toda a gama de distúrbios da fala e da linguagem.

(d) Estados de dupla ou múltipla consciência, muitas vezes associados a sensações de *déjà vu* ou *jamais vu*, e outros distúrbios e deslocamentos da percepção temporal.

(e) Complexos estados de sonho, pesadelo, transe ou delírio.

Essas categorias estão isoladas apenas por conveniência e, longe de serem mutuamente exclusivas, se sobrepõem em muitos níveis; vários desses distúrbios ou todos eles podem ocorrer simultaneamente por ocasião de uma severa aura de enxaqueca. Podemos primeiramente descrever com mais pormenores alguns desses sintomas e passar depois à apresentação de ilustrativas descrições de casos.

A expressão *visão liliputiana* (micropsia) designa uma aparente diminuição e *visão brobdignagiana* (macropsia), um aparente aumento no tamanho dos objetos, embora esses termos também possam ser usados para denotar a aparente aproximação ou afastamento do mundo visual — sendo estas descrições alternativas de alucinações ou tamanho desordenado —, constância de distância. Se tais alterações ocorrerem gradualmente em vez de abruptamente, o paciente terá a *visão em zoom* — o tamanho dos objetos aumenta ou diminui, como quando eles são observados através das diversas distâncias focais de uma lente com zoom. As descrições mais famosas dessas mudanças de percepção são, obviamente, as deixadas por Lewis Carroll, que era acometido por impressionantes enxaquecas clássicas desse tipo. Um escotoma cintilante não tem localização externa, e portanto pode ser projetado como um "artefato" de qualquer tamanho, a qualquer distância (ver caso 69, pp. 131-2, e figura 2E, p. 103).

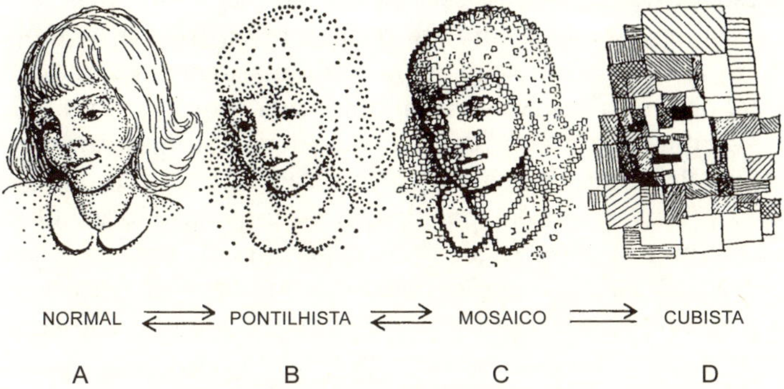

Figura 4. Os estágios da visão "em mosaico", conforme experimentados durante aura de enxaqueca (ver texto)

VISÃO EM MOSAICO E CINEMATOGRÁFICA

O termo *visão em mosaico* designa o fracionamento da imagem visual em facetas irregulares, cristalinas, poligonais, encaixadas entre si como em um mosaico. O tamanho das facetas pode variar muito. Quando elas são extremamente diminutas, o mundo visual adquire uma aparência de iridescência cristalina ou "granulação" que lembra uma pintura pontilhista (mostrada esquematicamente na figura 4B). Se as facetas se tornarem maiores, a imagem visual assume a aparência de um mosaico clássico (figura 4C), ou até mesmo uma aparência "cubista". Se elas competirem em tamanho com a imagem visual total, esta não pode mais ser reconhecida (figura 4D), ocorrendo uma peculiar forma de agnosia visual.

O termo *visão cinematográfica* designa a natureza da experiência visual quando se perde a ilusão de movimento. Nessas ocasiões, o paciente vê apenas uma série de *stills* (fotografias de cenas de filme) que passam rapidamente, como num filme rodado demasiado devagar. A frequência dessa "passagem de cenas" é semelhante à frequência da cintilação de escotomas ou da parestesia de enxaqueca (seis a doze por segundo), mas pode acelerar-se durante a aura até restaurar a aparência de movimento normal ou (em uma aura particularmente severa, delirante) de uma alucinação visual modulada continuamente.[5]

Verificou-se a ocorrência desses dois sintomas raros por ocasião de ataques epiléticos e, mais comumente, durante psicoses agudas, induzidas por drogas ou esquizofrênicas. O famoso pintor de gatos Louis Wain experimentou uma variedade de distorções da percepção visual durante fases de psicose esquizofrênica aguda, inclusive visões em mosaico, e conseguiu registrar notavelmente suas experiências (figura 5).

Os fenômenos da visão "em mosaico" ou "cinematográfica" são de grande importância. Eles nos mostram como o cérebro-mente constrói "espaço" e "tempo" demonstrando o que acontece quando o espaço e o tempo são despedaçados ou *desfeitos*.

Em um escotoma, como vimos, a própria ideia de espaço é suprimida juntamente com a extinção do campo visual, e ficamos "sem traço, sem espaço, sem lugar". Na visão em mosaico e na visão cinemática parece haver um estado intermediário que possui um caráter inorgânico, cristalino, mas sem um caráter pessoal orgânico, sem "vida".

Isso, assim como o escotoma, pode infundir um estranho horror.[6]

OUTROS DISTÚRBIOS

Muitas outras formas de distorção da percepção visual podem ser descritas nas auras de enxaqueca. Os objetos podem parecer possuir contornos anormalmente angulosos, ser diagramáticos, achatados e não ter uma terceira dimensão, estar dispostos em uma perspectiva exagerada etc.[7] Ocasionalmente, um paciente pode sofrer de *simultagnosia* — incapacidade de reconhecer mais de um objeto por vez e, portanto, de construir um quadro visual complexo.[8]

Fenômenos análogos podem ocorrer no que respeita à imagem e aos movimentos do corpo. Às vezes (sobretudo depois de ocorrer intensa parestesia em um membro), uma parte do corpo pode parecer magnificada, diminuída, distorcida ou ausente. Pode ser impossível examinar ou perceber adequadamente a natureza de um objeto que se tem na mão (a pessoa, nesses casos, não consegue distinguir claramente os componentes sensoriais dos motores, pois a sensação é sempre ativa e exploratória; talvez, neste contexto, devêssemos falar em *apractagnosia*. Deficiências sensoriais e motoras mais complexas desse tipo são muitas vezes confundidas com anestesias e paralisias elementares. Devemos considerar separadamente as dificuldades para planejar complexas tarefas sensório-motoras; Pribram denominou-as *escotomas de ação*. Elas têm grande importância prática e podem, por exemplo, levar o paciente a descobrir que não é capaz de dirigir um carro, organizar uma sentença longa ou uma sequência complexa de ação durante uma aura de enxaqueca.

Dificuldades de fala desse tipo foram chamadas (por Luria) de afasias dinâmicas. Outros tipos de afasia podem surgir também no decorrer de uma aura de enxaqueca. O mais comum dentre eles é a afasia expressiva, que pode estar associada à parestesia bilateral dos lábios e língua e a dificuldades para usar os músculos orais e vocais ligadas à apraxia. Às vezes, depois de distorções ou alucinações auditivas, pode ocorrer uma afasia sensorial na qual a fala parece um "barulho" e a percepção da estrutura fonêmica é perdida.[9]

Entre os mais estranhos e mais intensos sintomas de aura de enxaqueca — e o mais difícil de descrever ou analisar — está a ocorrência de sensações de súbita familiaridade e certeza (*déjà vu*) ou seu oposto, a sensação de súbita estranheza e desconhecimento (*jamais vu*). Todas as pessoas, de vez em quando, já tiveram momentaneamente sensações como essas; sua ocorrência em auras de enxaqueca (como em auras epiléticas, psicoses etc.) é marcada pela intensidade esmagadora e duração relativamente longa. Esses estados por vezes estão associados a numerosas outras sensações: a ideia de que o tempo parou ou está misteriosamente se recapitulando; a sensação de que se

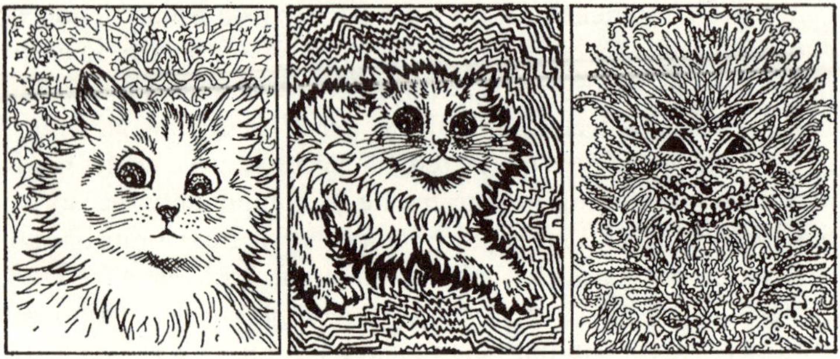

A B C

Figura 5. Algumas alucinações visuais na psicose aguda

Estes desenhos de gatos, feitos por um artista esquizofrênico (Louis Wain) durante psicose muito aguda, formalizam certas alterações da percepção que podem ocorrer também durante aura de enxaqueca. Na figura 5A, o rosto foi retratado sobre um fundo formado por um aglomerado de figuras semelhantes a estrelas brilhantes; na figura 5B, ondas concêntricas bruxuleantes expandem-se a partir do ponto de fixação; na figura 5C, toda a imagem foi transformada em um padrão de mosaico.

está sonhando ou sendo momentaneamente transportado para outro mundo; sentimentos de intensa nostalgia no *déjà vu*, às vezes associados a um afluxo de lembranças há muito esquecidas; sensações de clarividência, no *déjà vu*, ou de que o mundo ou a própria pessoa está sendo reinventada naquele momento, no *jamais vu*; e, em todos os casos, a sensação de que a consciência foi duplicada.

"Existe (1) o estado de consciência semiparasítico (estado onírico) e (2) existem vestígios da consciência normal e, portanto, existe dupla consciência [...] uma diplopia mental." É assim que Hughlings Jackson descreve a duplicação da consciência.[10] Nenhuma descrição é adequada para explicar as complexas mas inconfundíveis sensações de *déjà vu* e todos os elementos que as acompanham, e as descrições mais vívidas são encontradas fora da literatura médica:

Todos nós temos certa experiência da sensação que nos sobrevém ocasionalmente de que o que estamos dizendo ou fazendo já foi dito e feito antes, num tempo remoto — de termos estado cercados, numa época passada, indistinta, pelos mesmos rostos, objetos e circunstâncias — de sabermos perfeitamente o que será dito a seguir, como se de repente nos lembrássemos (Dickens, *David Copperfield*).

Ademais, é ou parece ser algo
Que me toca com misteriosos vislumbres,
Como relances de sonhos esquecidos —

De algo sentido, como algo aqui;
De algo feito, não sei onde;
*Tal que nenhuma linguagem pode expressar.**
Tennyson, "The two voices"

Uma das maravilhas do ópio é que ele transforma instantaneamente uma sala desconhecida numa sala tão familiar, tão cheia de lembranças que pensamos tê-la ocupado sempre. (Cocteau, *Opium*[11])

É necessário esclarecer o uso dos termos *estado onírico* e *delírio* no contexto das auras de enxaqueca. Um tipo de estado onírico é o associado ao *déjà vu* e à dupla consciência; nesses casos pode haver "reminiscência forçada", ou o desenrolar de uma sequência onírica ou sequência de memória estereotipada, imutável e reiterativa em todos os acessos. Tais sequências são talvez mais comuns na epilepsia (psicomotora) do que na enxaqueca, mas sem dúvida ocorrem nesta última. Penfield e Perot (1963), que estudaram com extraordinária minúcia esses fenômenos e conseguiram descobrir essas sequências reiterativas

* Moreover, something is or seems/ That touches me with mystic gleams,/ Like glimpses of forgotten dreams —/ Of something felt, like something here;/ Of something done, I know not where;/ Such as no language may declare.

mediante o estímulo de determinados pontos corticais, consideram-nas sequências oníricas "fossilizadas", preservadas como tal no córtex, réplicas exatas de experiências passadas; elas parecem ser imagens mnemônicas que se desenrolam, dada a ativação inicial (epilética, enxaquecosa, experimental etc.), na mesma velocidade da experiência perceptiva inicial.

Diferentes dessas sequências estereotipadas, reiterativas, mas com um quê da mesma qualidade coercitiva, são estados de alucinose, ilusão ou "sonho" sem sequência fixa que podem ser experimentados durante intensas auras de enxaqueca e manifestar-se como estados confusos ou confabulatórios dos quais o paciente conserva uma lembrança imperfeita. Tais estados compõem-se de séries de imagens coerentes, organizadas dramaticamente, e em geral são comparados pelos pacientes a intensos sonhos ou pesadelos involuntários que ocorrem quando estão acordados (ver casos 72 e 19, pp. 128-30).

É impossível traçar uma nítida linha divisória entre esses "estados oníricos" e os delírios ou psicoses de enxaqueca. O grau de desorganização em um delírio é maior, e o paciente pode sentir apenas um fervilhamento de sensações elementares (pontos, estrelas, treliças, formas em mosaico,[12] tinidos, zumbidos, formigamento etc.) que não foram elaboradas até o nível de imagens concretas. No delírio de enxaqueca profundo, o paciente apresenta um quadro de murmúrios e agitação (tem estremecimentos e se debate) que lembra muito um delírio febril ou o *delirium tremens*. Gowers (1907) observa que a enxaqueca é "[...] com frequência acompanhada por discreto delírio do qual posteriormente nada se consegue recordar", e descreve uma paciente que, no auge de um acesso, "[...] entrou em um estado de delírio, fazendo estranhas afirmações, das quais depois não se lembrou. Sua condição foi descrita por um médico que a atendeu como semelhante à mania epilética".[13]

As fervilhantes ficções (*figments*) do delírio ocasionalmente organizam-se em uma multidão de diminutas alucinações (liliputianas), como na seguinte descrição de caso apresentada por Klee (1968):

> O paciente [...] era um homem de 38 anos que tinha severos acessos de enxaqueca associados a estado delirante subagudo e delírio. Via de regra ele tinha amnésia a maior parte do tempo de duração dos acessos. Porém, durante sua internação, conseguiu relatar que em seus acessos vira, certa vez, uma multidão de índios de cor pardacenta, de vinte centímetros de altura, no quarto onde estava deitado. Ele não sentiu medo dos índios, e eles não pareciam ter coisa alguma a ver com ele. Em outra ocasião, sua alucinação foi a de que colocava instrumentos musicais no chão e os apanhava de novo.[14]

Muito raramente, o profundo delírio de uma aura de enxaqueca pode perdurar por todo o tempo do acesso de enxaqueca clássica subsequente e, em tais casos — tal como em todos os delírios prolongados —, pode ser estruturado na forma de psicose alucinatória aguda. Mingazzini (1926) deixou descrições clássicas de tais estados (*hemikranischen Psykosen*), e um relato de caso particularmente vívido é fornecido por Klee (1968):

> [...] Durante um acesso particularmente severo que durou uma semana, a paciente tornou-se psicótica, sendo necessário interná-la em um hospital psiquiátrico. A paciente teve amnésia com relação a esse episódio [...]. Parece que no dia anterior à sua internação ela mostrara crescente inquietação, com obscurecimento da consciência, que ouvira os vizinhos fazer comentários desagradáveis a seu respeito e também julgara ter sido golpeada por facas. Nos primeiros dias de sua internação ela se mostrou desorientada, inquieta e presumivelmente teve alucinações auditivas e visuais: ouviu vozes de crianças e a voz do médico de sua família, pensou que suas pernas tinham sido amputadas e que havia pessoas atirando nela pela janela. Esse episódio psicótico desapareceu em poucos dias [...].

Devemos ressaltar que uma psicose de enxaqueca dessa magnitude ocorre só muito raramente; Klee, em sua série excepcional de 150 pacientes com enxaquecas severas o suficiente para justificar internação hospitalar, observou psicoses de enxaqueca recorrentes em apenas dois casos. Eu próprio atendi apenas um paciente com tal sintoma, um homem que era esquizofrênico; suas psicoses agudas, porém, ocorriam apenas no contexto de intensas enxaquecas clássicas.

Estados transitórios de *despersonalização* são bem mais comuns durante auras de enxaqueca. Freud salienta que "[...] o ego é sobretudo um corpo-ego [...] a projeção mental da superfície do corpo". O senso de "eu" parece estar alicerçado, fundamentalmente, em uma contínua inferência a partir da estabilidade da imagem corporal, da estabilidade das percepções externas e da estabilidade da percepção temporal. Ocorrem prontamente sensações de dissolução do ego na presença de grave distúrbio ou instabilidade da imagem corporal, da percepção externa ou da percepção temporal, e isso tudo, como já vimos, pode acontecer durante uma aura de enxaqueca.

DESCRIÇÕES DE CASOS

As três descrições de caso a seguir foram extraídas da monografia de Liveing e são apresentadas por extenso em razão de sua clareza e poder descritivo.

Reminiscência forçada, distorção do tempo e dupla consciência

[...] Dissipando-se os fenômenos visuais, ele sofreu um singular distúrbio de ideação; circunstâncias e eventos que haviam ocorrido muito tempo atrás vieram-lhe à mente como se estivessem de fato acontecendo naquele momento; sua consciência parecia estar duplicada, e passado e presente confundiram-se.

> [...] Por aproximadamente uma hora, uma série de ideias forçou-se em minha mente sem eu querer. Eu não conseguia livrar-me das ideias estranhas que existiam em minha cabeça. Fiz esforço para falar [...] mas descobri que invariavelmente dizia coisas diferentes das que eu pretendia [...]. Surgiu a necessidade de eu redigir um recibo por uma quantia em dinheiro que eu recebera pelos pobres. Sentei-me e escrevi as duas primeiras palavras, mas logo constatei que era incapaz de prosseguir, pois não conseguia lembrar as palavras ligadas às ideias que estavam presentes em minha mente [...]. Tentei escrever uma letra lentamente depois das outras [...] mas notei que os caracteres que eu estava escrevendo não eram os que eu desejava escrever [...]. Por mais ou menos uma hora imperou uma espécie de desordem tumultuada em meus sentidos [...]. Esforcei-me, tanto quanto podia tendo em vista a multidão enorme de imagens confusas que me surgiam na mente, para recordar meus princípios de religião, de consciência, de expectativas futuras [...]. Graças a Deus esse estado não durou muito tempo, pois em cerca de meia hora minha cabeça começou a desanuviar, as estranhas e cansativas ideias tornaram-se menos vívidas e turbulentas [...]. E finalmente me encontrei tão lúcido e sereno quanto no começo do dia. *Tudo o que restou então foi uma ligeira dor de cabeça.*

Quando as auras de enxaqueca atingem sua intensidade máxima, a "multidão enorme de imagens confusas" de que fala o paciente acima assume forma alucinatória e eclipsa o mundo à sua volta. Jones salienta que "acessos em todos os aspectos indistintos do pesadelo clássico podem não só ocorrer mas também desenrolar-se por completo durante o estágio em que o indivíduo está acordado", e tais "pesadelos diurnos" — como foram chamados — têm notável semelhança em qualidade (sensações de medo, horror, paralisia) e duração (alguns minutos) com auras de enxaqueca delirantes. Essa afinidade clínica, obviamente, não implica que estejam necessariamente envolvidos mecanismos fisiológicos semelhantes.

Aura de enxaqueca delirante

Ele estivera um tanto sobrecarregado na escola, e um dia, voltando mais cedo para casa, foi subitamente acometido pelo que denominou um "pesadelo diurno". Perdeu toda a percepção consciente da sala e dos objetos à sua volta e se sentiu pendurado na beira de um precipício, e outros horrores que ele não conseguiu descrever ou recordar. Seus familiares assustaram-se ao ouvi-lo gritar, e o encontraram na escada numa espécie de estado sonambúlico, vociferando a plenos pulmões. Ele se recobrou em cerca de dez minutos, mas permaneceu muito abalado e aflito [...]. O segundo acesso foi muito parecido, mas aconteceu pouco depois de ele ir para a cama à noite [...]. Foi pouco depois desses acessos [...] que sua enxaqueca se estabeleceu plenamente.

Apresentarei agora algumas descrições de caso ilustrativas extraídas de minhas próprias anotações.

Caso 72 Estado onírico

Este homem de 44 anos sofria enxaquecas clássicas desde a adolescência, muito ocasionalmente. Seus acessos começavam com escotomas cintilantes. Em um acesso, um profundo estado onírico seguiu-se aos fenômenos visuais. Ele o descreveu da seguinte maneira: "Aconteceu uma coisa muito estranha, pouco depois de minha visão voltar. Primeiro não consegui pensar em onde estava, depois subitamente percebi que estava de volta à Califórnia [...]. Era um dia quente de verão. Vi minha esposa andando pela varanda, e lhe pedi que me trouxesse uma Coca-Cola. Ela se virou para mim com uma expressão esquisita no rosto e perguntou: 'Você está doente ou coisa parecida?'. De repente, parece que acordei e percebi que era um dia de inverno em Nova York, que não havia varanda e que aquela não era minha esposa, e sim minha secretária, que estava em pé no escritório, olhando-me de um jeito esquisito".

Caso 19 Escotomas, parestesia, aura visceral e tono emocional forçado: auras delirantes ocasionais: "estado" de aura ocasional

Este paciente é um jovem de dezesseis anos propenso a enxaquecas clássicas e auras isoladas desde a infância. Ele tem acessos com vários formatos diferentes.

O mais comum é os acessos começarem com parestesia no pé esquerdo, subindo em direção à coxa. Quando a parestesia chega ao joelho, um segundo foco de parestesia começa na mão direita. Quando ela se dissipa, ocorre uma curiosa distorção da audição na qual parece haver um bramido nos ouvidos, como quando se põe uma concha na orelha. Depois disso, o paciente tende a apresentar escotomas cintilantes bilaterais, limitados às metades inferiores de ambos os campos visuais [...].

Em algumas ocasiões, este paciente apresentou um "estado" de aura que durou até cinco horas, composto de parestesias alternadas nos pés, mãos e rosto.

Em outras ocasiões, a aura começou com uma sensação de "formigamento — como arames vibrando" no epigástrio —, associada a uma forte sensação de pressentimento.

Outros acessos, ainda, geralmente noturnos, têm um caráter de pesadelo. Os sintomas iniciais são de compulsão e agitação — "Eu me sinto impaciente, como se tivesse que levantar e fazer alguma coisa". Em seguida, é acometido por um profundo estado alucinatório: alucinações vertiginosas, alucinações de estar preso num carro em alta velocidade, de ver pesadas figuras metálicas avançando sobre ele. Ao emergir desse estado delirante, ele se apercebe da parestesia e, às vezes, de escotomas. Essas auras delirantes geralmente são sucedidas por forte dor de cabeça.

Este paciente também apresentou alguns ataques de síncope em auras severas, nos quais as alucinações positivas foram seguidas por um simultâneo "desaparecimento" gradual da visão e da audição, uma sensação de desfalecimento e então a perda de consciência.

Caso 11 Enxaqueca clássica; desaparecimento do componente da dor de cabeça durante a gravidez; escotomas cintilantes e escotomas negativos; acessos fotogênicos; angor animi ocasional

Esta paciente era uma mulher extremamente autoconfiante e inteligente que tinha acessos de enxaqueca clássica, de seis a dez por ano, exceto durante a gravidez — quando tinha apenas auras isoladas — e em períodos ocasionais de até dois anos em que tinha enxaquecas abdominais em vez de cefálgicas.

Os acessos eram quase sempre iniciados por escotomas cintilantes em uma ou em ambas as metades do campo. Descobriu-se que o período de cintilação estava associado, quando a paciente fechava os olhos, a exageradas pós-imagens visuais e imagens visuais tumultuadas. A tremulação de luz em certas frequências invariavelmente provocava um escotoma cintilante. A aura visual era seguida de uma sensação de "vibração" no nariz e na língua e, ocasionalmente, nas mãos. Em algumas ocasiões, esta paciente teve uma "sensação absolutamente apavorante de pressentimento" durante a aura. Os escotomas negativos eram raros, sempre acompanhados de um tono emocional bastante desagradável e invariavelmente seguidos por uma dor de cabeça particularmente forte.

Caso 16 Aura visual; pensamento e reminiscência forçados; tono emocional agradável; prolongado pródromo sensorial

Um homem de 55 anos com acessos de enxaqueca clássica e auras isoladas na infância. Ele descreve suas auras com certo entusiasmo. "Existe mais profundidade, velocidade e acuidade no pensamento", afirma. "Lembro-me de coisas que tinha esquecido havia muito tempo, visões da juventude me vêm à mente." Ele aprecia suas auras, desde que não sejam seguidas por dor de cabeça de enxaqueca. Sua esposa, porém, não se entusiasma tanto; comentou que durante as auras ele "anda de um lado para outro, fala de modo repetitivo e em tom monótono; parece estar em transe e fica muito diferente do que normalmente é".

Este paciente observa uniformemente "manchas luminosas" passando rapidamente através de seus campos visuais durante dois ou três dias antes de cada acesso, e essa excitação visual pode ser acompanhada por excitamento e euforia prodrômicos.

Caso 65 Aura afásica e parestética acompanhada por tono emocional com características "tolas" e riso forçado

Esta paciente era uma moça de quinze anos normalmente segura de si, sujeita a infrequentes enxaquecas clássicas muito severas. Por um período de 45 minutos, em meu consultório, ela teve uma aura durante a qual se pôs a dar risadinhas sem interrupção. Nesse estágio ela apresentou severa afasia, além de parestesia que passava rapidamente de um membro a outro. Ao recobrar-se desse estado, ela se desculpou com as seguintes palavras: "Não sei do que estava rindo, não pude evitar — tudo parecia muito engraçado, como gás hilariante".

Caso 69 Aura visual complexa, precedida por intensa excitação

Um homem de 23 anos com acessos de enxaqueca clássica e aura isolada desde o início da adolescência. O começo dos acessos é prenunciado por hiperatividade e elação de intensidade quase maníaca. Assim, certa manhã, o paciente — normalmente um motociclista prudente — viu-se impelido a dirigir loucamente, cantando e gritando. A isso seguiu-se um escotoma cintilante, acompanhado por alterações de ordem superior da percepção. Ele descreve as linhas concêntricas do escotoma como "os sulcos de um campo arado [...]. Eu podia vê-los entre as linhas do livro que estava lendo, mas o livro parecia enorme e os sulcos pareciam grandes abismos, centenas de metros atrás das linhas impressas". Ao sumirem as cintilações, ele sentiu "um abatimento, um vazio, como depois de tomar benzedrina".

Nessa ocasião, o paciente sofreu uma típica dor de cabeça vascular e forte dor abdominal durante as dez horas seguintes. Esses sintomas por fim desapareceram, muito de repente, sendo seguidos por "uma maravilhosa sensação de calma".

Caso 70 Visão em mosaico e cinematográfica

Um homem de 45 anos que desde a infância tivera frequentes auras de enxaqueca e ocasionais enxaquecas clássicas. A aura geralmente assumia a forma de escotomas cintilantes e parestesia, mas em algumas ocasiões ele tinha como sintoma principal a visão em mosaico. Durante esses episódios, observou que partes da imagem visual, sobretudo rostos, podiam parecer "cortadas em muitos pedaços", distorcidas e desconjuntadas, compostas de fragmentos angulosos. Ele comparou essa aparência a uma pintura da fase inicial de Picasso. Com mais frequência, o paciente apresentava o sintoma da visão cinematográfica, com esse tipo de aura sendo particularmente propenso a surgir em razão de luz tremulando em determinadas frequências, como, por exemplo, se seu televisor estivesse com defeito. A visão cinematográfica também podia ser provocada, experimentalmente, pela iluminação bruxuleante de uma luz estroboscópica. Em ambos os casos, a visão cinematográfica continuava por vários minutos após cessar o estímulo causador, sendo geralmente seguida por severa enxaqueca clássica.

Caso 14 Vários equivalentes de aura

Uma mulher de 48 anos que teve enxaquecas clássicas até os vinte anos de idade, mas desde então tem apresentado apenas auras isoladas e equivalentes de enxaqueca. Ela tem acessos frequentes de escotomas cintilantes não seguidos por parestesia e ocasionais acessos de parestesia, nos lábios e mãos, não seguidos por escotomas. Severas auras escotomatosas são acompanhadas por intenso *angor animi* e seguidas de síncope. Mas ela também tem síncopes de início e término prolongados, bem como acessos de intensa ansiedade e depressão (*angst*) não acompanhados de alucinação sensorial, que duram de dez a vinte minutos. Todos esses sintomas parecem ser variantes de aura de enxaqueca.

Outras variedades de aura de enxaqueca, sofridas em ocasiões diferentes pelo mesmo indivíduo, são mencionadas a seguir graças à cortesia de um colega, que tem frequentes auras de enxaqueca e enxaquecas clássicas ocasionais desde a infância. Ele me forneceu breves anotações sobre vários de seus acessos e uma pormenorizada descrição de dois acessos incomuns.

> *Caso 75* (a) Pesadelo, seguido de súbito aparecimento de duas luzes brancas piscando, aproximando-se com movimentos bruscos. Tono emocional caracterizado por intenso terror, com sensação de incongruência e características de pesadelo. Evolução subsequente de enxaqueca clássica.
>
> (b) Pesadelo, subitamente alterado para visão cinematográfica de "fotografias de cenas de filme" passando rapidamente, persistindo por dez minutos em estado de vigília.
>
> (c) "Pesadelo diurno" intrometendo-se na consciência quando acordado, com grande ansiedade, reminiscência forçada e disfasia ao tentar falar. Duração de aproximadamente trinta minutos; sem sequelas.
>
> A descrição a seguir é citada por extenso:
>
> Era o fim de uma tarde de verão, e eu estava percorrendo de motocicleta uma sinuosa estrada do interior. Uma extraordinária sensação de quietude apoderou-se de mim, uma

sensação de que eu já vivenciara aquele momento antes, no mesmo lugar — apesar de nunca ter viajado por aquela estrada. Eu sentia que aquela tarde de verão sempre existira e que eu estava preso em um momento interminável. Ao descer da moto alguns minutos depois, senti um formigamento incomumente forte nas mãos, nariz, lábios e língua. Parecia ser a continuação da vibração da motocicleta, e a princípio julguei que se tratava de mero efeito posterior. Mas tal explicação não era justificável, pois a sensação de vibração ficava mais forte a cada momento e parecia estar se espalhando, bem lentamente, das pontas dos dedos para as palmas das mãos e depois mais para cima. Meu sentido da visão foi então afetado; a sensação de movimento comunicou-se a tudo o que eu via, de modo que as árvores, a grama, as nuvens etc. pareciam mostrar uma silenciosa ebulição, pareciam estar tremendo e ondeando para cima numa espécie de êxtase. A cantoria dos grilos me rodeava, e quando fechei os olhos ela imediatamente se traduziu numa azáfama de cores que parecia ser a exata tradução visual do som que eu ouvia. Depois de uns vinte minutos, a parestesia, que subira até os cotovelos, fez o caminho de volta e desapareceu, o mundo visual retomou sua aparência normal e a sensação de êxtase se foi. Senti abatimento e o início de uma dor de cabeça.

Essa descrição minuciosa contém muitos aspectos interessantes: o surgimento de uma parestesia jacksoniana aparentemente em ressonância com a oscilação da motocicleta, fenômeno que parece análogo ao surgimento de um escotoma cintilante provocado por luz que tremula na mesma frequência; o movimento "de ebulição" das imagens visuais, a sensação de intemporalidade, de *déjà vu* e, muito importante, a experiência de uma equivalência sinestésica entre estímulos auditivos e imagens visuais.

O relato a seguir também é citado por extenso, pois ilustra o típico teor de um delírio de enxaqueca:

Começou com o papel de parede, que de repente vi tremular como a superfície da água quando agitada. Alguns minutos depois, seguiu-se uma vibração da mão direita, como se ela estivesse pousada na caixa de ressonância de um piano. Surgiram então pontos, lampejos movendo-se lentamente através do campo de visão. Padrões de desenhos, como os de tapetes persas, mudando subitamente. Imagens de flores irradiando e se abrindo continuamente. Tudo facetado e multiplicado: bolhas subindo em minha direção, orifícios abrindo e fechando, favos de mel. Essas imagens eram deslumbrantes quando eu fechava os olhos, mas ainda podia vê-las, mais tênues, de olhos abertos. Elas duraram de vinte a trinta minutos e foram sucedidas por uma dor de cabeça fortíssima.

ESTRUTURA DA AURA

As enxaquecas, com grande frequência, são mencionadas e mal interpretadas porque descritas com base em um único fenômeno. Assim, uma enxaqueca comum pode ser igualada a uma dor de cabeça, e uma aura de enxaqueca, a um escotoma; tais descrições são ridiculamente inadequadas em termos clínicos, e dão margem à formulação de teorias fisiológicas igualmente absurdas (elas serão examinadas no capítulo 10). A argumentação e as descrições de caso apresentadas neste capítulo ressaltam a riqueza e a complexidade dos sintomas de aura. É tão raro encontrar um sintoma único no decorrer de uma aura de enxaqueca quanto em um acesso de enxaqueca comum. A indagação e a observação cuidadosas revelarão que estão acontecendo em uníssono duas, cinco, uma dúzia de manifestações. Tampouco todas essas manifestações tendem a ocorrer no mesmo nível funcional (no sentido em que se pode supor serem os escotomas e a parestesia) — simples alucinações delimitadas, projetadas no campo visual ou tátil tendem a ser acompanhadas por alterações sensoriais de maior complexidade (por exemplo, visão em mosaico), distúrbios dos mecanismos de excitação (nível consciente etc.), do tono emocional e da função integrativa superior.

Ademais, os sintomas de aura de enxaqueca são variáveis, ainda que em acessos sucessivos no mesmo paciente; às vezes podem predominar as manifestações escotomatosas, às vezes as afásicas, às vezes as de tono emocional etc., dando margem a uma grande variedade de "equivalentes" como os que encontramos nas decomposições e recomposições da enxaqueca comum. Portanto, a aura de enxaqueca, assim como a enxaqueca comum, possui uma estrutura *composta*; ela se forma a partir de uma variedade de componentes ou *módulos* dispostos em inúmeros padrões diferentes.

É preciso ressaltar, também, que a aura de enxaqueca, tal como a enxaqueca comum, tem uma *sequência* e não pode ser descrita adequadamente em termos dos sintomas que ocorrem em uma ou outra ocasião. Podemos reconhecer prontamente tanto a fase excitatória como a inibitória, a primeira manifestando-se em cintilações e parestesia, difuso excitamento sensorial, excitação da consciência e do tono muscular etc., e a segunda em alucinações negativas, perda de tono muscular, síncope etc. A escala temporal da aura é muito concentrada, com a sequência de excitação-inibição-reexcitação etc. ocorrendo em apenas vinte a trinta minutos, em contraste com o ciclo de horas ou dias de uma enxaqueca comum. Finalmente, observamos que os sintomas da aura são centrais e cerebrais, enquanto muitos dos sintomas de uma enxaqueca comum (mas não todos) são periféricos e vegetativos.

INCIDÊNCIA DA AURA DE ENXAQUECA

É quase impossível calcular a incidência da aura de enxaqueca. Estimou-se que a enxaqueca clássica manifesta-se em menos de 1% da população total, mas isso não nos informa a incidência de auras isoladas, que podem não ser interpretadas pelo paciente como razão de queixa ao médico ou não ser reconhecidas pelo que realmente são tanto pelo paciente como pelo médico.[15] Alvarez, em um estudo de mais de seiscentos escotomas de enxaqueca, calculou que mais de 12% de seus pacientes do sexo masculino tinham escotomas isolados. Em um grupo de pacientes mais bem informados (composto de 44 médicos), ele descobriu que nada menos do que 87% haviam tido "muitos escotomas isolados sem uma única dor de cabeça". Se também levarmos em consideração a ocorrência de escotoma negativo (que pode passar despercebido pelo paciente), parestesia isolada, acessos de desmaio e sonolência ou de alteração do tono emocional, distúrbios das funções superiores etc. — que podem, todos, ocorrer como manifestações da aura mas ser tão tênues ou ambíguos que escapam ao diagnóstico —, podemos racionalmente suspeitar que a incidência da aura de enxaqueca é muito maior do que a incidência citada de enxaqueca clássica.

DIAGNÓSTICO DIFERENCIAL DA AURA DE ENXAQUECA: ENXAQUECA COMPARADA À EPILEPSIA

Diferenciar a aura de enxaqueca de outros estados paroxísmicos, em especial a epilepsia, é uma tarefa vital no campo do diagnóstico. Afirma-se com frequência, com fundamentos clínicos ou estatísticos, que as duas enfermidades estão intimamente ligadas entre si; essa linha de pensamento é contestada por aqueles que negam veementemente a existência, ou mesmo a possibilidade, de tal relação. É evidente que existe muita dúvida (afirmação e negação implicam dúvida) e que o assunto encerra demasiada carga emocional para permitir uma discussão isenta e racional. A dúvida surge da inadequação de nossas definições, e a carga emocional, da reputação sinistra e pejorativa tantas vezes associada à epilepsia. Já nos referimos a certas associações clínicas (as "fronteiras da epilepsia" de Gowers e os "ataques híbridos" de Lennox), e é oportuno agora esclarecer o significado desses termos.

O *x* da questão, como afirmou Hughlings Jackson várias vezes, é a distinção entre duas estruturas de referência: *grosso modo*, a teoria e a prática. Nas palavras de Jackson:

> Embora cientificamente a enxaqueca deva, a meu ver, ser classificada juntamente com as epilepsias [...] seria tão absurdo classificá-la junto com casos comuns de epilepsia quanto classificar as baleias com outros mamíferos tendo em vista os propósitos práticos da vida. A baleia, para todos os efeitos, é um peixe; na zoologia, é um mamífero.

Na prática, é fácil diferenciar enxaquecas de epilepsias na grande maioria das vezes. A dúvida só tende a surgir no caso de auras complexas, especialmente quando ocorrem como eventos isolados. Essa dúvida pode exacerbar-se se houver uma história de epilepsia da pessoa ou da família, se o paciente perder a consciência durante a aura e, sobretudo, se disserem que ele teve uma convulsão quando ficou inconsciente. Assim, pode ser instrutivo comparar certos fenômenos específicos tal como ocorrem na epilepsia e na enxaqueca e, ao fazê-lo, podemos reforçar a experiência pessoal com os dados mais confiáveis existentes na literatura mais antiga — os de Liveing (1873) com relação à enxaqueca e os de Gowers (1881) para a epilepsia.

Os *sintomas visuais* são muito mais comuns na enxaqueca, e com frequência assumem uma forma bem específica — escotomas cintilantes e negativos — não encontrada em auras epiléticas; foram registrados sintomas visuais em 62% dos casos de Liveing (estes incluíam as variedades comuns e clássicas, mas predominantemente as últimas), mas em apenas 17% dos casos de Gowers. As *parestesias* de distribuição jacksoniana ocorrem com frequência um pouco maior na enxaqueca (35% dos casos de Liveing, 17% dos de Gowers), mas muito raramente são bilaterais na epilepsia, ao passo que na enxaqueca elas frequentemente o são, sobretudo nas áreas dos lábios e da língua; uma diferenciação crucial é dada pela velocidade da passagem dessas parestesias, sendo a da enxaqueca, aproximadamente, cem vezes mais lenta do que as correspondentes na epilepsia. As *convulsões* são comuns na epilepsia, mas na enxaqueca são tão raras a ponto de lançar dúvida sobre o diagnóstico; a debilidade pós-ictal é regra nas epilepsias motoras, mas não ocorre em enxaquecas, exceto nos especialíssimos casos de acessos hemiplégicos (ver o capítulo seguinte). A *perda de consciência* é comum na epilepsia (ocorria em 50% dos 505 casos de Gowers), mas uma distinta raridade na enxaqueca; além disso, ela tem início geralmente abrupto na epilepsia (exceto em ataques psicomotores), porém começa gradualmente na enxaqueca. Ambos os autores afirmam que complexas *alterações de funções integrativas superiores e tono emocional* ocorrem em mais de 10% de seus pacientes; porém, é raro que os estados de sonho ou dissociação da aura de enxaqueca atinjam a intensidade dos que ocorrem em certos ataques do lobo temporal (por exemplo, automatismo seguido de amnésia), e, inversamente, é raro os epiléticos terem o prolongado delírio ou semidelírio que pode acompanhar as auras de enxaqueca e perdurar longo tempo depois do acesso.

Por meio desses critérios e de outros semelhantes, podemos chegar à certeza do diagnóstico, ou pelo menos à probabilidade deste, na maioria dos casos. Resta considerar os pacientes que parecem ter ataques tanto de epilepsia como de enxaqueca ou os pacientes nos quais um desses ataques evolui e se transforma no outro, os pacientes com verdadeiros ataques "híbridos" e, finalmente, aqueles nos quais os ataques são de natureza tão ambígua que desafiam os métodos clínicos de diagnóstico. O leitor encontrará nos trabalhos imensamente minuciosos de Gowers (1907) e Lennox e Lennox (1960) uma discussão pormenorizada sobre essa zona indistinta e uma série de descrições de caso que lançam por terra nossas rígidas nosologias.

Gowers apresenta várias descrições de caso sobre enxaquecas e epilepsias que se alternam num mesmo paciente, com um conjunto de sintomas em geral desalojando o outro em diferentes períodos da vida da pessoa. Mais notáveis são os casos "nos quais existe uma verdadeira passagem dos sintomas de uma para a outra"; em uma dessas pacientes, uma menina que sofria enxaquecas clássicas desde os cinco anos de idade, o componente da dor de cabeça gradualmente desapareceu e foi substituído por convulsões. (Cabe lembrar que Areteus foi quem primeiro descreveu esse tipo de ataque híbrido de espectro de enxaqueca seguido de convulsão.) Gowers atribui o início da epilepsia em tais casos aos efeitos da dor e distúrbio cerebral da enxaqueca; Liveing, mais plausivelmente, embora de modo mais enigmático, menciona a perpétua possibilidade de "transformações" de um paroxismo em outro.

Lennox e Lennox apresentam mais descrições de caso desse tipo, nas quais o componente epilético, quando presente, pôde ser adicionalmente documentado por dados eletroencefalográficos. Em um desses casos, um paciente com complexos distúrbios visuais (estrelas amarelas rodopiantes e visão liliputiana) podia, em seguida a estes, ter tanto uma convulsão epilética como uma dor de cabeça de enxaqueca clássica. Outro paciente com prolongados sintomas visuais e parestéticos tinha em seguida forte dor de cabeça e, finalmente, uma convulsão generalizada, com a dor de cabeça permanecendo após a convulsão. Lennox denomina esse acesso *migralepsia*.

Obviamente, na maioria das vezes a indagação e a observação resolverão o problema de saber se um ataque paroxísmico agudo é enxaquecoso, epilético ou de qualquer outro tipo. Há ocasiões, porém, em que nem mesmo uma grande perspicácia clínica pode conseguir esclarecer a questão; já descrevemos, por exemplo, auras de enxaqueca caracterizadas por alucinações olfativas, sensações de *déjà vu* e às vezes reminiscência e tono emocional forçados, que podem ser impossíveis de distinguir dos "ataques de epilepsia uncinada" na ausência de outras características diferenciadoras.

> *Caso 98* Uma mulher de 42 anos com acessos complexos desde os dezenove anos, tornando-se gradualmente mais severos, frequentes e complexos. Os acessos começam com "uma vaga mas muito difusa alteração da percepção de tempo e espaço [...] uma certa estranheza [...] uma sensação de

'estática' ou 'energia'". Isso é seguido por "estrias visuais" e às vezes por um abrupto corte no campo visual afetando o quadrante temporal superior da metade esquerda do campo. Esse estado de estimulação sensorial exacerbada, talvez com cortes específicos no campo visual, é muitas vezes seguido por um complexo estado onírico ou alucinatório: "Ocorrem padrões em *moiré* [...] entidades alucinatórias [...] um rosto, uma voz, aqui, ali, eles aparecem e desaparecem muito rápido". Os acessos às vezes terminam nesse estágio. Em outras ocasiões, a paciente sente "um gosto metálico na língua [...] o mesmo gosto todas as vezes", e a isso segue-se a queda e a perda de consciência ou um automatismo semelhante à fuga do qual ela não se lembra depois.

Existe uma pronunciada história familiar de enxaqueca clássica (e às vezes complicada) do lado paterno. O pai da paciente tem "ofuscamentos reniformes, zigue-zagues e cegueira"; a irmã às vezes torna-se afásica nas enxaquecas; a mãe tem severos ataques e enxaquecas induzidos pela luz. A própria paciente apresenta fortes reações à estimulação fótica, com fotomioclono, reações fotoconvulsivas *e* enxaquecas fóticas (indução de escotomas por luz tremulante). A tomografia do cérebro mostrou uma malformação vascular (um angioma venoso) no lobo temporal direito.

Esses acessos complexos foram denominados "migralepsias" por um colega, pois tinham características tanto de enxaquecas como de epilepsias do lobo temporal. Atenuavam-se um pouco mediante a administração de ergotamina, mas só diminuíam em frequência quando eram prescritos anticonvulsivos.

A região mais ambígua é a ocupada por estados paroxísmicos semelhantes ao sonho ou ao transe, acompanhados por tono emocional extremado (terror, êxtase etc.) e complexas alterações das funções mentais superiores. O diagnóstico diferencial, nesses casos, deve incluir os seguintes estados:

Aura de enxaqueca

Aura epilética ou ataque psicomotor

Transes histéricos ou estados psicóticos

Delírios tóxicos, metabólicos ou febris ou estados histeroides

Distúrbios do sono e da excitação: por exemplo, pesadelos, "pesadelos diurnos", narcolepsias atípicas, paralisias do sono etc.

Podemos, portanto, encontrar o que já foi descrito com relação ao diagnóstico diferencial de certos equivalentes de enxaqueca: uma região onde, para os recursos de que dispomos, várias síndromes clínicas parecem fundir-se e tornar-se indistintas umas das outras. Finalmente, o problema pode deixar de ser o de diferenciação clínica ou fisiológica e passar a ser uma questão de decisão semântica: não se pode nomear o que não é possível individualizar.

> Ou uma coisa tem propriedades que nenhuma outra coisa possui, e então é preciso distingui-la imediatamente das outras por uma descrição e basear-se nela, ou, por outro lado, *existem várias coisas que possuem a totalidade de suas propriedades em comum, e então não é possível destacar nenhuma delas.*
>
> Pois se uma coisa não se distingue por nada, eu não a consigo distinguir — porque, de outro modo, ela seria distinguida. (Wittgenstein)

ENXAQUECA CLÁSSICA

O longo exame da aura de enxaqueca deixou-nos relativamente pouco a dizer sobre a enxaqueca clássica. Uma certa proporção de pacientes pode passar da aura para uma prolongada dor de cabeça vascular, com náusea, dor abdominal, sintomas autônomos etc. que duram várias horas. O repertório desses sintomas em uma enxaqueca clássica não difere do da enxaqueca comum, não requerendo, portanto, descrição específica.

Entretanto, tende a haver algumas diferenças de formato. As enxaquecas clássicas em geral são mais compactas e intensas do que as enxaquecas comuns e raramente duram mais do que doze horas; com frequência, o acesso pode durar apenas duas ou três horas. O término do acesso pode, de modo semelhante, ser incisivo e seguido por um repentino retorno à função normal, ou "rebote" pós-enxaqueca. Como escreveu Liveing nesse contexto:

> A abrupta transição de intenso sofrimento para saúde perfeita é notável. Um homem [...] se vê, com pouco ou nenhum aviso prévio, completamente incapacitado, vítima de intensa dor corporal, prostração mental e talvez alucinações de sentidos e ideia [...] e nesse estado ele permanece a maior parte do dia; e contudo, ao findar o dia [...] ele acorda um ser diferente, senhor de todas as suas faculdades e capaz de participar das diversões de uma noitada, de preparar um sumário ou de tomar parte em um debate.

O desenvolvimento prolongado de algumas enxaquecas comuns, nas quais o paciente pode passar dia após dia em um estado de penoso mal-estar, raramente é visto em um acesso clássico.

Trataremos da frequência e dos antecedentes das enxaquecas na parte II, mas podemos observar, por ora, que as enxaquecas clássicas tendem a ser menos frequentes do que as comuns e muitas vezes têm um caráter "paroxísmico" e não "reativo". Essa "regra" não é absoluta, porém constitui uma característica distintiva frequente dos dois tipos de acesso.

Existe uma acentuada tendência de os pacientes relacionarem-se a determinado padrão clínico; os que têm enxaqueca clássica raramente têm enxaqueca comum e vice-versa. Novamente, não existe regra absoluta — atendi pelo menos trinta pacientes que sofrem ambos os tipos de acesso, simultânea ou alternadamente.

Já mencionamos que alguns pacientes propensos a enxaquecas clássicas em certos períodos podem "perder" o componente da dor de cabeça, passando dali por diante a sofrer auras isoladas (ver caso 14, pp. 132-3).[16] Inversamente, há também um número considerável de pacientes que perdem suas auras e passam a sofrer de acessos semelhantes à enxaqueca comum.

A dor de cabeça de uma enxaqueca clássica caracteristicamente aparece quando a aura se encerra, atingindo rápido o clímax de intensidade. Pode afetar um ou ambos os lados da cabeça, e sua localização não tem relação definida com a lateralização da aura. Na verdade, podem ocorrer acessos adicionais de aura depois de a dor de cabeça ter se instalado. Já vimos que a aura e os estágios de dor de cabeça podem tornar-se espontaneamente dissociados em diversas circunstâncias (ver caso 11, p. 130), e também são prontamente separados recorrendo-se a derivados do ergot e outras drogas que "abortam" acessos de enxaqueca clássica.

Portanto, temos várias razões para considerar a enxaqueca clássica uma espécie de híbrido no qual os estágios da aura e da dor de cabeça têm uma ligação contingente ou uma tendência a associar-se, mas não uma conexão necessária ou essencial. Portanto, a enxaqueca clássica é uma estrutura agregada composta, ela própria, de estruturas agregadas.[17]

PÓS-ESCRITO (1992) — A *ANGST* DO ESCOTOMA

Um singular *horror* — talvez parte do horror de que fala Liveing — pode estar associado a escotomas negativos, e ser sentido não apenas como uma deficiência da visão, mas como uma falha da própria realidade.

Essa sensação, muito atemorizante e incrivelmente misteriosa, é indicada nas descrições de caso a seguir:

Caso 90 Um médico muito talentoso, psicanalista, que tem ocasionalmente escotomas negativos, ou hemianopia, os quais ocorrem duas ou três vezes por ano desde sua infância. Esses sintomas são com frequência, mas não invariavelmente, seguidos por dor de cabeça de enxaqueca.

Embora este homem seja diariamente conduzido ao fundo da alma e seus terrores primitivos, no exercício de sua profissão, e embora corajosamente enfrente todos os monstros do subconsciente, nunca se habituou a seus próprios escotomas, que introduzem um reino ou categoria do insuportável e misterioso, muito além de qualquer coisa que ele tenha visto no âmbito da psiquiatria. Em suas palavras:

"Posso estar atendendo um paciente que conheço bem, sentado do outro lado da mesa, olhando firmemente para ele. De repente, percebo que algo está errado — embora naquele momento não saiba dizer o que é. É uma sensação de algo *fundamentalmente* errado — algo impossível e contrário à ordem da natureza.

"E então eu subitamente 'percebo' — *está faltando parte do rosto do paciente*: parte do nariz, da bochecha ou talvez a orelha esquerda. Embora eu continue a ouvir e falar, meu olhar parece petrificado — não consigo mover a cabeça — e uma sensação de horror, do impossível, apodera-se furtivamente de mim. O desaparecimento prossegue — em geral até que metade do rosto tenha sumido e, com ela, a mesma metade da sala. Sinto-me paralisado e de algum modo petrificado. Nunca me ocorre que algo está acontecendo com minha visão — sinto que alguma coisa inacreditável está acontecendo *com o mundo*. Não me ocorre mover a cabeça ou os olhos para 'verificar' a existência do que parece estar faltando. Nunca me ocorre que estou tendo uma enxaqueca, muito embora tenha passado por essa experiência dezenas de vezes antes. [...]

"Não sinto exatamente que alguma coisa está 'faltando', mas sou tomado por uma ridícula dúvida obsessiva. Pareço perder a *ideia* do que é um rosto; 'esqueço' como um rosto é — algumas vezes acontece com minha imaginação, minha memória, meu raciocínio. [...] Não é que metade do mundo misteriosamente 'desaparece'; eu me vejo na dúvida de que alguma vez ela tenha estado lá. Parece haver uma espécie de buraco em minha memória e em minha mente e, por assim dizer, um buraco no mundo; e contudo não consigo imaginar o que poderia estar no buraco. Existe um buraco e não existe um buraco — minha mente fica totalmente confusa. Tenho a sensação de que meu corpo, de que os *corpos* são instáveis, de que podem despedaçar-se e perder partes — um olho, um membro, amputação —, de que algo vital desapareceu, mas desapareceu *sem deixar traços*, de que desapareceu *junto com o 'lugar' que ocupava*. A sensação horrível é a do nada em lugar nenhum.[18]

"Depois de algum tempo — talvez sejam apenas um ou dois minutos, mas parece uma eternidade —, percebo que há algo errado com minha visão, que é um distúrbio natural, fisiológico de minha visão e não algum distúrbio grotesco, sobrenatural, do mundo. Percebo que estou tendo uma aura de enxaqueca — e uma sensação de imenso alívio me invade. [...]

"Mas, mesmo sabendo disso, minha percepção não se *corrige*. [...] Permanece ainda um resíduo de medo e um receio de que o escotoma possa continuar para sempre. [...] Somente quando acontece a total restauração dos campos visuais, a sensação de pânico, de algo errado, finalmente se vai. [...]

"Nunca senti esse tipo de medo na ausência de escotoma de enxaqueca."

Caso 91 Esta mulher de 75 anos tem acessos frequentes — denominados diversamente "auras de enxaqueca", "epilepsias" ou às vezes "migralepsias" — com nítida base fisiológica em uma lesão de descarga, uma cicatriz, na área parietoccipital direita, devido a um traumatismo sofrido na infância.

Nesses acessos, parece que o lado esquerdo de seu corpo, e tudo que normalmente é visto à esquerda, desaparece. Ela afirma: "Não há mais nada lá, só um vazio, só um buraco" — um vazio em seu campo visual, em seu corpo, no próprio universo, e nesse estado ela não tem coragem de ficar em pé, precisando sentar-se antes que piore. Sente também uma sensação de terror mortal quando tem esses acessos. Sente que o "buraco" é como a morte e que um dia ele ficará tão grande que a "engolirá" completamente. A paciente teve acessos como esses quando criança, mas era chamada de "mentirosa" ao descrevê-los.

Em acessos severos não é apenas o lado esquerdo de seu corpo que parece desaparecer; ela parece confusa com respeito a *todo* o seu corpo, e não tem certeza de onde qualquer coisa está — ou mesmo de que *está*.

Ela se sente absolutamente irreal (essa é uma das razões de seu medo de ser "engolida"). Além disso, nesses acessos severos, ela não é capaz de compreender o que *consegue* ver (agnosia visual) e, especificamente, pode ser incapaz de reconhecer o rosto de pessoas conhecidas — seus rostos lhe parecem "diferentes" ou, com mais frequência, é como se estivessem "sem rosto"; por exemplo, têm traços que parecem sem expressão (prosopagnosia). Nos piores acessos, isso acontece também com as vozes, que são ouvidas mas perdem toda a tonalidade e o "caráter" — uma espécie de agnosia auditiva.

Essas privações dos sentidos prosseguem até o silêncio e a escuridão absolutos — como em casos descritos por Gowers — e pode-se dizer que ela perde a consciência, embora essencialmente se trate de uma dissolução de seu sensório na qual ela gradualmente mergulha em uma "perda de sentidos" até por fim ficar totalmente inconsciente. Não surpreende que acessos tão medonhos e tão reais deem a sensação de morte.

A palavra *escotoma* significa escuridão ou sombra, e podemos compreender, pela história acima, um pouco da qualidade dessa sombra. No caso de escotoma *bilateral*, pode haver experiências ainda mais aterrorizantes; um escotoma central e bilateral faz desaparecer o meio do campo visual, o mundo — e os rostos, nessas ocasiões, têm o centro "arrancado", tornando-se um aro de carne ao redor de uma voz (condição que em inglês se denomina *doughnut vision* ou *bagel vision* — semelhante a um biscoito ou pão em forma de rosca).

Quando ocorre um escotoma bilateral completo, com perda total dos campos visuais e (como pode acontecer, dada a proximidade das áreas visual e tátil no cérebro) dos campos corporais, ou senso corporal, pode sobrevir uma sensação ainda mais apavorante de exterminação.

O senso de violação, do sobrenatural, de horror, somente ocorre quando a situação é aguda e resta na pessoa alguma coisa que permite ver o que aconteceu (ou melhor, o que não está mais acontecendo). Um escotoma pode passar despercebido, mesmo quando agudo e para um observador perspicaz — como, a princípio, no caso 90. E quase invariavelmente passa despercebido (a pessoa deixa de notar o que está "faltando") quando é de longa duração, persistente ou crônico — uma situação não raro presente em alguns derrames. A descrição de caso a seguir ilustra essa situação:

> *Caso 92* Uma mulher inteligente, na casa dos sessenta, que sofreu um derrame fulminante, tendo afetadas as partes mais profundas e posteriores de seu hemisfério cerebral direito. Sua inteligência — e senso de humor — foi preservada na íntegra.
>
> Ela às vezes reclama que as enfermeiras não puseram o café ou a sobremesa em sua bandeja. [...] Quando elas dizem "Mas, sra. X, está bem aí, à esquerda", ela parece não entender e não olha para a esquerda. Se sua cabeça for virada delicadamente de modo que a sobremesa se torne visível na metade direita de seu campo visual, que foi preservada, ela diz: "Ah, aqui está — não estava aqui antes". Ela perdeu completamente a *ideia* de "esquerda", tanto com respeito ao mundo como com todo o seu corpo. Às vezes reclama que a comida é pouca — mas isso é porque só come o que há na

metade direita do prato; não lhe ocorre que existe também uma metade esquerda. Às vezes, ela passa batom e se maquia do lado direito do rosto, deixando o esquerdo totalmente sem maquiagem; é quase impossível tratar esse tipo de problema, pela impossibilidade de chamar a atenção da paciente para ele ("hemidesatenção"), e ela não tem ideia de que se trate de um "problema". Ela sabe intelectualmente, consegue entender e ri; mas é impossível para ela saber *diretamente*.

Macdonald Critchley, em sua fascinante história da enxaqueca (Critchley, 1966), lembra que

> Blaise Pascal [...] era vítima de ilusões periódicas aterrorizantes. De tempos em tempos, imaginava que um buraco ou precipício estava se abrindo à sua esquerda. Para tranquilizar-se, muitas vezes colocava alguma peça de mobília daquele lado. [...] Essa ilusão periódica era chamada por seus contemporâneos de *l'abîme de Pascal*. [...] Indícios interessantes sugerem que esse precipício recorrente era na verdade uma hemianopia esquerda transitória.

Critchley julga provável que a hemianopia de Pascal estivesse ligada à enxaqueca. É evidente, pela descrição — e pelo uso de palavras como "abismo" e "buraco" — que havia uma *angst* profunda, quase metafísica, uma sensação de que parte do próprio espaço tinha desaparecido. Esse aturdimento é exatamente igual ao "buraco" cósmico — o buraco na consciência — descrito pela paciente do caso 91 e à experiência pessoal que eu próprio relato em *Com uma perna só*.

Pacientes como esse, portanto, podem subitamente descobrir que perderam metade do universo, de um modo inexplicável e terrível. Conserva-se parte da função superior — um observador que consegue (ao menos intermitentemente) contar o que está acontecendo. Mas se o distúrbio for mais crônico ou abrangente, perde-se toda a noção de que alguma coisa está acontecendo e toda a lembrança de que as coisas já foram diferentes. Tais pacientes agora *vivem* em um semiespaço, em um semiuniverso, mas sua consciência foi reorganizada, e eles não sabem disso.

Essas condições, quase estranhas demais para serem imaginadas (exceto por aqueles que realmente já as vivenciaram), com frequência têm sido consideradas "ilusórias" ou "loucas", opinião esta que aumenta demais o sofrimento do paciente. Mas foi só recentemente, com os novos conceitos biológicos ou neuropsicológicos apresentados por Gerald Edelman, que tais síndromes começaram a ser inteligíveis, a ter sentido.

Para Edelman, a consciência emerge, em primeiro lugar, de uma integração perceptiva ligada ao senso de continuidade histórica, um contínuo relacionamento de passado e presente. A consciência "primária", como ele a denomina, é portanto constituída da percepção de um corpo e de um mundo coerentes, estendidos no espaço (como um espaço "pessoal") e no tempo (como um tempo ou história "pessoal). Em um escotoma profundo, tudo isso desaparece; a pessoa não pode mais dispor da metade esquerda de seu corpo ou do mundo visual, a qual desaparece levando consigo seu "lugar" e seu "passado".

Assim, um escotoma desses é um escotoma *na* consciência primária, bem como no corpo-ego ou "eu" primário. Tal escotoma de fato apavora a pessoa, pois sua consciência superior, seu "eu" superior, pode observar o que está acontecendo, mas é impotente para fazer qualquer coisa a respeito. Felizmente, tais alterações profundas do "eu" e da consciência duram apenas alguns minutos na enxaqueca. Mas nesses poucos minutos ficam indelevelmente impressos na pessoa a identidade absoluta de corpo e mente e o fato de que nossas funções superiores — consciência e "eu" — não são entidades autossuficientes, "acima" do corpo, mas construtos neuropsicológicos — processos — dependentes da continuidade da experiência corporal e da integração desta.

4. NEVRALGIA MIGRANOSA
(*Enxaqueca em salvas*)
ENXAQUECA HEMIPLÉGICA
ENXAQUECA OFTALMOPLÉGICA
PSEUDOENXAQUECA

Essas variantes da enxaqueca são examinadas em um único capítulo por terem uma característica em comum: a ocorrência de déficits neurológicos que podem ter considerável duração. Excetuando-se essa característica acidental, elas não possuem afinidade específica entre si.

NEVRALGIA MIGRANOSA

A nevralgia migranosa tornou a ser descrita e rebatizada por muitos autores desde o trabalho original de Möllendorf, de 1867. Entre seus sinônimos estão "nevralgia ciliar", "nevralgia esfenopalatina", "cefaleia de Horton", "cefalalgia histamínica" e "cefaleia em salvas".

Trata-se de uma síndrome bem distinta, e suas afinidades com outras formas de enxaqueca pareceram questionáveis a alguns observadores. Em geral ocorre um acesso extremamente agudo de dor na têmpora e no olho de um dos lados; com menos frequência, pode haver dor na orelha ou atrás dela, ou na bochecha e nariz. A intensidade da dor pode ser esmagadora (um paciente a descreveu para mim como "um orgasmo de dor"), e deixar a pessoa desvairada. Enquanto a maioria dos enxaquecosos procura sentar-se ou deitar-se, ou tem vontade de fazê-lo, a pessoa acometida de nevralgia migranosa tende a andar freneticamente de um lado para o outro, apertando o olho afetado e gemendo. Já vi pacientes baterem a cabeça na parede durante um acesso.

A dor tende a vir acompanhada (e, por vezes, precedida) de diversos sintomas e sinais locais extraordinários. O olho afetado torna-se injetado e lacrimejante, o nariz do mesmo lado fica entupido ou com catarro. Às vezes o acesso é acompanhado ou precedido por um fluxo de saliva espessa, e raramente por tosse recorrente. Pode ocorrer uma *síndrome de Horner* parcial ou completa do lado afetado, e isso ocasionalmente pode persistir como um resíduo neurológico permanente. A duração dos acessos pode ser de apenas dois minutos; raramente supera duas horas.

A maioria dos acessos acontece à noite, acordando o paciente de um sono profundo; alguns sobrevêm poucos minutos depois de a pessoa acordar pela manhã, quando ela ainda está meio tonta de sono; os acessos diurnos, quando ocorrem, tendem a aparecer durante períodos de descanso, exaustão ou "abatimento". São raros quando os pacientes se encontram plenamente alertas e "a todo o vapor". Dificilmente é possível identificar um *desencadeador* dos acessos além do álcool; durante períodos de suscetibilidade (ver caso 1, p. 154), a sensibilidade ao álcool é tão constante que se presta a um teste diagnóstico quando o histórico da doença é equívoco.

Encontrei 74 casos de nevralgia migranosa em um total de quase 1200 pacientes enxaquecosos. Esse número provavelmente dá uma ideia de incidência *desproporcionalmente* elevada, e reflete o fato de que os infelizes pacientes com tais sintomas em geral se veem forçados a procurar auxílio médico, podendo ir de um profissional a outro até finalmente chegar a um especialista em dor de cabeça, em sua busca de alívio para o persistente e terrível sintoma.

Podemos notar duas outras peculiaridades da incidência. A nevralgia migranosa é quase dez vezes mais comum em homens do que em mulheres (para as demais formas de enxaqueca, a incidência por sexo provavelmente é igual), e raramente é uma "doença de família"; apenas três dos 74 casos que atendi têm uma história familiar de acessos semelhantes, ao passo que outras formas de enxaqueca são comumente "de família".

Por fim, devemos ressaltar o formato singular dos acessos em muitos pacientes, um formato que justifica o nome de enxaqueca em salvas para essa variante da síndrome. Verifica-se, em tais pacientes, um agrupamento de acessos que ocorrem muito próximos uns dos outros ao longo de várias semanas (podem ocorrer até dez acessos por dia), seguindo-se uma remissão dos sintomas que dura meses ou mesmo anos. Alguns pacientes tendem a apresentar agrupamentos de acessos anualmente com certa regularidade (a Páscoa é a época mais comum dessas "salvas"), enquanto outros podem passar dez anos ou mais entre a ocorrência de um agrupamento e outro. Durante essas remissões, os pacientes parecem ficar inteiramente imunes aos acessos, podendo, além disso, ingerir quantidades indefinidas de álcool sem que eles ocorram. Às vezes as salvas de acessos têm início abrupto, mas é mais comum irem ganhando intensidade até atingir um clímax depois de alguns dias. Ocasionalmente ocorre um distinto período prodrômico no qual o paciente pode perceber um vago ardor ou desconforto em um lado, não chegando a ser de fato uma dor. Às vezes, a iminência de uma salva de acessos é anunciada pelo aparecimento de sensibilidade ao álcool. Algumas salvas terminam pouco a pouco, embora o mais comum seja o término súbito e marcante dos acessos.

Existem outros pacientes de nevralgia migranosa que nunca desfrutam a bênção da remissão intermitente e têm acessos contínuos, muitas vezes vários por semana, durante anos a fio. Os acessos são quase invariavelmente limitados a um lado; tive apenas dois pacientes com acessos afetando lados alternados. Alguns pacientes apresentam, durante uma salva ou permanentemente, sensibilidade excessiva e enduração da artéria temporal superficial.

A melhor evidência da relação de tais acessos com a enxaqueca comum é a ocorrência de acessos "de transição" que combinam as características das duas (ver caso 1 a seguir). Sua identificação com a enxaqueca é adicionalmente corroborada pelo exame de suas bases fisiológicas (parte III) e sua reação à medicação (parte IV).

DESCRIÇÕES DE CASO ILUSTRATIVAS

Caso 1 Acessos agrupados atípicos. Os acessos iniciais são lancinantes, têm duração muito breve e manifestações inteiramente locais. À medida que vai prosseguindo o agrupamento, os acessos individuais tornam-se mais longos, menos intensos, e são acompanhados de dor abdominal, diarreia e sintomas autônomos variados, ou seja, indistinguíveis de enxaquecas comuns. Ocorre forte sensibilidade ao álcool durante, e somente durante, o período dos agrupamentos de acessos. Esses agrupamentos acontecem anualmente, com considerável regularidade, e somente não surgiram na época esperada quando a paciente estava grávida.

Caso 2 Um homem de 28 anos que teve acessos ininterruptos de nevralgia migranosa dos dezoito aos 25 anos, mas em seguida passou a ter agrupamentos de acessos. Seu irmão mais novo tem acessos semelhantes. Este paciente forneceu uma instrutiva descrição das épocas e circunstâncias em que fica propenso a acessos, a saber: no meio da noite, quando está cochilando na frente do televisor, quando está descansando depois do trabalho ou de uma refeição pesada ou depois de um orgasmo.

Caso 3 Um homem de quarenta anos com nevralgia migranosa que apresenta várias características incomuns. A lacrimação constitui um "aviso" invariável de um ataque iminente, e pode preceder o início da dor em uma ou duas horas. A maioria dos acessos ocorre do lado direito, mas cerca de um em cada vinte acontece do lado esquerdo. A implacável frequência de seus acessos foi interrompida com êxito mediante o uso de injeções mensais de histamina. A reação à histamina é imediatamente seguida por um verdadeiro acesso de nevralgia migranosa, e esta, aparentemente, "desarma o mecanismo dos acessos" do paciente, que fica livre deles até a próxima injeção.

Caso 5 Uma mulher de 36 anos que tem enxaquecas clássicas *e* nevralgia migranosa. Seus acessos de nevralgia migranosa são invariavelmente noturnos e destacam-se pela salivação profusa e viscosa que os acompanha.

Caso 6 Um homem de 47 anos, paranoico, masoquista e deprimido. Também ele sofre de duas formas de enxaqueca — acessos de nevralgia migranosa toda noite e de enxaqueca comum nos fins de semana. Apresenta uma artéria temporal superficial permanentemente dolorida e endurecida do lado afetado, o direito.

Caso 7 Um homem de 37 anos com uma história de nevralgia migranosa que dura doze anos. Cada agrupamento de acessos é precedido por um período prodrômico de cerca de uma semana, durante o qual ocorre uma difusa sensação de ardor na têmpora direita e enduração dolorosa da artéria temporal superficial desse lado. O paciente apresenta uma síndrome de Horner parcial permanente. Os acessos individuais são acompanhados de intensa agitação, micção frequente e urina abundante.

Caso 8 Um homem de 55 anos que tem agrupamentos de acessos de nevralgia migranosa desde os doze anos, com uma única remissão de sintomas durante cinco anos em que se submeteu a psicanálise.

Caso 9 Um homem de trinta anos que, ao ser atendido pela primeira vez, estava no meio de um acesso de nevralgia migranosa, com um olho semicerrado e síndrome de Horner do lado direito, nariz escorrendo, artéria temporal dilatada e latejante desse lado. Sentia muita dor, estava bastante pálido, com pulso fraco e lento, aparência de ter sido "vencido", derrotado. Contou-me que menos de uma hora antes fora humilhado pelo chefe, que o criticara e o tratara com sarcasmo na frente dos colegas. Ao relatar isso, ele se tornou zangado, até mesmo furioso; perdeu seu ar "vencido" e pareceu belicoso e agressivo; perdeu a palidez e ficou rubro; e, com a pupila direita dilatada, a pálpebra levantada, ficou sem a síndrome de Horner — *e sem dor*. Depois, passando a cólera e a explosão moral-fisiológica que a acompanhou, tornou-se medroso e desalentado, empalideceu de novo, desenvolveu novamente a síndrome de Horner e recaiu de pronto nos abismos de sua nevralgia migranosa. Este é o caso mais notável que já vi em que uma emoção forte, um sentimento de luta, um surto simpatomimético sobrepuja e temporariamente "cura" um acesso de nevralgia migranosa.

ENXAQUECA HEMIPLÉGICA

O termo "enxaqueca hemiplégica" muitas vezes é usado imprecisamente para denotar acessos comuns de enxaqueca clássica com sintomas neurológicos transitórios, bem como acessos nos quais ocorre uma verdadeira hemiplegia motora com duração de horas ou dias. Empregaremos aqui o termo *in sensu stricto*.

A primeira descrição bem definida de enxaqueca hemiplégica encontra-se, pelo que eu saiba, na monografia de Liveing:

> Um cavalheiro jovem, 24 anos de idade [...] foi acometido pelo que, segundo o costume da época, se denominava "ataque apoplético", começando com a enunciação imperfeita das palavras e confusão mental de caráter muito transitório, mas seguidas por hemiplegia do lado direito mais duradoura [...] [em uma segunda ocasião] ele sofreu novo acesso, porém dessa vez com grande sonolência e certo grau de hemiplegia do lado direito, enquanto seu pulso diminuía para quarenta. A sonolência desapareceu na manhã seguinte e o pulso acelerou, mas os sintomas hemiplégicos agravaram-se e a capacidade de exprimir-se em palavras quase desapareceu [...] só retornando gradualmente.

Em suma, esse paciente sofreu uma enxaqueca clássica que foi seguida, inesperadamente, por uma hemiplegia com duração de um dia e uma afasia que se prolongou por uma semana.

Foram publicados relatos infrequentes sobre tais acessos, mas apenas em 1951, quando Symonds forneceu uma descrição extremamente detalhada de dois casos, a natureza do acesso começou a esclarecer-se. Um dos pacientes de Symonds sofreu hemiplegia do lado esquerdo e coma por cinco dias em seguida a uma enxaqueca clássica.

Seu pai e seu avô haviam sofrido acessos parecidos. O fluido espinhal apresentou pleocitose de 185 polimorfos por milímetro cúbico, que desapareceu depois de dois dias. Uma eletroencefalografia revelou atividade de ondas lentas em todo o hemisfério direito, a qual foi similarmente transitória. Uma angiografia no clímax da hemiplegia não revelou anormalidades detectáveis.

Casos semelhantes foram descritos por Whitty *et al.* (1953), que salientaram a marcante incidência desses sintomas em pessoas da mesma família. Três dos pacientes de Whitty também apresentaram uma resposta celular transitória no fluido espinhal. Harold Wolff descreveu igualmente alguns casos, e conseguiu demonstrar um desvio da glândula pineal transitório em um paciente.

Os quadros clínico e elétrico em tais casos indicam acentuada porém transitória disfunção cerebral, em geral limitada a um hemisfério. A ocasional precipitação desses acessos pela angiografia ou por dose excessiva de ergot indica a probabilidade de espasmo vascular ou dano reversível. A impossibilidade de demonstrar tais alterações na angiografia sugere que apenas vasos de calibre arteriolar podem estar envolvidos. A ocorrência de desvio da glândula pineal é compatível com edema em um hemisfério, e a resposta celular no fluido espinhal indica a probabilidade de uma resposta inflamatória estéril, possivelmente nos vasos envolvidos.

Independentemente do que se constatou em alguns casos, não existem evidências suficientes para fundamentar a ideia de que uma resposta isquêmica ou inflamatória seria a base da disfunção cerebral em todos eles. Existe também a possibilidade de uma violenta enxaqueca, ou um crescendo de acessos violentos, conduzir a uma prolongada depressão funcional da atividade cerebral, de certo modo análoga a uma paralisia pós-epilética (paralisia de Todd), embora muito mais prolongada do que esta.

A enxaqueca hemiplégica (e uma variante secundária às vezes denominada "enxaqueca facioplégica") é raríssima. Tratei apenas dos dois casos seguintes:

Caso 23 Uma mulher de 43 anos que teve enxaqueca clássica desde os doze anos (de seis a dez acessos anuais) e ocasionais acessos hemiplégicos — cinco ao todo. Sua mãe e sua tia do lado materno também haviam apresentado acessos hemiplégicos semelhantes. Pude examiná-la durante um dos acessos, no qual ela apresentou hemiparesia do lado esquerdo com sensação cortical e resposta plantar em extensão deteriorada. A hemiparesia dissipou-se depois de três dias. A paciente foi posteriormente internada com vista a um minucioso exame neurológico; angiografia e estudos de contraste não permitiram visualizar nenhuma lesão anatômica.

Caso 25 Um rapaz de catorze anos que sofrera repetidos "acessos biliosos" entre cinco e onze anos de idade e infrequentes enxaquecas clássicas de grande severidade desde o término dos "acessos biliosos". A maioria de seus acessos era precipitada por uma combinação de excesso de exercício e esforço, tendendo a manifestar-se imediatamente depois de corridas pelo campo promovidas pela escola.

Alguns de seus acessos eram acompanhados por debilidade na região inferior da face com duração de muitas horas; em uma ocasião, a duração foi de três dias. O pai tinha acessos severos de enxaqueca clássica sem componente facioplégico.

ENXAQUECA OFTALMOPLÉGICA

A enxaqueca oftalmoplégica também é extremamente rara (Friedman, Harter e Merrit [1961] encontraram apenas oito casos em uma população de 5 mil enxaquecosos). A maioria dos pacientes sofreu vários acessos de enxaqueca comum ou clássica, alguns deles seguidos por sintomas oftalmoplégicos. É desnecessário ressaltar que esse diagnóstico somente deve ser feito depois de cuidadoso exame neurológico e da exclusão de possíveis anormalidades anatômicas (aneurismas, angiomas etc.).

Com mais frequência é atingido o terceiro nervo craniano, mas o quarto e o sexto nervos também podem ser afetados às vezes, acarretando oftalmoplegia total. Esses déficits neurológicos geralmente só desaparecem depois de várias semanas. A ocorrência é sempre unilateral em acessos repetidos. Sugeriu-se que os nervos cranianos seriam afetados em razão de um edema na porção intracavernosa da artéria carótida interna, mas não existem evidências que corroborem essa suposição.

Encontrei três casos de enxaqueca oftalmoplégica em um total de 1200 pacientes enxaquecosos:

> *Caso 24* Esta mulher de 34 anos tem enxaquecas comuns infrequentes desde a infância e sofreu três acessos oftalmoplégicos em intervalos bem separados (1943, 1953 e 1966). Todos eles foram precedidos por uma série de enxaquecas comuns de crescente severidade e sucedendo-se rapidamente umas às outras. O acesso culminante era seguido, um dia depois, pelo aparecimento de oftalmoplegia. Em seu acesso de 1966, depois de uma série de fortes dores de cabeça do lado esquerdo, desenvolveu-se uma paralisia do terceiro e do quarto nervos. A paciente apresentou ptose total durante três semanas e diplopia por mais um mês. Quando a examinei, dez semanas após o início da oftalmoplegia, ela estava com a pupila dilatada do lado afetado, porém sem ptose ou paralisia externa. A angiografia bilateral da carótida, realizada durante o primeiro dos acessos, ficara totalmente dentro de limites normais.

Caso 73 Uma menina de nove anos com acessos de enxaqueca clássica desde os três anos. Um de seus acessos, aos cinco anos, fora seguido por oftalmoplegia que durou várias semanas. Dois irmãos, os pais e outros parentes próximos sofriam de enxaqueca clássica, mas nenhum apresentara sintomas oftalmoplégicos.

Caso 99 Um engenheiro de 44 anos que tem acessos repetidos de enxaqueca oftalmoplégica desde os dezenove anos. A dor, de intensidade excruciante, ocorre invariavelmente do lado esquerdo, e (nas palavras do paciente) "não cessa antes de o olho estar completamente parado" (isto é, quando há total paralisia do terceiro, do quarto e do sexto nervos desse lado). Havia inicialmente uma lenta mas completa resolução da oftalmoplegia depois de cada acesso, decorridas duas semanas; mas passou a existir um déficit residual crescente. O paciente já tentou praticamente todos os medicamentos (ergotamina, Inderal, Dilantin, bloqueadores de canais de cálcio etc.), além de *biofeedback*, quiroprática e acupuntura — e todos foram inúteis. Quando tem um acesso, ele mesmo se medica com injeções de DHE 45 e esteroides; se tiver sorte, o acesso desaparece, sem prosseguir até a completa oftalmoplegia. Ele já fez "todos os exames" — angiogramas, tomografias cerebrais — sem que se revelasse algum angioma ou aneurisma. Quando examinado, cerca de cinco horas depois do início de um acesso, ele apresentava a pupila esquerda muito dilatada, não reativa, e déficits no olhar fixo medial, ascendente e descendente, tendo somente o olhar fixo lateral íntegro e não afetado. Ele teme acabar com o olho esquerdo "inutilizado". Também menciona um estado estranho, instável, no início de muitos dos acessos: "flutuações de calor e frio [...] meu corpo passa a ter violentas flutuações [...] oscilações que duram de dez a quinze minutos e vão ficando mais longas [...] *feedback* positivo, eu acho".

PSEUDOENXAQUECA

O diagnóstico de enxaqueca é feito em geral com base em uma história clínica, apoiada, quando possível, na observação do paciente durante um acesso. Normalmente é aconselhável realizar alguns exames básicos (raios X do crânio, eletroencefalograma etc.), embora se possa esperar que estes apresentem resultados dentro de limites normais na vasta maioria — digamos 99% — dos casos. Certas características clínicas, como o aparente início das enxaquecas em idade mais avançada, levam *ipso facto* à suspeita de patologia orgânica, devendo ser investigadas com excepcional atenção. É particularmente importante, nos casos de enxaqueca clássica, questionar cuidadosamente o paciente quanto às localizações costumeiras e às qualidades da aura. Já salientamos que a maioria dos enxaquecosos tem, em uma época ou outra, auras relacionadas a um ou a ambos os lados dos campos visuais ou da superfície corporal. A unilateralidade invariável da aura é um sintoma suspeito e torna aconselhável um exame pormenorizado do paciente. A descrição de caso a seguir é instrutiva a esse respeito:

> *Caso 26* Uma mulher de 57 anos que relatou ter tido "enxaquecas clássicas" desde os dezesseis anos. Ela geralmente sofria seis a sete acessos por ano, e não houve mudança recente nessa frequência. Uma indagação minuciosa revelou certas características incomuns em suas auras. Tanto os escotomas quanto as parestesias eram *invariavelmente* limitados ao lado direito do campo visual e do corpo — a paciente garantiu que jamais haviam ocorrido do outro lado. Além disso, a parestesia, em certa ocasião, permanecera inalterada e estática por três horas, sem apresentar progressão jacksoniana. (Salientamos, no capítulo anterior, que uma única "passagem" do escotoma ou parestesia normalmente leva de vinte a quarenta minutos.) Devido a essa divergência pequena mas importante com relação ao quadro usual, foram realizados mais exames.

Raios X do crânio revelaram uma massa calcificada no hemisfério esquerdo posterior. A eletroencefalografia indicou um foco de ondas lentas, e a tomografia do cérebro, uma crescente captação de isótopos nessa região. A angiografia mostrou um maciço angioma parietoccipital no hemisfério esquerdo.

Embora não seja nossa intenção abordar o "diagnóstico diferencial" das dores de cabeça vasculares — assunto tratado com muita propriedade em numerosos livros didáticos — podemos salientar, por meio de uma descrição de caso, que outras afecções que não os tumores cerebrais, malformações ou aneurismas podem ocasionalmente imitar enxaquecas ou ser confundidas com estas:

Caso 48 Uma mulher de 57 anos desenvolveu uma persistente e severa dor de cabeça latejante, localizada na têmpora e no olho esquerdos. Seu médico diagnosticou uma "enxaqueca atípica", embora a paciente nunca houvesse sofrido anteriormente dores de cabeça, e prescreveu medicamentos com ergot e tranquilizantes. Como os sintomas não desapareceram com esse tratamento, ele indicou à paciente que me procurasse para maior averiguação. Ao examiná-la, encontrei a artéria temporal esquerda dolorida e endurada, princípio de papilite e certa diminuição da acuidade visual central. Verificando-se imediatamente a velocidade de sedimentação, o resultado foi de 110 mm/hora (Westergren), fez-se então o diagnóstico presuntivo de "arterite temporal". A paciente foi logo medicada com doses maciças de prednisona, e a dor de cabeça desapareceu em dois dias. Houve, porém, certa perda permanente de acuidade visual.

Caso 50 Uma mulher de cinquenta anos com acessos ocasionais de enxaqueca clássica branda — tênues fortificações durante no máximo alguns minutos, às vezes seguidas por dor de cabeça vascular. Recentemente, porém, ela sofreu um acesso bem diferente: acordou "cercada de luzes que piscavam [...] luzes bruxuleantes [...] arcos de luz" e uma dor de cabeça latejante do lado esquerdo. Supôs que fosse outra de suas enxaquecas. Os fenômenos visuais, porém, não desapareceram em poucos minutos como de costume, mas prosseguiram durante todo aquele dia e também no seguinte. No fim do segundo dia, eles se tornaram mais complexos; ela parecia ver, na parte superior do campo visual direito, "uma forma contorcendo-se [...] como uma lagarta, preta e amarela, os cílios cintilando", e depois "luzes amarelas incandescentes, como um cartaz da Broadway, subindo e descendo". Ela ainda julgava, tanto quanto seu médico, estar tendo uma enxaqueca incomumente severa e prolongada. Outras alucinações apareceram no dia seguinte: "A banheira parecia repleta de formigas, havia teias de aranha cobrindo as paredes e o teto [...] as pessoas pareciam ter treliças nos rostos". Surgiram problemas de percepção e agnosia: "As pernas de meu marido pareciam curtas, disformes [...] como numa espécie de espelho de parque de diversões [...] todo mundo no mercado parecia grotesco — parte de seus rostos tinha sumido". E no nono dia ela descobriu que não conseguia enxergar nada à direita. Nessa altura, constatou-se que ela estava com hemianopsia e tinha sofrido um derrame envolvendo o lobo occipital esquerdo. Neste caso extremamente trágico, a existência de verdadeiros acessos de enxaqueca clássica a princípio desviou a atenção da possibilidade de uma "pseudoenxaqueca" muito mais séria, apoplética.

DANO NEUROLÓGICO OU VASCULAR PERMANENTE DEVIDO À ENXAQUECA

Muitos pacientes e alguns médicos ficam bastante apreensivos com a probabilidade de dano residual permanente causado pela enxaqueca, apreensão que é atiçada por raras mas dramáticas descrições de caso (que podem ser reproduzidas ou distorcidas pela imprensa leiga).

Muitas dessas descrições de caso provavelmente apontaram a enxaqueca como causa de acidentes cerebrovasculares sem levar em consideração as possibilidades de concomitante hipertensão, patologia vascular ou coincidência. Entretanto, *existem* algumas descrições de caso (o tema foi analisado por Dunning [1942] e Bruyn [1972], entre outros) nas quais a relação entre acidentes vasculares e acessos de enxaqueca não pode ser posta em dúvida. O termo "enxaqueca complexa" é usado às vezes para designar os acessos nos quais ocorrem déficits neurológicos com duração de 24 horas ou mais em consequência de infartação cerebral, retinal ou do tronco cerebral. Esses derrames ou infartações ocorreram em pessoas jovens sem doença cerebrovascular demonstrável — o papel do edema da parede arterial, da diminuição do fluxo sanguíneo e da crescente coagulabilidade do sangue foi postulado por vários autores (Rascol *et al.*, 1979).

Porém, nunca é demais asseverar que tais resíduos permanentes são *extraordinariamente raros*. Minha experiência, tanto quanto o estudo atento da literatura pertinente, assegurou-me disso; questionei e examinei mais de 1200 pacientes enxaquecosos, e nenhum deles jamais sofreu dano permanente de espécie alguma devido à enxaqueca. Apesar de todo o sofrimento que causa, a enxaqueca é essencialmente uma doença benigna e reversível, sendo imprescindível tranquilizar todos os pacientes quanto a isso.

5. A ESTRUTURA DA ENXAQUECA

JÁ EXAMINAMOS AS PRINCIPAIS CONFIGURAÇÕES da enxaqueca, com toda a sua desconcertante variedade e heterogeneidade. Agora é preciso parar para fazer um levantamento e simplificar. Vai ficando cada vez mais difícil obter uma definição precisa de enxaqueca à medida que avançamos no tema, mas agora estamos em condições de formular algumas afirmações gerais e delinear o padrão básico ou *estrutura* da enxaqueca que se encontra subjacente às suas inúmeras expressões e permutações clínicas.

Vimos que todas as enxaquecas compõem-se de muitos sintomas (e alterações fisiológicas) ocorrendo simultaneamente: em todos os momentos, a estrutura da enxaqueca é *composta*. Assim, uma enxaqueca comum é produzida por muitos componentes que giram em torno do principal e definidor sintoma da dor de cabeça. Os equivalentes de enxaqueca têm componentes essencialmente semelhantes agregados e ressaltados de outras maneiras. A estrutura da aura de enxaqueca é similarmente composta. Dados os componentes *a*, *b*, *c*..., podemos encontrar inúmeras combinações e permutações dos mesmos: *a* mais *b*, *a* mais *c*, *a* mais *b* mais *c*, *b* mais *c* etc.

Por trás desses componentes variáveis e distintos, podemos reconhecer a ocorrência de outras características, relativamente estáveis, que aparecem em constante conjunção; elas constituem, por assim dizer, o *cerne* da estrutura da enxaqueca. É na faixa intermediária — entre os distúrbios vegetativos e os corticais — que as características *essenciais* da enxaqueca podem ser encontradas: alterações do nível de consciência, do tono muscular, da vigilância sensorial etc. Podemos agrupá-las sob um único termo: elas representam distúrbios do *excitamento*. Em acessos extremamente severos, o grau de excitamento que ocorre nos primeiros estágios, ou estágios prodrômicos, da enxaqueca pode chegar à agitação ou mesmo ao frenesi, enquanto os estágios seguintes podem marcar-se pelo mergulho na letargia ou mesmo estupor. Em acessos mais brandos, os distúrbios de excitamento podem ser eclipsados pela presença da dor ou de outros sintomas mais desenvolvidos e passar despercebidos pelo paciente e pelo médico. Os distúrbios de excitamento, brandos ou severos, parecem ser características invariáveis de todas as enxaquecas.

Cada fase no decorrer de uma enxaqueca é marcada pela simultaneidade de sintomas *em diferentes níveis funcionais*, em particular a simultaneidade de sintomas físicos e emocionais. Não se pode descrevê-los com termos comuns para os dois tipos de sintomas. Cada nível precisa ser descrito por uma linguagem que lhe seja apropriada. Assim, a enxaqueca é notadamente um evento psicofisiológico, cuja compreensão requer uma espécie de diplopia mental (usando o termo de Jackson) e uma linguagem dupla. Os sintomas mais primitivos da enxaqueca são físicos e emocionais; a *náusea*, por exemplo, é uma sensação e um "estado de espírito" (os usos literal e figurativo da palavra *náusea* datam da mesma época); ela acontece na região em que a separação de sensações e emoções ainda não foi estabelecida. Sintomas mais complexos foram dicotomizados, por assim dizer, para podermos reconhecer, em cada estágio ao longo de todo o acesso, uma constante concomitância e paralelismo de sintomas físicos e emocionais. Podemos, por exemplo, descrever a sequência de uma enxaqueca típica (protótipo) segundo os cinco estágios a seguir:

(1) O *excitamento* ou excitação inicial de um acesso (causado externamente por um estímulo provocativo ou internamente por uma aura), no qual os aspectos emocionais podem ser sentidos como raiva, exaltação etc. e os aspectos fisiológicos como hiperacusia sensorial, escotomas cintilantes, parestesia etc.

(2) Um estado de *ingurgitamento* (às vezes chamado de pródromo, outras vezes simplesmente de estágios iniciais de um acesso), caracterizado por distensão visceral e estase, dilatação vascular, retenção fecal, retenção hídrica, tensão muscular etc. e, simultaneamente, sentimentos de tensão emocional, ansiedade, inquietação, irritabilidade etc.

(3) Um estado de *prostração* (frequentemente isolado por observação médica e denominado "ataque propriamente dito"), no qual o tono emocional é marcado por apatia, depressão e retraimento enquanto os sintomas físicos concomitantes são náusea, mal-estar, sonolência, debilidade, fraqueza e frouxidão muscular etc.

(4) O estado de recuperação ou *resolução*, que pode ocorrer abruptamente (crise) ou gradualmente (lise). No primeiro caso, pode haver uma violenta ejaculação visceral, como vômito ou espirros, ou um súbito excesso de emoção, ou ambas as coisas; no segundo, diversas atividades secretórias (diurese, diaforese, choro involuntário etc.) são acompanhadas por uma simultânea dissipação, ou catarse, dos sintomas emocionais existentes.

(5) O estado de *rebote* (se o acesso foi breve e compacto), no qual sentimentos de euforia e renovada energia são acompanhados por grande bem-estar físico, maior tono muscular e vivacidade: excitamento generalizado.

Essa notável sincronização entre o tono emocional e os sintomas somáticos permite-nos definir o estado psicofisiológico de uma enxaqueca, em qualquer tempo determinado, em termos de estado de espírito ou de estado autônomo (ou, mais precisamente, de excitação ou "sintonia" nervosa, conceitos que serão examinados pormenorizadamente no capítulo 11). Assim, podemos convenientemente representar o curso típico de uma enxaqueca em um "mapa" no qual tono emocional e excitamento foram selecionados como coordenadas (figura 6).

Podemos discorrer sucintamente sobre o tipo de relação possível entre esses sintomas somáticos e emocionais de uma enxaqueca, deixando para bem mais tarde (capítulo 13) o exame completo desse tópico. Considerando o problema da retenção de fluidos em acessos de enxaqueca, salientamos as conclusões de Wolff, baseadas em experimentos cuidadosos, de que a retenção de líquidos e a dor de cabeça vascular eram concomitantes mas não tinham relação causal uma com a outra; o mesmo vale, em boa medida, para os sintomas emocionais e somáticos simultâneos. A simultaneidade, se não pode ser explicada em termos de causalidade direta (os sintomas físicos causando os emocionais, ou vice-versa), deve ter sua origem identificada seja em uma causa antecedente comum, seja em uma ligação simbólica. Não existem outras possibilidades.

Devemos retomar agora o problema geral de categorizar a experiência da enxaqueca e formular com mais exatidão sua relação com a epilepsia idiopática, o desmaio, os ataques vagais, os distúrbios agudos do tono emocional etc., com os quais repetidamente notamos suas afinidades. Os termos dessa formulação, neste estágio, só podem ser clínicos.

Reconhecemos uma enxaqueca como sendo constituída por certos sintomas de certa duração em determinada sequência. A estrutura de uma enxaqueca é extremamente variável, mas apenas de três modos. Primeiro, todo o curso do acesso é variável em *duração*: a estrutura global de uma enxaqueca pode ser condensada ou extensa (é nesse sentido que Gowers se refere aos ataques vagais como epilepsias prolongadas); segundo, o curso de um acesso pode manifestar-se em diversos *níveis* no sistema nervoso — do nível das alucinações corticais ao dos distúrbios periféricos autônomos; terceiro, os sintomas em cada nível podem apresentar-se em muitas *combinações e permutações* diferentes. Portanto, em vez de conceber a enxaqueca como um evento muito específico e estereotipado, devemos imaginar uma ampla região abrangendo todo o repertório da enxaqueca e dos acessos semelhantes a ela; dentro dessa região, a estrutura da enxaqueca pode ser modulada na duração, no "nível vertical" e no "nível colateral", para usar os termos de Jackson.

A sequência de uma enxaqueca plenamente desenvolvida

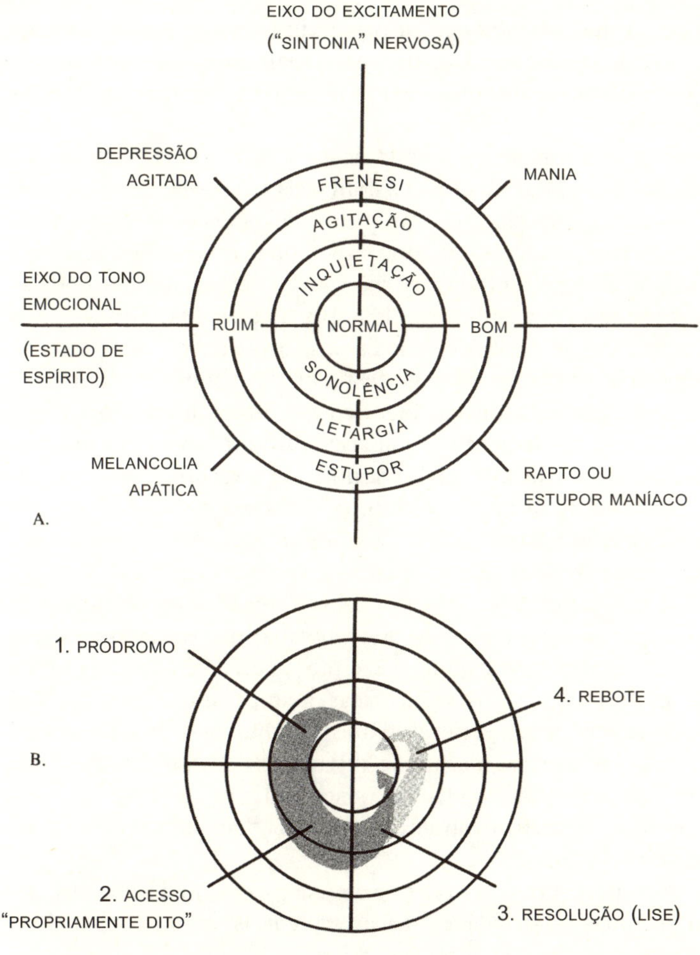

A.

B.

Figura 6. A configuração da enxaqueca, em relação ao estado de espírito e excitamento

O formato psicofisiológico ou configuração de uma enxaqueca prototípica, representado como uma função da "sintonia" nervosa (grau de excitamento) e do tono emocional. Os contornos das enxaquecas e de muitos outros fenômenos paroxísmicos complexos são convenientemente representados em um mapa deste tipo.

(isto é, a que não se encerra prematuramente e cujos estágios iniciais são reconhecidos) tem essencialmente dois estágios: o de excitamento e um prolongado estágio de inibição ou "desexcitamento".

É nesses termos que podemos primeiro perceber a proximidade do ciclo da enxaqueca com o da epilepsia, por um lado, e por outro com os mais tranquilos ciclos do despertar e dormir; os componentes do tono emocional que se destacam na enxaqueca requerem comparação, mais remotamente, com as fases excitatória e inibitória de algumas psicoses. Observamos a ocorrência de muitos estados transitórios entre todos esses: a ocorrência de "migralepsias", estados de insônia e hipomania que precedem enxaquecas e epilepsias, auras que lembram sonhos e pesadelos, depressão apática durante o estágio inibitório, ocorrência de enxaquecas sonolentas e estuporosas, o início de enxaquecas durante o sono, o abortamento delas por um sono breve e, finalmente, o sono longo e profundo que caracteristicamente sucede enxaquecas e epilepsias severas. Em todos os casos, podemos ver os estados inibitórios como variações mórbidas ou caricaturas do sono normal que sucedem excitações incomuns (pródromos e excitações de enxaqueca, convulsões epiléticas, agitações psicóticas) assim como o sono normal sucede as atividades do período que passamos acordados. Gowers situou as enxaquecas, desmaios, distúrbios do sono etc. na "fronteira" da epilepsia; podemos, justificadamente, reverter suas palavras e situar a enxaqueca e as reações semelhantes a ela na fronteira do sono.

É importante ressaltar que a enxaqueca não é uma suspensão de todas as atividades físicas e mentais, assim como não o são o sono ou os estupores psicóticos. Ao contrário, ela é repleta de atividades de cunho íntimo, particular. A inibição em um nível libera excitações em outros. A diminuição da atividade motora e das ligações com o mundo exterior durante uma enxaqueca vem junto com um grande aumento de atividades internas, de sintomas vegetativos e seus tonos emocionais concomitantes, regressivos — uma combinação paradoxal de violência interna e desligamento do exterior — análogo ao sonho no sono paradoxal ou às agitações e alucinações ocultas dos estupores psicóticos.

Gowers, observando as transformações graduais ou súbitas de um tipo de enxaqueca em outro ou de enxaquecas em epilepsias, ataques de desmaio etc., concluiu: "[...] Podemos perceber a misteriosa relação, mas não a podemos explicar". Não podemos fazer mais, neste estágio, do que salientar que todos esses ataques compartilham certa semelhança formal na estrutura, fundindo-se um no outro e na região da enxaqueca. Não podemos explorar mais a "misteriosa relação" sem examinar as *funções* da enxaqueca e de outras reações paroxísmicas que podem tomar o lugar desta. Devemos prosseguir, portanto, aprendendo por que ocorrem as enxaquecas.

Parte II

A OCORRÊNCIA DA ENXAQUECA

INTRODUÇÃO

Muitos pacientes julgam que suas enxaquecas ocorrem "espontaneamente" e sem causa. Essa opinião conduz cientificamente ao absurdo, emocionalmente ao fatalismo e terapeuticamente à impotência. Precisamos pressupor que todos os acessos de enxaqueca têm determinantes reais e passíveis de serem descobertos, por mais difícil que possa ser sua elucidação.

Os determinantes da enxaqueca são quase inumeráveis e podem apresentar-se em muitas combinações diferentes. Podemos simplificar a discussão a respeito deles, como fez Willis três séculos atrás, distinguindo causas predisponentes, excitatórias e acessórias da enxaqueca. Entre estas, Willis reconheceu os seguintes determinantes:

> Uma constituição ruim ou fraca das partes [...] às vezes inata e hereditária [...] uma irritação em algum membro ou víscera distante [...] mudanças de estação, condições atmosféricas, os grandes aspectos do Sol e da Lua, arrebatamentos violentos, erros na alimentação [...].

Nunca se pode prever com certeza a ocorrência de uma enxaqueca, mas nossa incapacidade de fazê-lo reflete apenas as limitações de nosso conhecimento. Na verdade, pode ser certo que, se as condições *a*, *b*, *c*, *d*... estiverem presentes, uma enxaqueca inevitavelmente ocorrerá, mas raramente, ou nunca, estamos de posse de todo o conhecimento pertinente. Assim, ficamos limitados a falar em termos de propensões e probabilidades.

O capítulo 6 é dedicado ao exame de fatores que predispõem um indivíduo à enxaqueca, tanto quanto esses fatores podem ser determinados na esfera clínica. No capítulo 7 discutimos a enxaqueca "idiopática", acessos que tendem a surgir periodicamente ou em intervalos irregulares, independentemente das circunstâncias externas da vida; os fatores excitatórios, em tais casos, devem ser interpretados como internos e relacionados a instabilidades e periodicidades inerentes no sistema nervoso. O capítulo 8 trata das muitas circunstâncias externas — físicas, fisiológicas e emocionais — que podem desencadear acessos de enxaqueca em pacientes predispostos; tais circunstâncias com frequência apresentam uma óbvia relação única com a ocorrência de cada acesso. No capítulo 9 examinamos a mais importante causa acessória das enxaquecas: poderosas necessidades e tensões emocionais que não encontram expressões diretas ou resolução e podem impelir pacientes predispostos a um padrão de repetidas enxaquecas.

6. A PREDISPOSIÇÃO À ENXAQUECA

Estamos habituados a considerar aprendida ou inata qualquer reação específica, o que tende a ser uma fonte de confusão ao se pensar nessas coisas. [...] *A reação será herdada ou adquirida? A resposta é: nenhuma das duas; tanto o Sim como o Não seriam muito enganosos.*

Hebb

Se dissermos que X é epilético, estaremos fazendo duas afirmações: que ele tem ataques e que ele tem uma propensão a ataques. Esta última é considerada inerente a ele; podemos chamá-la de predisposição, diátese ou constituição epilética. Pode-se considerar, ainda, que sua predisposição não só é inerente, mas também imutável ("uma vez epilético, sempre epilético"), e como tal o condena a toda uma vida de precauções, anticonvulsivos, restrições para dirigir veículos etc. Um correlato dessas pressuposições pode ser a identificação de "sinais" patognomônicos de uma constituição epilética — estigmas epiléticos.

Essas proposições têm uma história muito antiga e são corroboradas apenas parcialmente por dados aceitáveis; o que elas contêm de verdadeiro é claramente exagerado por um viés emocional. Afirmações semelhantes são feitas com frequência a respeito de "predisposição esquizofrênica", e também estas devem ser, e têm sido, sujeitas a uma cuidadosa investigação. Esses dois exemplos podem servir para introduzir o tema da predisposição à enxaqueca, que, embora não carregue as insinuações pejorativas das opiniões comumente existentes sobre as predisposições epilética ou esquizofrênica, revelará ser ainda mais complexo em suas implicações.

A ideia de uma predisposição à enxaqueca fundamenta-se em três grupos de dados: primeiro, e principalmente, estudos sobre a incidência familiar da enxaqueca e, em complemento a estes, estudos destinados a revelar sinais patognomônicos da diátese e a descobrir "fatores" ou "características" subjacentes às populações enxaquecosas e pré-enxaquecosas. A suposição básica, evidentemente, é que a enxaqueca é uma "doença" claramente definida, análoga, por exemplo, à doença falciforme, que ocorre em pessoas com caráter falciforme e, somente nessas pessoas, quando certas outras condições estão presentes.

A INCIDÊNCIA GLOBAL DA ENXAQUECA

A dor de cabeça é a queixa mais comum que os pacientes levam aos médicos, e a enxaqueca é o mais comum dos distúrbios funcionais que afligem os pacientes. Só existem números sobre a incidência de dor de cabeça de enxaqueca (enxaqueca cefálgica), e as estimativas de incidência desse mal na população global variam de 5% a 20%. Balyeat (1933) constatou incidência de 9,3% em uma população de quase 3 mil pessoas que interrogou. Lennox e Lennox (1960) descobriram que a enxaqueca ocorria em 6,3% dos estudantes de medicina, enfermeiras e pacientes não epiléticos que questionaram. A porcentagem encontrada por Fitz-Hugh (1940) chegou a 22%. A monografia de Wolff apresenta e analisa muitos outros dados.

É necessário fazer uma observação geral com respeito a todos esses dados sobre incidência. O questionário exclui muitas categorias de pacientes e de enxaquecas, como, por exemplo, as pessoas cujos acessos são infrequentes e não lembrados, aquelas que apresentam acessos leves e não diagnosticados e, não menos importante, os muitos pacientes que têm acessos de equivalente de enxaqueca ou auras isoladas e por essa razão não são considerados no mesmo quadro de referência. Podemos afirmar que uma minoria expressiva, talvez um décimo da população, sofre de enxaquecas cefálgicas razoavelmente comuns e imediatamente reconhecíveis. Podemos suspeitar que muitos mais têm enxaquecas ocasionais ou brandas, equivalentes ou auras. Certas formas de enxaqueca, ao que parece, são bem mais raras. Já se afirmou que a incidência de enxaqueca clássica não é superior a 1% da população total (provavelmente uma subestimativa); a nevralgia migranosa é ainda mais rara, e as formas hemiplégica e oftalmoplégica da enxaqueca são extremamente incomuns, podendo um clínico geral passar toda a sua vida profissional sem ter atendido um único caso.

OCORRÊNCIA NA FAMÍLIA E ENXAQUECA HERDADA

Há muito tempo se afirma, com razão, que a enxaqueca tem uma acentuada tendência a acometer sobretudo os membros de certas famílias, e existem inúmeros estudos clínicos e estatísticos que corroboram esse fato. Lennox (1941), analisando uma numerosa população de pacientes com enxaqueca (dor de cabeça), observou que 61% deles mencionaram que um dos pais sofria de enxaqueca, ao passo que apenas 11% de um grupo de controle indicaram a ocorrência do mal em parentes próximos. Friedman estimou que 65% dos enxaquecosos atendidos em uma clínica para tratamento de dor de cabeça indicaram haver casos de enxaqueca na família. O *fato* da incidência familiar frequente é indiscutível; a interpretação desse fato é que não está nem um pouco clara.

O mais ambicioso e apurado desses estudos estatísticos comparativos é o de Goodell, Lewontin e Wolff (1954). Esses pesquisadores selecionaram 119 pacientes que apresentavam "dores de cabeça severas e recorrentes em geral durante muitos anos", e submeteram todos eles a um minucioso questionário sobre a incidência de dores de cabeça de enxaqueca em outros membros da família (para os fins desse estudo não se fez distinção entre a enxaqueca clássica e a comum). Descobriram, em uma comparação dos filhos dessas famílias enxaquecosas, que a incidência de enxaqueca era de 28,6% nos que não tinham nenhum dos pais enxaquecosos, 44,2% nos que tinham um dos pais enxaquecoso e 69,2% nos que tinham pai e mãe que sofriam de enxaqueca. Goodell *et al.*, comparando a incidência observada com a esperada nos 832 filhos analisados no estudo, concluíram que "existe menos de uma chance em mil de que tais desvios [com relação à incidência esperada] ocorressem se fosse verdadeira a hipótese de a enxaqueca não ser herdada [...]. Ademais, é racional supor que a enxaqueca seja devida a um gene recessivo cuja penetrância é de aproximadamente 70%".

Devemos considerar essa conclusão altamente suspeita e até mesmo absurda, apesar da meticulosidade e elegância do estudo. Existem pelo menos três suposições ocultas de considerável dubiedade: a primeira relaciona-se à amostragem, a segunda à homogeneidade da população estudada e a terceira, a mais importante, à interpretação necessariamente ambígua de qualquer estudo desse tipo. Em primeiro lugar, foram estudados apenas pacientes com dor de cabeça de enxaqueca severa, recorrente e existente havia muito tempo, e o questionário a respeito dos parentes afetados foi similarmente moldado segundo tais critérios. É evidente, portanto, que se houvessem ocorrido acessos brandos, não lembrados ou infrequentes de dor de cabeça de enxaqueca, ou se em vez disso houvesse equivalentes ou aura de enxaqueca, os números da incidência teriam sido bem diversos dos obtidos. Em segundo lugar, foi suposto, sem fundamento algum, que a população considerada era geneticamente homogênea com relação à enxaqueca, isto é, que todas as enxaquecas consideradas, fossem clássicas, comuns ou de qualquer outro tipo, eram geneticamente equivalentes para os propósitos do estudo. Em terceiro lugar, e mais importante, *a incidência familiar não necessariamente implica herança.* Uma família não é apenas uma fonte de genes, mas uma circunstância ambiental cujo poder é imenso.[1] Goodell *et al.* não ignoram essa ressalva, porém não dão a ela o devido peso. Entretanto, é imprescindível atribuir-lhe a merecida importância, tendo em mente as evidências (que serão examinadas em capítulos posteriores) de que as reações enxaquecosas são prontamente adotadas, aprendidas e imitadas no ambiente familiar. Um estudo genético rigoroso teria de abranger filhos de pais enxaquecosos que houvessem sido criados por pais adotivos não enxaquecosos, ou, idealmente, a incidência de enxaqueca em gêmeos idênticos separados no nascimento. Nenhum método menos rigoroso é adequado para salientar os efeitos da "natureza" comparados com os da "criação" numa reação tão complexa e de determinação tão múltipla como a enxaqueca. Sem tais controles, os estudos estatísticos da enxaqueca (assim como os da esquizofrenia) não podem alegar fazer mais do que quantificar o que já se sabe: que a enxaqueca tende a ser mais comum em determinadas famílias. *Não podem* estabelecer uma base genética, muito menos uma base tão elementar (e inerentemente improvável) quanto um único gene com penetração parcial.

Se as ambiguidades de amostragem e a variabilidade de sintomas forem reduzidas e formas particularmente raras de enxaqueca forem estudadas, a probabilidade de uma base hereditária poderá ser postulada com mais plausibilidade. A enxaqueca clássica, por exemplo, é aproximadamente dez vezes mais rara do que a comum, porém tende a apresentar uma incidência familiar mais marcante. A enxaqueca hemiplégica, que não pode ser negligenciada ou esquecida, tende a permanecer "fiel à espécie", sendo extremamente rara na população em geral e quase sempre encontrada no contexto de acentuada incidência familiar (Whitty, 1953).[2]

A importância do tema não é apenas acadêmica, pois se um paciente considerar-se "condenado" a uma vida inteira de enxaquecas em razão de um funesto antecedente familiar da doença, e se o seu médico tiver uma visão igualmente fatalista do problema, as chances de intervenção terapêutica ficam muito reduzidas. Lennox e Lennox, normalmente mais racionais, escreveram: "Pessoas com enxaqueca deveriam pensar duas vezes antes de casar-se com parceiros cujos antecedentes pessoais ou familiares desse distúrbio são positivos". Essa afirmação, considerando o grau de dúvida em torno dos fatores genéticos e a avassaladora importância dos fatores ambientais, é quase monstruosa.

SINAIS DA CONSTITUIÇÃO ENXAQUECOSA

Agregaremos, para os propósitos da discussão, os dois outros elementos que fundamentam a ideia de uma predisposição enxaquecosa específica — a observação clínica de "sinais" e a observação experimental de "fatores" que supostamente levam ao diagnóstico de enxaqueca. Neste estágio, pouco mais faremos do que aludir a esses sinais e fatores, pois reservamos para mais tarde (capítulos 10 e 11) uma crítica pormenorizada do trabalho experimental que hoje em dia se faz sobre o assunto.

O termo *sinal*, neste nosso contexto, é uma característica clínica altamente correlacionada à tendência à enxaqueca e que, portanto, ocorre com frequência excepcional na maioria dos pacientes enxaquecosos e em muitos de seus familiares. Alguns desses sinais serão considerados parte integrante da constituição enxaquecosa, e outros podem ter uma ligação fortuita mas excepcionalmente incomum com a tendência à enxaqueca. A suposição oculta, em todos os casos, é a de que existe uma base genética unitária — Wolff fala em um "fator de linhagem" — subjacente à enxaqueca. Citando um exemplo particularmente fantasioso de uma alegada característica enxaquecosa:

> Uma evidência adicional do fator de linhagem na enxaqueca [escreve Wolff] é apresentada por Erik Ask-Upmark, que fez a interessante observação de que, em 36 pacientes sujeitos a acessos de dor de cabeça de enxaqueca, nove tinham mamilos invertidos, em contraste com 65 pessoas não sujeitas a enxaqueca, nas quais havia apenas um caso de mamilos invertidos.

A maioria dessas observações, ou teorias, imagina um tipo constitucional com determinadas características físicas e emocionais que seria particular ou unicamente propenso à enxaqueca. Tourraine e Draper (1934) falam em um "tipo constitucional característico" no qual o crânio apresenta traços acromegaloides, a inteligência é notável, mas a constituição emocional é pouco evoluída. Alvarez (1959) aponta como característica primordial das mulheres enxaquecosas:

> um corpo miúdo e aprumado, com seios firmes. Em geral essas mulheres vestem-se bem e movimentam-se com agilidade. Noventa e cinco por cento tinham mente sagaz e ávida e eram socialmente muito cativantes [...]. Cerca de 28% eram ruivas, e muitas tinham uma cabeleira exuberante [...]. Essas mulheres chegam bem conservadas à idade madura.

Greppi (1955) afirma perceber um "terreno" da enxaqueca, uma constelação psicofisiológica particular muito comum em pacientes enxaquecosos e característica deles: "[...] Há certa delicadeza ou graça [...]. Há sinais que indicam o desenvolvimento de inteligência e sensibilidade precoces, de um temperamento crítico e ponderado".

Essas descrições exemplificam a visão "romântica" da constituição enxaquecosa. É mais do que de interesse histórico o fato de tantos autores, da Antiguidade até nossos dias, preocuparem-se em apresentar uma imagem tão lisonjeira do enxaquecoso. Talvez se possa associar essa tendência ao fato de a maioria dos que escreveram sobre a enxaqueca terem sido enxaquecosos. Seja como for, tais descrições contrastam vivamente com os tradicionais relatos sobre epiléticos e sobre a constituição epilética, com suas ameaçadoras insinuações sobre "nódoa" hereditária e "estigmas" constitucionais.

Com frequência se afirma que as enxaquecas são específicas de determinada "personalidade enxaquecosa", a qual geralmente é descrita como obsessiva, rígida, impetuosa, perfeccionista etc. A adequação desse conceito pode ser medida pela constatação clínica de uma variedade imensa de contextos emocionais em pacientes de enxaqueca (ver capítulo 9) e será objeto de um exame crítico mais adiante (capítulo 13).

Alguns autores afirmam que os enxaquecosos podem ser classificados em uma ou outra das quatro categorias psicofisiológicas tradicionais (podendo ser empregados termos hipocráticos ou pavlovianos), suposição esta que um conhecimento superficial de um punhado de pacientes com enxaqueca fará cair por terra. Existem, porém, alguns indícios de que diferentes estilos de enxaqueca podem ser mais comuns em determinados tipos constitucionais, como percebeu Du Bois Reymond um século atrás. Por exemplo, pacientes propensos a enxaquecas "vermelhas" tendem a ser francamente excitáveis e a ficar vermelhos de raiva (eles são, nos termos de Pavlov, "tipos fortes excitáveis" ou "simpatico-tônicos"), enquanto os propensos a enxaquecas "brancas" tendem a empalidecer, desfalecer e ter reações de retraimento em face de estímulos emocionais ("tipos fracos inibitórios" ou "vagotônicos"). Mas nenhuma afirmação geral com respeito ao assunto é aplicável aos enxaquecosos em sua totalidade.

Outros autores sugerem que a tendência à enxaqueca pode ser indicada por diversos parâmetros fisiológicos: uma particular suscetibilidade ao movimento passivo, calor, exaustão e drogas que reduzem a atividade funcional (por exemplo, álcool e reserpina); reflexos cardiovasculares intensificados (por exemplo, sensibilidade patológica do bulbo carotídeo); "distúrbio microcirculatório" anatômico ou funcional; prevalência de disritmia cerebral de ondas lentas; diversas disfunções metabólicas e químicas. Neste estágio nada podemos fazer além de asseverar que não se comprovou que esses fatores sejam de importância crítica para os enxaquecosos como um todo, embora alguns deles possam apresentar variações uniformes em determinados subgrupos.

DIÁTESE ENXAQUECOSA E OUTROS DISTÚRBIOS

A ideia de que podem existir outros distúrbios correlacionados e ligados à diátese enxaquecosa e a tentativa de descobri-los não passam de uma extensão lógica das considerações já mencionadas, mas há várias questões específicas que requerem um exame separado. Essa é uma área de dúvida e debate, em parte com respeito aos fatos, em parte quanto à interpretação (sobretudo a interpretação de correlações estatísticas) e, não menos importante, com respeito à nomenclatura e semântica.

As opiniões sobre as questões mais básicas variam amplamente. Critchley (1963), nossa autoridade máxima no tema, declara:

> [...] No início da infância, a constituição enxaquecosa pode manifestar-se na forma de um eczema infantil; um pouco mais tarde, como enjoo em viagens. Em idade ligeiramente mais avançada, pode revelar-se em recorrentes acessos de vômito [...] Seriam as vítimas da enxaqueca mais ou menos propensas a desenvolver úlceras pépticas, doença coronariana, artrite reumatoide ou colite? Minha impressão clínica [...] é que existe uma espécie de correlação negativa. A enxaqueca vitalícia parece conferir uma espécie de proteção contra o posterior desenvolvimento de outros distúrbios relacionados à tensão.

Graham e Wolff, por outro lado, julgam as populações enxaquecosas excepcionalmente propensas a uma variedade de outros distúrbios. Graham (1952), catalogando os males de 46 pacientes de enxaqueca, descobriu que mais da metade sofria de cinesia, mais de um terço de manifestações alérgicas e um terço de dores de cabeça adicionais causadas por contração muscular. Além disso, suas histórias familiares eram em geral marcadas pela epilepsia (10%), alergias (30%), artrite (29%), hipertensão (60%), acidentes cerebrovasculares (40%) e “colapsos nervosos” (34%).

Wolff (1963), abordando a questão pelo lado oposto, encontrou queixas de dor de cabeça (vascular ou de contração muscular) especialmente frequentes em pacientes com doença cardíaca funcional, hipertensão essencial, rinite vasomotora, infecções das vias aéreas superiores, febre de feno e asma, disfunções gastrointestinais (úlcera duodenal etc.) e “psiconeuroses”. Como conciliar a imagem de Critchley — enxaquecosos como doentes privilegiados, desfrutando de uma espécie de imunidade contra outros distúrbios — com a visão pessimista de Graham e Wolff, que os retratam como assoberbados por inúmeras doenças? E se tais correlações positivas e negativas de fato existirem, como devemos interpretá-las?

Antes de entrar em qualquer discussão geral, precisamos investigar mais detalhadamente as evidências disponíveis sobre a correlação da enxaqueca com outros distúrbios específicos. Existe um consenso generalizado de que uma história de enjoo de viagem, vômito cíclico ou acessos biliosos nos primeiros anos de vida da pessoa é excepcionalmente frequente em pacientes com enxaqueca, embora tais tendências e ataques sejam "substituídos" por enxaquecas na idade adulta e, em sua maioria, prossigam só muito raramente com a intensidade original durante toda a vida. Qualquer afirmação que correlacione a cinesia e a enxaqueca, sendo puramente estatística e baseada em uma população numerosa, não pode ser contraditada. Porém, se alguém partir de uma abordagem estatística e se preocupar apenas com descrições de casos individuais, fica logo evidente que muitos pacientes com enxaqueca (sobretudo enxaqueca clássica) nunca tiveram cinesia ou erupções viscerais na infância e podem, na verdade, ter sido excepcionalmente resistentes até mesmo a estímulos que produzem náuseas na maioria da população; inversamente, é óbvio que muitas crianças que sofrem (ou gostam?) de vômito cíclico, cinesia e acessos biliosos nunca desenvolvem enxaqueca "adulta" em idade mais avançada.

Os fatos — ou melhor, os números citados, com as fontes de erro que os acompanham — são menos claros no que concerne à correlação da enxaqueca com hipertensão, alergias, epilepsias etc., e nos limitaremos a citar um punhado de estudos das várias centenas que sobrecarregam a literatura. Gardner, Mountains e Hines (1940) constataram uma incidência de enxaqueca cinco vezes maior em uma população hipertensa em comparação com um grupo de controle sem hipertensão. Esses autores demonstram uma adequada reserva ao interpretar seus dados, aceitando como igualmente admissível a hipótese de um fator genético comum e a de outros fatores também comuns (por exemplo, a predominância de raiva crônica inibida entre hipertensos e enxaquecosos). Balyeat (1933) surpreendeu-se tanto com a incidência de reações alérgicas em pacientes enxaquecosos e em suas famílias que confundiu correlação com identidade e afirmou que a enxaqueca *era* de natureza alérgica em muitos casos; tal opinião ganhou um espantoso número de adeptos, apesar de Wolff e outros demonstrarem em experimentos críticos que a enxaqueca quase nunca tem origem alérgica. Lennox e Lennox (1960) há tempos dedicaram-se ao execrado tópico das relações constitucionais entre enxaqueca e epilepsia. Constataram (com base em um estudo de mais de 2 mil epiléticos) que 23,9% deles têm casos de enxaqueca na família, proporção que excede bastante a da respectiva história familiar dos indivíduos do grupo de controle. Esses autores concluem que enxaqueca e epilepsia têm não só uma base "constitucional" comum, mas uma base genética afim.

A ENXAQUECA EM RELAÇÃO À IDADE

Os distúrbios constitucionais em geral manifestam-se relativamente cedo. Precisamos investigar se isso vale no caso da enxaqueca. Critchley (1933), em um dos primeiros artigos sobre o tema, afirmou: "A pessoa que não tiver diátese enxaquecosa desde os primeiros anos de vida nunca mais a terá. Não é provável que ela adquira o mal quando adulta [...]". Muitos dados presentes na literatura parecem contradizer essa suposição. Lennox e Lennox (1960), estudando trezentos pacientes enxaquecosos, notaram que 37,9% tiveram seu primeiro acesso na terceira década de vida ou mais tarde.

Minha própria experiência (com 1200 pacientes enxaquecosos, a maioria adultos) confirmou plenamente a frequência das enxaquecas iniciadas na idade adulta, e além disso indicou a necessidade de dividir o grupo todo em subgrupos menores, clinicamente homogêneos, antes de fazer qualquer afirmação significativa. A *enxaqueca clássica* tem talvez a maior propensão a surgir na infância ou início da idade adulta, mas já atendi uma dúzia de casos nos quais o acesso inicial ocorreu depois dos quarenta anos; o caráter distinto e severo das enxaquecas clássicas é tão marcante que torna improvável a pessoa não se lembrar delas. A ocorrência do primeiro acesso na meia-idade é muito mais frequente no caso das *enxaquecas comuns*, e entre estas já atendi pelo menos sessenta casos iniciados depois dos quarenta anos, e talvez um quinto destes surgidos depois dos cinquenta; esse padrão clínico é encontrado sobretudo em mulheres que podem tornar-se vítimas da enxaqueca durante ou após a menopausa. A *nevralgia migranosa*, sobretudo, é famosa pela probabilidade de aparecer em idade mais avançada; tive um paciente que sofreu um primeiro grupo de acessos com 98 anos, e muitos casos de início em meados da casa dos setenta já foram registrados na literatura. Existe indiscutivelmente uma tendência geral de a enxaqueca surgir nos primeiros anos de vida e variar de frequência em idade mais avançada, *ceteris paribus*, mas essa regra tem frequentes e importantes exceções.

O conceito de diátese enxaquecosa traz consigo a implicação de que a enxaqueca, de alguma forma, encontra-se latente no indivíduo até ser provocada a manifestar-se. A descrição de caso a seguir mostra como a enxaqueca pode permanecer inativa durante a maior parte da vida, apenas se pondo em ação, por assim dizer, devido a um incitamento ambiental extraordinário:

> *Caso 15* Esta paciente, de 75 anos, procurou-me queixando-se de ter enxaquecas clássicas severas e frequentes. Vinha sofrendo dois a três acessos por semana, cada um precedido por inconfundíveis imagens de fortificação e parestesia. Os acessos tinham começado imediatamente depois da morte trágica de seu marido em um acidente de carro. Ela admitiu estar muito deprimida e acalentando pensamentos suicidas. Perguntei-lhe se ela já tivera acessos semelhantes antes, e ela respondeu que tivera acessos muito parecidos na infân-

cia, mas, pelo que soubesse, depois disso ficara sem os ter durante 52 anos antes de seu paroxismo atual. No decorrer de algumas semanas, a depressão da paciente foi se dissipando, graças à influência conjunta do tempo, psicoterapia e medicamentos antidepressivos. A paciente "voltou a ser ela mesma" e suas enxaquecas clássicas desapareceram no limbo onde tinham estado latentes durante meio século.

Outra descrição de caso enfatiza com ainda mais eloquência que uma diátese enxaquecosa (que efetivamente o seja) pode permanecer latente e ignorada até a idade avançada:

Caso 38 Esta paciente, de 62 anos, teve dores de cabeça fortíssimas durante quatro meses. A primeira, de fato, foi tão alarmante que seu marido, um médico, providenciou imediatamente a internação dela em um hospital. Pensou-se na possibilidade de uma hemorragia subaracnoide ou lesão intracraniana, mas todos os exames resultaram negativos, e depois de três dias o acesso passou. Um mês depois ela teve um acesso semelhante, e, passado mais um mês, um terceiro. Foi nesse estágio que a atendi em uma consulta. Questionei a paciente, que era muito inteligente e confiável, e ela declarou ter certeza de que nunca tivera antes sintomas que se assemelhassem a seus acessos. Intrigado com a ocorrência mensal deles, perguntei se lhe haviam prescrito medicamentos recentemente, e ela de pronto mencionou que seu ginecologista receitara um preparado de hormônios, quatro meses antes, para ser tomado ciclicamente (era um preparado contraceptivo de estrogênio-progesterona prescrito para sintomas da pós-menopausa). Uma comparação de datas revelou que cada acesso ocorrera na semana entre os ciclos de administração dos hormônios. Aconselhei a paciente a não tomar os hormônios e observar os efeitos que isso produziria. Ela o fez, e não teve mais acessos.

COMENTÁRIOS GERAIS E CONCLUSÕES

Este capítulo, necessariamente, foi marcado por afirmações e contra-afirmações, dúvidas, hesitações e ressalvas. Devemos agora, para concluir, considerar as razões das dúvidas quanto aos estudos estatísticos sobre a predisposição à enxaqueca e refletir sobre os significados legítimos que ainda podem ser dados a esse conceito.

Nossos primeiros comentários devem ser a respeito da *validade da amostragem*. Para que afirmações quanto à frequência desta ou daquela característica em uma população tenham valor ou sejam de interesse, essa população deve ser relativamente homogênea. As afirmações desse tipo feitas com respeito à enxaqueca fundamentam-se na suposição de que se trata de um distúrbio único com base unitária. Elas nos apresentam uma variante da ficção do "homem médio": o "enxaquecoso médio" é mostrado como um perfeccionista hipertenso com um mamilo invertido, múltiplas alergias, antecedentes de cinesia, dois quintos de uma úlcera péptica e um primo em primeiro grau com epilepsia. A verdadeira experiência clínica logo convence qualquer profissional que trabalhe com pacientes enxaquecosos de que estes compõem um grupo extremamente heterogêneo. Alguns têm enxaquecas clássicas, outros, enxaquecas comuns; alguns apresentam histórias familiares marcadas pela enxaqueca, outros não têm nenhum caso na família; alguns são alérgicos, outros não; alguns reagem a determinados medicamentos, outros não; alguns são sensíveis ao álcool ou ao movimento passivo, outros não; alguns deixam de ter acessos quando jovens, outros têm os primeiros acessos em idade mais avançada; alguns têm enxaquecas vermelhas, outros, enxaquecas brancas; alguns têm componentes viscerais predominantes, outros têm sobretudo componentes cefálgicos; alguns são hiperativos, outros, letárgicos; alguns são obsessivos, outros, desleixados; alguns são brilhantes, outros, simplórios... Em suma, os enxaquecosos destacam-se por sua diversidade, tanto quanto qualquer outro segmento da população. Essa heterogeneidade da população e os sintomas em exame podem invalidar e tornar sem sentido qualquer levantamento estatístico, e requerem, para fins de investigação, que o material clínico seja separado em grupos menores e mais homogêneos. Se os dados são díspares, não devem ser colocados juntos para propósitos de comparação. Não é possível conciliar a suspeita clínica de Critchley sobre a correlação negativa entre a enxaqueca e outros distúrbios com as correlações positivas alegadas por Graham, Wolff e outros. O que temos de fazer é questionar o valor de toda e qualquer assertiva desse tipo. Para o médico observador, é evidente (e Critchley admitiu plenamente o fato em muitas publicações clínicas) que *alguns* pacientes enxaquecosos permanecem espantosamente fiéis às suas enxaquecas, aparentemente encontrando nelas a vazão e a expressão adequadas para qualquer instabilidade ou tensão nervosa que os esteja acometendo; outros pacientes apresentam transformações múltiplas e súbitas de um equivalente de enxaqueca em outro, ou de enxaqueca em asma, desmaios etc.; ainda um terceiro grupo parece possuir um enorme "apetite" psicossomático, acolhendo todo e qualquer distúrbio funcional que puder. Em alguns, a imagem da doença funcional é fixa e presente desde tenra idade, ancorada em algo imutável na reatividade física ou necessidades emocionais; em outros, as tensões emocionais continuamente moduladas podem produzir, sobre uma reatividade "xilofônica", uma série interminável de variações de enfermidades.

Nossa segunda preocupação deve ser com a *validade da interpretação* de correlações estatísticas. Suponhamos que determinado estudo tenha escapado aos erros de amostragem e chegado a um coeficiente de correlação, um número indicando a coincidência de dois fatores, *a* e *b*. Pode-se inferir que *a* causa *b*, que *b* causa *a* ou que ambos têm uma causa comum. Todas essas inferências, sobretudo a última, podem ser encontradas na literatura sobre a predisposição à enxaqueca; Balyeat, por exemplo, julga que a alergia causa enxaqueca, outros autores acreditam que ela provoca ou favorece acidentes cerebrovasculares, e a maioria aferra-se à hipótese de uma diátese comum

— o "fator de linhagem" de Wolff — que pode expressar-se em forma de enxaqueca ou de muitos outros distúrbios. Nenhuma dessas inferências pode ser confirmada apenas por resultados estatísticos. Uma correlação não passa de um número de coincidência, e em si mesma não implica uma conexão lógica entre os fenômenos estudados. Se determinado grupo de pacientes apresenta alta incidência de enxaqueca e hipertensão, pode haver uma dúzia de razões para isso, e os motivos de sua hipertensão não têm relação necessária com os de sua enxaqueca. A elevada incidência de reações alérgicas em pacientes enxaquecosos é generalizadamente reconhecida, mas a teoria de Balyeat sobre a causa alérgica das enxaquecas é demonstravelmente errada. Precisamos, nesse caso, recorrer a considerações sobre estratégia e analogia biológicas e afirmar simplesmente que as reações alérgicas e enxaquecosas podem atender a finalidades semelhantes no organismo (ver capítulo 12), e portanto alternar-se ou coexistir como opções fisiológicas equivalentes.

Nossa última preocupação é com a *validade dos termos* que têm sido empregados nessa área: predisposição, diátese, suscetibilidades constitucionais, fatores de linhagem etc. Podemos aceitar, com alguma reserva, que uma predisposição relativamente específica exista e seja transmitida em casos de enxaqueca hemiplégica e em muitos, embora de modo algum em todos, casos de enxaqueca clássica; mas essas entidades são raras, afetando menos de um décimo do total da população enxaquecosa. Nossas maiores dúvidas devem ser quanto à existência de qualquer predisposição específica à enxaqueca comum, e mais ainda quanto à existência de uma "diátese enxaquecosa" universal. Como, então, explicar a evidente limitação da enxaqueca a um segmento da população e sua incidência maior em certas famílias?

Neste estágio, não podemos aceitar senão os termos mais vagos e gerais. Parece claro que muitos pacientes enxaquecosos distinguem-se por *alguma coisa* que está presente em grau maior do que o normal.

A composição dessa "alguma coisa" é muito variada — não afirmou Critchley que ela pode manifestar-se, em tenra idade, como eczema infantil, cinesia e recorrentes acessos de vômito? E a essa breve lista devemos acrescentar todas as variedades de enxaqueca que foram mencionadas na parte I deste livro, e além delas as muitas outras reações paroxísmicas — desmaios, ataques vagais etc. — com as quais as enxaquecas podem fundir-se ou alternar-se. É nesses termos — de uma reação com múltiplos determinantes, com inúmeras variações de forma e uma plasticidade aparentemente interminável — que o conceito de diátese enxaquecosa deve ser empregado para poder conservar algum significado. Ademais, essa "alguma coisa" permite um número infinito de graduações, de modo que a população enxaquecosa, longe de ser claramente definida e destacada, confunde-se com a população em geral em todos os aspectos. Cada indivíduo, cada organismo deve ser considerado detentor do potencial para as reações *qualitativamente* afins à enxaqueca (ver capítulo 12), mas esse potencial é exacerbado, por assim dizer, e tornado específico em determinado segmento da população.[3] A cômoda pressuposição da "diátese enxaquecosa" como algo simples, específico, unitário, quantificável ou redutível à genética elementar nada explica, nada responde e admite como certo o que não está comprovado; pior ainda, obscurece a elucidação dos verdadeiros fatores determinantes da enxaqueca — no indivíduo e em seu ambiente — com o uso de um fraseado sem conteúdo. Sem dúvida existe alguma coisa em um paciente enxaquecoso que o faz mais propenso a seus acessos, mas a definição dessa "alguma coisa", dessa predisposição, exigirá que exploremos um campo de referência muito mais vasto do que as considerações genéticas e estatísticas mencionadas neste capítulo.

Se esperamos compreender um paciente enxaquecoso ou tratar dele, provavelmente descobriremos que as circunstâncias de sua vida têm suprema importância na determinação e conformação de seus sintomas. Quando tivermos explorado e ponderado exaustivamente tais fatores ambientais, poderemos legitimamente especular sobre as possibilidades de fatores constitucionais ou hereditários. A exploração minuciosa de histórias clínicas é indispensável para evitarmos as tentações dos conceitos puramente teóricos — "diátese" enxaquecosa, "fator de linhagem" de enxaqueca, herança de um único gene etc. — que podem não passar de ficções. Devemos adaptar as palavras com que Freud encerrou uma famosa descrição de caso:

> Estou ciente de que em muitas áreas se tem dado expressão a concepções [...] que ressaltam o fator hereditário, adquirido filogeneticamente [...]. Sou de opinião que as pessoas têm sido muito ávidas para encontrar-lhes um lugar e atribuir-lhes importância [...]. Julgo que essas concepções apenas são admissíveis quando observarmos estritamente a correta ordem de precedência e, depois de abrir caminho através dos estratos do que foi adquirido pelo indivíduo, depararmos finalmente com vestígios do que foi herdado.

7. ENXAQUECAS PERIÓDICAS E PAROXÍSMICAS

ENXAQUECA E OUTROS CICLOS BIOLÓGICOS

O equilíbrio nos sistemas biológicos é obtido somente pela contínua compensação de forças opostas. Com frequência ele é mantido homeostaticamente por pequenos ajustamentos contínuos a um sistema dinâmico. Em outras ocasiões, a obtenção do equilíbrio depende de profundas alterações do sistema que ocorrem em intervalos, cíclica ou esporadicamente. Alguns desses ciclos são universais, como a alternação entre dormir e acordar, enquanto outros manifestam-se apenas em uma fração da população, como nos ciclos da epilepsia, da psicose e da enxaqueca. Em todos esses casos, a tendência à repetição cíclica é inerente ao sistema nervoso, embora a periodicidade inata possa ser suscetível a diversas influências externas. Assim, designaremos como "enxaqueca periódica" os acessos que ocorrem em intervalos razoavelmente regulares, *independentemente do estilo de vida*, e "enxaquecas paroxísmicas" os acessos aparentemente espontâneos que ocorrem em intervalos irregulares ou muito separados.

A periodicidade, nesse sentido, pode marcar o padrão de qualquer forma de enxaqueca, mas é particularmente característica de enxaquecas clássicas e da enxaqueca em salvas. No caso da enxaqueca comum e dos equivalentes de enxaqueca, é mais difícil haver uma periodicidade inerente, e o padrão clínico dos acessos tende a depender muito mais das circunstâncias externas ou emocionais do paciente.

TEMPO DECORRIDO ENTRE OS ACESSOS

O tempo que decorre entre acessos de enxaqueca clássica sucessivos é em geral de duas a dez semanas, e cada paciente normalmente atém-se com certa uniformidade a seu próprio padrão temporal. Liveing cita os seguintes números:

> [...] [de 35 pacientes com enxaqueca periódica] em nove casos os acessos retornavam uma vez por quinzena, e em doze, uma vez por mês; intervalos de dois a três meses prevaleciam em sete pacientes. Os sete restantes apresentavam períodos excepcionalmente longos ou breves.

Números comparáveis foram encontrados por Klee (1968) em sua série de 150 casos cuidadosamente documentados: 33% dos pacientes tinham enxaqueca em intervalos de menos de um mês, 20% em intervalos de quatro a oito semanas, 26% de oito a doze semanas e os restantes 21%, de três meses ou mais. Minha experiência sobre os padrões de incidência de enxaqueca clássica está de acordo com esses dados. Porém, devemos salientar que números aproximados sobre incidência como esses podem ser ambíguos ou mesmo sem sentido se não se tomar o cuidado de excluir os efeitos de circunstâncias externas ou emocionais de recorrência periódica que provocam enxaquecas; mencionaremos adiante alguns determinantes de uma "pseudoperiodicidade" desse tipo.

O agrupamento das enxaquecas comuns, se forem excluídos os efeitos de circunstâncias fortuitas, tende a ser mais denso do que o das enxaquecas clássicas. Alguns dos pacientes severamente afetados podem ter dois ou mais acessos por semana, frequência esta que seria bastante incomum no caso da enxaqueca clássica. Podemos observar, fazendo uma digressão, que enxaquecas comuns periódicas muito frequentes têm uma marcante tendência a ocorrer durante a noite. Pacientes com enxaquecas comuns periódicas apenas uma vez por mês (como no caso de Du Bois Reymond, citado no início do primeiro capítulo) podem muitas vezes considerar-se relativamente afortunados. Muitas vezes, mas não sempre, pois parece haver uma tendência a uma relação recíproca entre a frequência e a intensidade desses acessos, com os mais espaçados sendo correspondentemente os mais severos. Um dos pacientes de Liveing expressou esse fato concisamente, e com certa insinuação moral, escrevendo:

> Já há muito deixei de apreciar os intervalos mais longos; sei que tenho *certa quantidade de sofrimento* para enfrentar, não importa como ela seja parcelada ou dividida, então acho melhor que seja regularmente.[1]

A mesma ideia revela-se no pormenorizado estudo estatístico de Klee. Assim, podemos conceber a intensidade total da enxaqueca, em muitos pacientes, como o produto da intensidade e da frequência dos acessos, e "certa quantidade de sofrimento" de que fala o paciente de Liveing como um *volume* de enxaqueca divisível em várias partes.

Também podemos considerar a enxaqueca em salvas uma forma de enxaqueca periódica, se encararmos todo o agrupamento de acessos (que pode compor-se de uma centena de acessos individuais de nevralgia migranosa) como um único e monstruoso acesso de enxaqueca. O intervalo entre os grupos de acessos é muito mais longo do que o verificado em enxaquecas comuns e clássicas; o intervalo médio pode ser de um ano, e a variação dos intervalos poderá ser de três meses a cinco anos. Alguns agrupamentos de acessos, podemos acrescentar, ocorrem em intervalos anuais com precisão quase total.

Padrões extravagantes de intermitência às vezes ocorrem, como no caso a seguir, o único de meus pacientes a apresentar agrupamentos periódicos de enxaquecas comuns:

> *Caso 52* Um homem de 55 anos, de temperamento sereno, que sofre "cercos" anuais de enxaqueca comum há dezenove anos. Durante um período de quatro a seis semanas, ele

fica totalmente incapacitado por acessos quase diários de grande intensidade e considerável duração (doze a vinte horas). Esses acessos caracterizam-se por dor de cabeça vascular bilateral, fortes náuseas, vômitos repetidos e muitos outros sintomas autônomos, isto é, que em nenhum sentido se assemelham a acessos de nevralgia migranosa. O cerco começa e termina de modo súbito, sem razão aparente, e o paciente fica totalmente isento de enxaqueca durante o resto do ano.

Os padrões de ocorrência mais irregulares são encontrados em alguns casos de enxaqueca clássica, e especialmente de auras de enxaqueca isoladas. Tive alguns desses pacientes, que podem passar seis, doze ou trinta meses sem ter um acesso e então enfrentar um súbito "período ruim" com três ou quatro acessos em rápida sucessão (tais dores de cabeça não são raras em alguns epiléticos).

IMUNIDADE ENTRE ACESSOS

Existe, caracteristicamente, um período de absoluta imunidade a outro acesso em seguida a todo acesso severo de enxaqueca periódica, como ressaltou Du Bois Reymond:[2] "[...] Por certo período depois do acesso, posso expor-me com impunidade a influências que antes teriam infalivelmente causado um acesso".

A imunidade diminui gradualmente, e a probabilidade do próximo acesso aumenta em proporção. Depois de terminada a imunidade absoluta, provocações fortes podem causar um acesso (um tanto prematuro). À medida que a imunidade relativa diminui, estímulos cada vez mais banais podem detonar o acesso iminente. Por fim, quando "chega a hora" (ou passa um pouco da hora) do acesso, ele *ocorre*, explosivamente, haja ou não uma provocação.

Essencialmente, ciclos semelhantes de sensibilidade e imunidade a acessos são encontrados em muitos casos de epilepsia e asma idiopáticas. Em cada um desses casos, em uma escala temporal diferente, devemos perceber a mesma forma de refração graduada e súbita descarga que é característica de todos os ciclos biológicos, da intermitência de um milésimo de segundo dos impulsos nervosos à mudança anual de folhas e peles.

APROXIMAÇÃO DE UM ACESSO

As enxaquecas periódicas, mais patentemente do que as outras, sobretudo quando são severas e infrequentes, tendem a apresentar sintomas prodrômicos bem definidos, inquietação, irritabilidade, constipação, retenção hídrica etc. antes das enxaquecas comuns ou clássicas, bem como, às vezes, uma forma peculiar de ardor ou desconforto local antes do início de um grupo de acessos (como no caso 7). Os pacientes com acessos severos muito infrequentes podem sentir outras formas de premonição fisiológica por alguns dias antes do verdadeiro acesso, assim como minúsculos abalos sísmicos podem assinalar a aproximação de um grande terremoto. Por exemplo, um paciente (caso 16) que tinha acessos de enxaqueca clássica a cada um ou dois anos observava pontos luminosos passando velozmente pelo seu campo visual durante dois ou três dias antes do acesso. Outros pacientes podem ter contrações mioclônicas, principalmente à noite, durante um ou dois dias antes de cada acesso raro, sintoma este também encontrado em alguns epiléticos.

PSEUDOPERIODICIDADE

Destacamos as enxaquecas periódicas, um tanto arbitrariamente, como expressões de um processo cíclico inerente ao sistema nervoso. Na prática, podemos ter muita dificuldade para separar os efeitos de uma periodicidade neuronial inata dos de outros ciclos internos (fisiológicos ou emocionais) ou de ciclos externos não descobertos. Podemos demonstrar essas ambiguidades com alguns exemplos clínicos.

Um colega meu, que sofre de nevralgia migranosa, afirma que seus acessos o acordam toda madrugada exatamente às três horas e que, se necessário, ele poderia acertar seu relógio com base nos acessos. Devemos atribuí-los a algum ciclo circadiano idiossincrático em seu sistema nervoso, a algum ciclo fisiológico oculto em outra parte do corpo, ao repique de algum relógio distante que provocaria um reflexo condicionado enxaquecoso ou a alguma sinistra lembrança da infância (testemunho de uma briga homérica) associada a essa hora fatídica? Um de meus pacientes (caso 10), que há muitos anos vem sofrendo acessos mensais de enxaqueca clássica, ocasionalmente substituídos por enxaqueca abdominal ou violentos distúrbios do humor, garantiu que seus acessos sempre coincidiram com a lua cheia, e apresentou um notável registro cronológico para comprovar o fato. Quando ele me descreveu sua história, lembrei as palavras ditas há tanto tempo por Willis a respeito dos "[...] grandes aspectos do Sol e da Lua" como determinantes de enxaqueca. O paciente parecia obcecado por suas enxaquecas lunares, mas eu não soube dizer se a lua causava a enxaqueca e esta, a obsessão, ou se a obsessão causava a enxaqueca. Uma periodicidade esquisita também pode caracterizar "enxaquecas de aniversário", que são análogas às "neuroses de aniversário". Nesse contexto, lembro-me de uma paciente, uma freira, que asseverava ter uma enxaqueca clássica toda Sexta-Feira Santa, uma versão contemporânea do estigma da Páscoa. Datas pessoais — natalícias, aniversários de casamento, de desastres, traumas etc. — não raro determinam acessos estritamente periódicos de enxaqueca ou de outras doenças funcionais.

Um dos temas recorrentes deste livro é o de que as enxaquecas manifestam-se em muitos níveis simultaneamente e que seu mecanismo, de modo semelhante, pode ser posto em movimento em qualquer nível ou em todos eles. Embora o precipitador de enxaquecas periódicas idiopáticas seja por definição neuronial, devemos admitir que mecanismos de desencadeamento igualmente eficazes podem existir em muitos outros níveis, de reflexos segmentares locais que adquiriram uma sensibilidade semelhante aos tiques a estímulos recorrentes no nível mais alto, nas formas de expectativas obsessivas, fantasias recapitulativas etc. Esteja o mecanismo do relógio situado originalmente no nível celular (como nas reações alérgicas), no molecular, no de periodicidades cerebrais ou no de motivos e emoções, isso pode posteriormente tornar-se irrelevante, pois a periodicidade dos acessos pode por fim passar a ser inerente e *arraigada* em cada nível funcional. Tais considerações vêm à mente com especial intensidade na interpretação das enxaquecas menstruais, nas quais é mais proveitoso considerar a enxaqueca não uma reação a um único "fator" isolado, mas um refletor de muitas periodicidades simultâneas — do nível hormonal, de periodicidades fisiológicas e biológicas fundamentais *e* de estados de espírito e motivos concorrentes. Qualquer um destes, é de se supor, pode ocasionalmente perpetuar o padrão periódico, como se pode inferir pela seguinte descrição de caso:

> *Caso 74* Esta mulher de 68 anos sofrera de enxaquecas menstruais, e só destas, desde os 21 anos de idade. Sua menopausa, trinta anos depois, não alterou esse padrão, e seus acessos continuaram a ocorrer em intervalos de 28 a trinta dias.

CONCLUSÕES

As formas de enxaqueca examinadas neste capítulo ilustram, *par excellence*, o conceito de "idiopatia" de Willis: súbitas explosões detonadas em um sistema nervoso carregado e à espera. O termo de Liveing, "tempestades nervosas", é uma metáfora incomparável, pois não se pode deixar de visualizar a lenta concentração de forças e tensões no sistema nervoso, a súbita irrupção de uma tempestade elétrica e, depois de tudo, o céu sereno e limpo.

Em acessos desse tipo, toda a enxaqueca — da primeira cintilação da aura, da primeira insinuação de excitamento prodrômico aos derradeiros ecos depois da resolução — apresenta-se como uma unidade integral; ela é, por assim dizer, pré-formada e completa, com uma tendência irrefreável de percorrer sua trajetória até dissipar-se e permitir o estabelecimento de um novo (embora temporário) equilíbrio fisiológico. As enxaquecas periódicas e paroxísmicas são difíceis de evitar e de ser abortadas, mas em troca prometem uma imunidade posterior de considerável duração. Também tendem, em seus sintomas e estilos, a ser as mais estereotipadas de todas as enxaquecas, as menos conformadas às circunstâncias e as menos influenciadas por sugestões e estratégias emocionais. Elas são *precipitadas*, abrupta e completamente, de uma solução fisiológica, de um modo que lembra a súbita cristalização de uma solução supersaturada. Marcam o clímax e o fim de uma estação fisiológica: o acesso "rebenta", como um fruto maduro deiscente, para que o ciclo possa reiniciar sua trajetória.

PÓS-ESCRITO (1992)

O conceito de "explosão" de Willis, o de "tempestades nervosas" de Liveing, o de "convulsividade" de Gowers — todos eles são imagens de instabilidade, de condição crítica, de singularidade, imagens de estados ou configurações intensamente críticos no sistema nervoso, pontos nos quais o mais leve estímulo pode ter um efeito catastrófico. A ideia desses estados ou pontos foi expressa pela primeira vez de modo geral por Clark Maxwell, na década de 1870. Após descrever a explosão do algodão-pólvora, ele afirmou:

> Em todos esses casos há uma circunstância comum — o sistema possui uma quantidade de energia potencial que é capaz de ser transformada em movimento, mas não pode começar a sofrer essa transformação antes de o sistema ter alcançado determinada configuração, cuja obtenção requer certo dispêndio de trabalho, o qual, em certos casos, pode

> ser infinitamente pequeno e em geral não guarda proporção definida com a energia que em consequência dali se desenvolve. Por exemplo, a rocha desprendida pela geada e equilibrada em um ponto singular da encosta da montanha, a diminuta faísca que começa um incêndio na grande floresta. [...] Toda existência acima de uma certa categoria tem seus pontos singulares. [...] Nesses pontos, influências cuja magnitude física é demasiado pequena para ser percebida [...] podem produzir resultados da maior importância.

Considerações semelhantes impuseram-se a mim quando pedi aos pacientes que fizessem um registro cronológico e descritivo de suas enxaquecas. Esses registros poderiam, de fato, revelar *causas* particulares (e muitas vezes ignoradas) das enxaquecas (como mencionado no capítulo 8), mas, como ocorre muitas vezes, não cumpriram esse desígnio, e mostraram que a situação não era de causa e efeito, e sim de *provocação* — a detonação dos acessos, em certo ponto, por estímulos que em outras ocasiões seriam ineficazes e banais. Eventos infinitesimais, sem importância em si mesmos, poderiam precipitar acessos, tornar-se momentosos assim que o sistema alcançasse "certa configuração", um "ponto singular" maxwelliano. Assim, deixa de existir uma relação linear entre estímulo e resposta, e não podemos mais falar em termos de causa e efeito — o comportamento do sistema torna-se não linear depois de transpor um ponto crítico. Mas se já não podemos estabelecer uma relação fixa com determinadas causas, isso não significa que os acessos estejam ocorrendo ao acaso, mas sim que devemos examinar o comportamento, a geometria no tempo de todo o sistema "dinâmico" altamente complexo. Já insinuamos (no pós-escrito do capítulo 1) que pode ser importante examinar a evolução de acessos individuais à luz de sua dinâmica global como sistemas complexos — e o mesmo vale, até mais ainda, para a ocorrência dos acessos, o "contínuo espaço-tempo", nas palavras do dr. Gooddy, "que o paciente enxaquecoso sofre e cria".

8. ENXAQUECA CIRCUNSTANCIAL

TRATAREMOS, NESTE CAPÍTULO, das circunstâncias que tendem a provocar acessos de enxaqueca. Limitaremos nossos termos de referência a *estados agudos e transitórios* que, como tais, podem produzir um único acesso de enxaqueca, deixando para examinar no capítulo seguinte a provocação circunstancial crônica. Nossos dados foram coligidos, em grande parte, a partir de observações feitas por pacientes confiáveis que aprenderam a atentar para a ocorrência de seus próprios acessos, a manter registros cronológicos e agir como observadores imparciais de suas próprias propensões. Esses dados são suplementados, aqui e ali, por observações experimentais feitas sob condições controladas. Devemos reiterar, ainda outra vez, que não se pode esperar estabelecer uma relação de correspondência exclusiva entre circunstância e acesso; existe no máximo uma tendência geral entre os dois.

As circunstâncias que temos de examinar são tão variadas e tão numerosas que alguma forma de classificação preliminar se faz necessária para auxiliar a exposição. As categorias adotadas são puramente informais e não têm pretensão de ser rigorosas. Tomei a liberdade de usar expressões coloquiais de quando em quando para emprestar mais colorido à descrição.

ENXAQUECAS DE EXCITAMENTO

O termo denota a ocorrência de enxaquecas em circunstâncias que ativam, excitam, incomodam e irritam o organismo.[1] Entre estas podemos reconhecer: luz, barulho, odores, inclemência climática, exercício, excitação, emoção violenta, dor somática e a ação de certas drogas. Devemos ainda incluir nessa categoria, como excitamentos *intrínsecos* tendentes a ser acompanhados por reação enxaquecosa, o excitamento de pródromos e auras de enxaqueca. Não pretendo aqui apresentar uma lista completa.

LUZ E BARULHO

Muitos pacientes garantem que luz forte e barulho ensurdecedor tendem a causar-lhes enxaqueca. Em geral eles enfatizam a intensidade e a duração da circunstância provocativa, seu caráter insuportável, a irritação que precede o acesso e o desejo explícito de encerrar a experiência e encontrar um lugar tranquilo e pouco iluminado. Vários pacientes dessa categoria adentram o consultório médico usando óculos escuros, e não são poucos os que aprenderam o significado de "fotofóbico". Praias lotadas no verão, com o sol fulgurando nas águas do mar, e oficinas mecânicas iluminadas por luzes fortes e diretas são causas comuns de queixas. Outros pacientes mencionam uma intolerância específica a filmes e televisão.

Com relação a esta última observação, a questão da *luz bruxuleante* como uma circunstância provocativa muito específica deve ser considerada. O mecanismo presumido da reação em tais casos é especial e será abordado separadamente neste capítulo.

ODORES

Já apontamos a ocorrência ocasional de alucinações olfativas na aura de enxaqueca e as muito comuns acentuação e distorção dos odores, junto com a intolerância aos mesmos, que podem ocorrer *durante* uma enxaqueca; ambas são, sem dúvida, responsáveis por várias histórias espúrias ou errôneas que, de outro modo, pareceriam indicar os odores como circunstâncias provocativas. Porém existem realmente, além desses casos, pacientes confiáveis que parecem ter desenvolvido, ou possuir já ao nascer, uma sensibilidade específica a determinados odores (o alcatrão é mencionado com frequência) ou uma sensibilidade geral a cheiros "ruins". Tais casos são mais comumente descritos na pitoresca literatura antiga. Liveing, por exemplo, cita o caso do seguinte paciente:

> Um ilustre membro da Academia, médico de hospital, que não pode participar de um exame *post-mortem* sem ser instantaneamente acometido por vômitos e um acesso de enxaqueca. A mesma coisa acontece se por acaso esquecerem de arejar completamente as enfermarias que estão sob seus cuidados antes de sua ronda.[2]

CLIMA RIGOROSO

Qualquer extremo climático, ou todos eles, ao que parece, pode ocasionar um acesso de enxaqueca em pacientes adequadamente predispostos ou ser apontado como a causa dele. Tempestades e ventos são os exemplos clássicos, e há vários pacientes que alegam ter uma espécie de clarividência meteorológica, jurando que são capazes de prever a aproximação dos ventos Hamsin ou Santa Anna ou um trovão iminente com base nas enxaquecas que sofrem nessas ocasiões. Uma colega minha contou-me que sua infância na Suíça anuviava-se, em certos períodos, com enxaquecas que a acometiam quando o vento sudoeste anual assolava Zurique, e que ela nunca teve acessos em outras épocas.

Outros pacientes, com reações menos exóticas, tendem a sofrer repetidas enxaquecas quando o clima está muito quente ou úmido. Nesse caso, as circunstâncias provocativas talvez devam ser interpretadas de modo diferente, como tendentes a induzir estados de desânimo e prostração que favorecem o surgimento de enxaqueca.

EXERCÍCIO — EXCITAÇÃO — EMOÇÃO

O *exercício violento* (que por sua natureza inclui elementos de excitamento fisiológico e psicológico) é com frequência mencionado como a única causa de enxaqueca em pacientes mais jovens. Caracteristicamente, o acesso sobrevém pouco *depois* do exercício, sendo muito raro acontecer enquanto ele está sendo executado. Lembremos aqui um paciente já mencionado (caso 25, p. 158), cujos acessos de enxaqueca clássica com componente facioplégico ocorriam depois de uma corrida violentamente competitiva pelo campo e em nenhuma outra ocasião.

As *emoções violentas* superam todas as demais circunstâncias na capacidade de provocar reações de enxaqueca, e em muitos pacientes — sobretudo os que têm enxaquecas clássicas — elas são responsáveis pela grande maioria dos acessos. Liveing escreveu: "Não parece ter grande importância qual seja o caráter da emoção, contanto que seja sentida intensamente". A meu ver, porém, podemos ser mais específicos: constatamos que, na prática, a *raiva* súbita é o precipitador mais comum, embora o *medo* (pânico) possa ser igualmente poderoso em pacientes mais jovens. A súbita *elação* (como num momento de triunfo ou inesperada boa sorte) pode ter o mesmo efeito.

Tais reações têm um caráter paradoxal, pois tendem a *apoderar-se* da pessoa em plena excitação ou logo após o auge do excitamento. Existem diversos paralelos clínicos, alguns dos quais podem servir de "alternativas" à reação de enxaqueca: devemos ressaltar as reações extremamente agudas de narcolepsia e cataplexia (que muitas vezes ocorrem em resposta a raiva, orgasmo ou excitamento hilariante), as reações de "desmaio" (síncope vasovagal) e "desfalecimento" (estupor histérico) em resposta a um súbito "choque" emocional — agradável ou desagradável — e, em contextos mais patológicos, as reações de "congelamento" (como as apresentadas por pacientes parkinsonianos) e de "bloqueio" (como as de pacientes esquizofrênicos). As reações desse tipo não são exclusivas de seres humanos; encontraremos referências a uma variedade de analogias biológicas no capítulo 11.

Devemos observar que as emoções provocativas, em todos os casos, seriam classificadas como "cinéticas" na terminologia de James Joyce: elas excitam o organismo e tendem, em seu curso normal, a levar à ação (luta, fuga, pulos de alegria, risadas etc.). Podem ser contrastadas com as emoções "estáticas" (medo, horror, pena, pasmo etc.), que se expressam em quietude e silêncio e extinguem-se lentamente, depois de muitas horas, por lise ou catarse. É raríssimo essas emoções estáticas desencadearem uma enxaqueca.

Podemos reconhecer aqui dois *estilos* de dissipação de tensão ou emoção: a ejaculação (seja verbal, somática ou visceral) que dissipa subitamente um estado de tensão, e um desaparecimento lento, uma lise, que faz a mesma coisa, porém mais gradualmente: gargalhada *versus* lágrimas, faísca *versus* fogo de santelmo.

Outras formas de excitamento psicofisiológico podem ser mencionadas brevemente. Alguns pacientes têm a infelicidade de sofrer enxaquecas logo em seguida a um *orgasmo* (ver caso 2 e caso 55, respectivamente nas páginas 154 e 243).

Finalmente, como já apontamos, todo o ciclo de excitamento-inibição pode tornar-se integral e internalizado, com uma aura ou pródromo atuando como provocação para uma enxaqueca.

DOR

A dor somática (em músculos e pele) tende a provocar e excitar; a dor visceral (em vísceras, vasos etc.) tende a produzir o efeito oposto, causando náuseas, passividade etc. Ambas podem induzir enxaquecas, embora por mecanismos diferentes. Talvez o exemplo mais comum da primeira em ação seja fornecido pela ocorrência de uma lesão aguda (muscular) em um homem ativo, o qual, excitado, encolerizado e tolhido pela dor, desenvolve uma enxaqueca sobreposta a seus outros problemas. Os efeitos da dor visceral serão abordados adiante.

A questão das *ações de drogas* em relação à enxaqueca será deixada para um exame separado ainda neste capítulo.

ENXAQUECAS "DE EXTENUAÇÃO" E REAÇÕES DE "QUEBRADEIRA"

Esses neologismos denotam a ocorrência de enxaquecas em circunstâncias de exaustão, prostração, sedação, passividade, sono etc. Em condições normais, muitas delas são fisiologicamente associadas a estados de agradável saciedade e consumação, deleitável sonolência e relaxamento, sono reparador. Mas sendo a reação fisiológica mais intensa, assumindo um tono emocional desagradável, teremos uma *reação de extenuação* de um tipo ou de outro. As reações de extenuação, portanto, representam magnificações e caricaturas de estados de tranquilidade e repouso.

COMER E JEJUAR

Uma lauta refeição é seguida por sensações agradáveis de satisfação e consumação, leve entorpecimento e ativos, mas imperceptíveis, processos da digestão etc. Um exame mais atento revelará uma multiplicidade de reações pós-prandiais:

> Apresentou-se o quadro da atividade parassimpática em um homem idoso dormindo depois do jantar. Seu ritmo cardíaco é lento, a respiração é ruidosa devido à constrição bronquial; suas pupilas são pequenas, gotas de saliva podem escorrer-lhe pelo canto da boca. Um estetoscópio colocado em seu abdômen revelará intensa atividade intestinal. (Burn, 1963)

Essa descrição fornece uma dissecação repulsiva, quase swiftiana, de um velhinho simpático tirando sua soneca depois da refeição.

Consideremos agora essas mesmas reações fisiológicas ampliadas, distorcidas e tornadas sintomáticas. Podemos reconhecer três "síndromes de extenuação" nesse contexto: "indigestão", "síndrome de abatimento" e "enxaqueca pós-prandial". Podemos dizer, se preferirmos, que a primeira "deve-se" a um estômago sobrecarregado e a segunda, a uma hipoglicemia aguda — embora ambas as afirmações sejam questionáveis. Porém, fenomenologicamente, todas elas representam arremedos, ou variações patológicas, do torpor e do estado vegetativo pós-prandial.

Devemos considerar também certas reações patológicas ao *jejum*. Decorridas algumas horas desde a última refeição ingerida, a reação "normal" é a pessoa tornar-se um tanto inquieta e pensar em quando chegará a hora de comer — ou seja, atividade e excitação do apetite. Se não for feita uma refeição e o jejum se prolongar, cedo ou tarde sobrevirão sintomas de prostração e colapso. Em alguns pacientes, o açúcar do sangue deixará de ser mantido depois de *x* horas de jejum. E uma pequena mas definida proporção de pacientes é propensa a reações de enxaqueca nessas circunstâncias.

> *Caso 54* Esta mulher de 47 anos sofria três a cinco enxaquecas comuns por mês, sem causa imediatamente discernível. Foi-lhe recomendado manter um diário, na esperança de que isso pudesse revelar alguma circunstância provocativa que tivesse passado despercebida anteriormente. O diário revelou, na consulta seguinte, que seus acessos tendiam a ocorrer quando ela não tomava o café da manhã. Foi feito um teste de tolerância oral à glicose prolongado, revelando uma glicemia de cinco horas de 44 mg por cento. Nessa altura, a paciente estava pálida, suava e queixava-se de dor de cabeça. Testes adicionais estabeleceram o diagnóstico de "hipoglicemia funcional". A paciente foi instruída a não negligenciar jamais o desjejum e a manter suco de laranja açucarado em seu criado-mudo. Dali em diante, ficou praticamente livre de acessos.

CLIMA QUENTE E FEBRE

Reações normais ao clima quente incluem lassidão e suor; quando ocorre febre, podemos acrescentar a esses sintomas o mal-estar e a dor de cabeça vascular. Vários pacientes enxaquecosos demonstram uma reação exacerbada a estímulos térmicos e tendem a ter acessos em associação ao clima quente e às febres. Assim, um ataque de "gripe" branda ou um "resfriado" febril, que para a maioria das pessoas seria algo trivial, pode originar uma enxaqueca que incapacitará pacientes predispostos.

MOVIMENTO PASSIVO

Um suave movimento passivo é normalmente tranquilizador e soporífero — desse modo pode-se embalar um bebê até ele adormecer. Porém, em certa parcela da população, a reação ao movimento passivo (ou estimulação vestibular direta) é desordenada e intolerável — essas pessoas podem sofrer de intensa cinesia na infância (com náuseas, vômitos, palidez, suores frios etc.) ou mais tarde; se a dor de cabeça vascular estiver presente em adição aos sintomas acima, pode ocorrer em consequência uma enxaqueca de movimento. As reações exageradas à estimulação vestibular são talvez as mais comuns, e com certeza as mais incapacitantes idiossincrasias de muitos pacientes enxaquecosos, e por esse motivo eles podem ver-se afastados dos prazeres mais simples da vida: o balanço na infância, a montanha-russa na adolescência e em todas as épocas as viagens de ônibus, trem, navio ou avião. É importante notar que a *passividade* e a estimulação passiva são essenciais nessas reações; muitos pacientes que têm grande propensão a cinesias são perfeitamente capazes de dirigir seus próprios automóveis ou pilotar seus barcos e aviões.

EXAUSTÃO

Um dia de trabalho árduo normalmente traz um delicioso cansaço, mas pode, em pacientes predispostos, determinar uma variação patológica, ou seja, a exaustão, o colapso incipiente e, às vezes, uma enxaqueca. Pode haver uma incapacidade semelhante para tolerar a perda de algum tempo de sono que seria suportada sem dificuldade pela maioria da população. Essa privação de sono tem grande probabilidade de provocar uma enxaqueca ou uma reação enxaquecoide em pacientes predispostos, e não raro outras reações afins discutidas no capítulo 5, em especial a narcolepsia. Outros fatores, como doença, diarreia, jejum etc., podem combinar-se a uma fadiga ou déficit de sono que de outro modo seriam insignificantes e levar a um nível de exaustão crucial, podendo então ocorrer uma reação "de extenuação". Parry (que tinha auras visuais isoladas) observou a seu próprio respeito que: "A exaustão intensa, ainda mais se acompanhada de um jejum de oito a dez horas [...] às vezes as provoca [...] assim como a exaustão seguida de um forte acesso de diarreia".

REAÇÕES A DROGAS

Já mencionamos o tema das reações a drogas em relação à enxaqueca em vários contextos, por exemplo em alusão a "ressacas", reações anormais à reserpina etc. Também essas reações devem ser interpretadas como magnificações e perversões de respostas fisiológicas normais. Qualquer pessoa tende a sentir-se sonolenta ou ligeiramente indisposta depois de muitas doses de bebida, mas a náusea intensa, ou uma enxaqueca comum ou um acesso de nevralgia migranosa depois de uma só dose de bebida são reações excessivas e representam a reatividade anormal que muitos enxaquecosos têm de aprender a aceitar em si mesmos, quer prefiram capitular ante a predisposição, desafiá-la ou "arriscar". De modo semelhante, as "ressacas", quando plenamente desenvolvidas, representam uma reatividade patológica e não raro são o arauto, ou o primeiro sinal, de um futuro candidato a enxaquecoso.

Existe, além do álcool, um número imenso de drogas que reduzem a atividade funcional, algumas das quais são notoriamente perigosas para certos pacientes. Destas, a mais mal-afamada de todas talvez seja a *reserpina*, que pode ser usada em uma variedade de preparações comerciais para controlar a hipertensão. A reserpina pode provocar não apenas a enxaqueca, mas também outras reações afins, como estupor, narcolepsia, choque, depressão (psicológica) e acinesia parkinsoniana.

Os usos e abusos de *anfetaminas* também devem ser mencionados neste contexto. As anfetaminas causam uma possante excitação da atividade nervosa central e periférica, o que tende a ser seguido por uma proporcional "extenuação" quando sua ação se extingue. Já vimos que alguns pacientes fazem comparações espontâneas entre as fases excitatória e inibitória de suas auras com a ação (ou ações) da anfetamina (ver casos 67, p. 105, e 69, pp. 131-2); posteriormente teremos oportunidade de discorrer sobre os usos terapêuticos das anfetaminas na enxaqueca (parte IV). Nossa preocupação neste estágio é com a tendência à enxaqueca e outras reações afins no período de "abatimento" que se segue a doses elevadas de anfetamina. A descrição de caso a seguir é instrutiva:

> *Caso 43* Esta paciente de 23 anos tinha uma ou duas enxaquecas comuns por mês desde os dezenove anos. Oito semanas antes de procurar-me para consulta, sua enfermidade subitamente agravou-se. Ela relatou que passara a sofrer enxaquecas diárias, a princípio confluentes umas com as outras ("estado enxaquecoso"). Outros sintomas muito recentes incluíam fadiga intensa, narcolepsias frequentes, lacrimação persistente, diarreia e depressão. De início, vi-me incapaz de explicar essa mudança repentina e misteriosa em seu estado, e imaginei se poderia ter ocorrido alguma tragédia emocional que ela relutava em revelar. Na segunda

consulta, ela admitiu que fora viciada em Ritalina, ingerindo diariamente não menos que 1600 mg durante mais de um ano. Ao parar de tomar a droga abruptamente, ela sofreu a monstruosa síndrome de abstinência acima — um "estado" parassimpático depressivo, de extenuação.

SITUAÇÕES DE "AFROUXAMENTO"

É bem sabido que as enxaquecas tendem a ocorrer "depois do evento", seja ele qual for. Por exemplo, há pacientes que muitas vezes se queixam de ter enxaquecas depois de uma prova na escola, do nascimento de um filho, de um triunfo nos negócios, de um feriado etc. Um importante padrão recorrente desse tipo é exemplificado pelas "enxaquecas de fim de semana" (que às vezes se alternam com depressões, diarreias, "resfriados" de fim de semana etc.) durante o período de extenuação que sucede uma semana agitada. Tais propensões serão examinadas com mais detalhes no capítulo 9 e na parte III.

ENXAQUECA NOTURNA

É bem comum pacientes espantarem-se por às vezes serem despertados do sono por uma enxaqueca, e seu espanto pode até aumentar quando lhes garantimos que uma associação entre o sono e a enxaqueca não é meramente comum, mas bem provável.

Podemos distinguir diversas variedades de enxaqueca noturna com base em histórias pormenorizadas. Existem acessos que sobrevêm na calada da noite, sacudindo os pacientes de um sono profundo; outros tendem a ocorrer ao raiar o dia, intrometendo-se em uma incômoda modorra matutina; há os que se misturam aos sonhos (as histórias mais confiáveis são obtidas de alguns pacientes com enxaqueca clássica, que despertam no segundo estágio, o da dor de cabeça, com uma lembrança nítida das imagens oníricas e das figuras escotomatosas que se mesclaram); e existem os acessos associados a pesadelos (terrores noturnos e sonambulismos).[3]

Os acessos de nevralgia migranosa, *par excellence*, tendem a acordar os pacientes dos estágios mais profundos do sono. O início desses acessos é extremamente agudo, e no entanto os que sofrem deles nunca são capazes de lembrar os sonhos do momento em que o acesso começou.

A enxaqueca clássica é noturna ocasionalmente, e a enxaqueca comum, com muita frequência; em minhas anotações constam mais de quarenta pacientes severamente afetados cujos numerosos acessos são *exclusivamente* noturnos. Muitos desses pacientes afirmam que sonham mais, ou mais vividamente, nas noites em que têm enxaquecas, e estudos eletroencefalográficos cobrindo toda uma noite, feitos com pacientes desse tipo, mostram um evidente aumento na quantidade de sono paradoxal (o sono de movimentos rápidos dos olhos, ou de sonho) associado aos seus acessos (dr. J. Dexter, 1968, comunicação pessoal).

Pacientes propensos a pesadelos contam histórias excepcionalmente claras com relação à frequente ligação da experiência do pesadelo com sintomas de enxaqueca posteriores (ver caso 75, por exemplo). O fato da associação é mais claro do que sua interpretação; é difícil afirmar se a experiência do sonho ou pesadelo causa uma enxaqueca, é causada por uma enxaqueca ou simplesmente apresenta várias similaridades clínicas e fisiológicas com a experiência da enxaqueca.

Tampouco essas interpretações são mutuamente exclusivas. Citamos várias descrições de caso que ilustram a ocorrência de "estados oníricos", estados delirantes e "pesadelos diurnos" como componentes de auras de enxaqueca, e poderíamos indagar se em alguns casos de conjunção muito constante entre pesadelos e enxaquecas clássicas os primeiros não constituiriam, eles próprios, a principal ou única manifestação de uma aura.

Com igual plausibilidade, poderíamos imaginar que a intensa excitação emocional e fisiológica do estado onírico (e especialmente do pesadelo) fornece um estímulo excitante adequado para produzir enxaquecas em pacientes predispostos.

Neste estágio, não podemos fazer mais do que notar a inegável tendência de as enxaquecas ocorrerem durante o sono e serem associadas, em particular, ao sono agitado e com sonhos.

ENXAQUECA DE RESSONÂNCIA

Trataremos aqui de uma importante forma de enxaqueca circunstancial que é muito específica, embora um tanto rara: o surgimento de um escotoma cintilante devido à luz que vibra em certas frequências, a estímulos visuais padronizados de um tipo específico e mesmo a determinadas imagens e memórias visuais.[4]

A luz bruxuleante de qualquer origem — emitida por uma lâmpada fluorescente ou um tubo de televisor, refletida por telas de cinema ou superfícies metálicas etc. — pode provocar o aparecimento *imediato* de um escotoma cintilante com uma frequência de cintilação idêntica à frequência do estímulo provocador. O uso de um estroboscópio demonstra que apenas frequências de vibração em uma faixa estreita (entre oito a doze estímulos por segundo) são eficazes para provocar o escotoma cintilante. Também foi demonstrado que a mesma faixa de frequência é a mais eficaz para provocar espasmos fotomioclônicos ou verdadeira epilepsia fotogênica em pacientes predispostos.

Vários pacientes forneceram-me descrições precisas desses escotomas fotogênicos; uma das mais interessantes foi a de uma enfermeira que também apresentava fotomioclono e epilepsia fotogênica como reações alternativas à luz bruxuleante.

A fixação visual em padrões apropriados pode, de modo semelhante, atuar como um estímulo de vibração. Liveing deixou diversas descrições a esse respeito: "[...] O sr. Piorry afirma [...] que ele é capaz de produzir quando deseja o fenômeno do círculo luminoso vibratório fixando com força o olhar ou lendo".

Liveing refere-se também a um paciente cujos acessos ocasionalmente eram provocados quando ele olhava para um papel de parede ou um vestido listrado. É imperioso percebermos a existência de forte analogia entre esses fenômenos e os da epilepsia fotogênica e da epilepsia provocada por leitura. No caso da primeira, por exemplo, o estímulo de um padrão em movimento pode ser obtido agitando-se rapidamente os dedos da mão na frente dos olhos, ou — em um caso descrito na literatura — saltitando em frente a uma persiana.

A analogia pode ser levada ainda mais adiante. Penfield e Perot (1963), em um vasto estudo sobre seus pacientes epiléticos, descrevem a "precipitação psíquica" de ataques em alguns deles pela visualização vívida das circunstâncias do ataque original (primal). De modo semelhante, Liveing observou que no caso de sir John Herschel, "que sofria estados enxaquecosos puramente visuais [...] um acesso produzia-se nele ao permitir que a mente se demorasse na descrição dos fenômenos".

Somos forçados a procurar explicação para dois fatos: o caráter *imediato* da reação escotomatosa e sua *sincronização* de precisão numérica com o estímulo vibratório. A conjetura mais ponderada é a de que tais fenômenos devem-se a uma harmonização quantitativa, ou *ressonância* no sistema nervoso, sucedendo o impacto de estímulos apropriados.[5] Os estímulos provocativos não são necessariamente visuais — a própria palavra "ressonância" sugere o som! A intolerância ao barulho (fonofobia) é uma característica quase universal do componente de irritabilidade de muitas enxaquecas, mas o que precisamos destacar aqui é o poder *particularmente* agravante ou provocativo de *sons de determinada frequência*.

Vivemos em um ambiente cada vez mais agressivo e barulhento, e alguns enxaquecosos podem nos fornecer as mais claras histórias sobre efeitos provocativos desse ambiente. Alguns pacientes são afetados de imediato pelo som de britadeiras — e afirmam que a trepidação rápida e repetitiva delas tem especial tendência a provocar-lhes enxaqueca. Eles não se queixam só da intensidade, mas do barulho *matracolejante* que essas máquinas fazem. A combinação de intensidade elevada com repetição insistente faz com que a percussão da música alta do rock provoque enxaquecas em alguns pacientes, fenômeno este análogo à epilepsia precipitada por música.

Intolerável não é a intensidade do som em si, nem algum timbre especialmente detestado, mas, muito especificamente, a sua *frequência*, e isso pode ser testado experimentalmente em laboratório clínico, monitorando as ondas cerebrais do paciente por eletroencefalograma. Pode-se constatar, nessas circunstâncias, que apenas *frequências específicas* de luz que pisca ou de barulho ritmado causam graves distúrbios nos padrões das ondas cerebrais, primeiro *impulsionando-as* a entrar em sincronia com o estímulo e depois *detonando* uma reação cerebral paroxísmica severa.

Em marcante contraste, os estímulos musicais agradáveis, melodiosos e verdadeiramente harmônicos restauram com rapidez a constância e a cadência rítmica das ondas cerebrais e podem fazer cessar a reação paroxísmica, tanto no campo clínico como no elétrico. Podemos perceber nitidamente como o som *errado*, ou "antimusical", é patogênico e causador de enxaqueca, enquanto o som *certo* — música apropriada — é de fato tranquilizador e restaura imediatamente a saúde cerebral. Esses efeitos são notáveis e fundamentais, e nos lembram um aforismo de Novalis: "Toda doença é um problema musical; toda cura é uma solução musical".

Uma reação semelhante — primeiro "impulsionar" e depois "detonar" (para usarmos termos essenciais do jargão eletroencefalográfico) — pode ser provocada por *estímulos táteis*. No capítulo 3 apresentamos um bom exemplo disso (caso 75), no qual a intensa vibração de uma motocicleta provocou enxaqueca.

ENXAQUECAS PROVOCADAS POR DISTORÇÕES DO CAMPO VISUAL

Assim como as enxaquecas podem ser provocadas por ritmos incomuns e distúrbios no *tempo*, podem ser precipitadas por simetrias ou assimetrias estranhas no *espaço*. A descrição a seguir, feita por um observador talentoso (caso 90), indica essa estranha sensibilidade ou vulnerabilidade espacial em alguns pacientes:

> Assim como algumas de minhas enxaquecas começam com distúrbios em meu campo visual, outras podem ser *provocadas* por deformações e singularidades que encontro subitamente. Um botão pode ter sido posto na casa errada do paletó. Todo o paletó parece-me torto, e me incomoda de um jeito estranho. E então esse viés do paletó *torna-se* um viés ou obliquidade em minha visão, desencadeia uma distorção local que pode a seguir disseminar-se até engolfar a maior parte do campo visual. Ou então pode ser alguma coisa enviesada num rosto — como um tique, um esgar ou um espasmo —, alguma assimetria. Uma vez começou por causa de um homem com paralisia de Bell. A percepção é momentânea, mas pode provocar um distúrbio espacial que dura vários minutos.

Klee menciona a ocorrência de estranhas formas de "metamorfopsia" — distorção de contornos, deslocamentos excêntricos no campo visual, micropsia, macropsia e distúrbios afins — em severas auras de enxaqueca (ver p. 119), mas não trata da *indução* de auras visuais, em alguns pacientes, pela aparência alterada ou inesperada das coisas. O enxaquecoso — como o artista — pode ser singularmente sensível a quaisquer "transformações", deformações ou divergências do esperado. Elas podem induzi-lo a uma deformação topológica que se dissemina, um mundo inteiro de pernas para o ar, estranhamente distorcido, como nas obras de Escher. Quando isso é *reconhecido* pelo paciente, deixa de ser uma perplexidade ou um terror, podendo tornar-se — como talvez fosse para Escher — um estímulo à imaginação criativa.

ENXAQUECAS CIRCUNSTANCIAIS DIVERSAS

Não esgotamos de modo algum nossa enumeração das circunstâncias nas quais tendem a ocorrer enxaquecas, mas enfrentamos sérias dificuldades ao tentar categorizar as restantes. Precisamos abordar os seguintes tópicos: a enxaqueca em relação a alimentos e dispepsia, em relação ao intestino, sobretudo à constipação, em relação a períodos menstruais e hormônios e em relação a alergias. Concluiremos com uma breve consideração sobre a enxaqueca "simpática" em relação às concomitâncias acima e a outros aspectos do próprio acesso.

ALIMENTOS, ENXAQUECA E O ESTÔMAGO

Um número considerável de pacientes, sentindo-se mal (com "biliosidade" ou "dispepsia") durante a dor de cabeça ou antes dela, atribui todos os seus acessos a "alguma coisa que comi". Dizendo isso, sem saber estão seguindo uma longa e antiga tradição de pensamento. Essa tradição pode ser exemplificada pela seguinte passagem extraída do *Tratado* de Tissot:

> [...] Todos os pacientes afirmam que seus estômagos não se encontram nas condições satisfatórias costumeiras quando um acesso se aproxima; que quando tomam cuidado com o estômago os acessos não acontecem com tanta frequência e que se ingerirem qualquer coisa que perturbe o estômago seus acessos ficam mais frequentes e severos.
>
> As pessoas que sofrem de enxaqueca e perturbações estomacais julgam que a enxaqueca diminui na proporção em que o estômago se recupera [...]. Quase invariavelmente, no instante em que o estômago expele seu conteúdo, a dor cessa [...].

Deixaremos para o fim deste capítulo as considerações de Tissot com respeito a essas observações. Algumas dessas observações clínicas são indubitáveis; as dificuldades estão em sua interpretação. O fato de que o distúrbio gástrico pode estar *associado* à enxaqueca ou à dor de cabeça não indica necessariamente que ele é a causa.

A questão pode ser alvo de intermináveis debates (como foi no passado). De minha parte, considero qualquer "perturbação estomacal" concomitante ou anterior uma parte integrante do composto da enxaqueca. Além disso, embora eu não possa contestar as observações de um paciente que garante que suas enxaquecas ocorrem depois de comer presunto ou chocolate e em nenhuma outra circunstância, não posso deixar de encarar a interpretação desse fato empírico algo excepcionalmente espinhoso. Não estou convencido de que uma enxaqueca possa vir a ser atribuída à sensibilidade a algum alimento específico, e desconfio que uma associação entre as duas possa dever-se ao estabelecimento de um reflexo condicionado.

"SÍNDROME DO RESTAURANTE CHINÊS" E OUTROS ALIMENTOS CAUSADORES DE ENXAQUECA

A experiência adquirida desde a primeira edição deste livro deixou claro que *pode haver* reações a alimentos específicos, e que elas podem ter um mecanismo químico bem definido.

A frase "síndrome do restaurante chinês" tornou-se muito conhecida (embora bastante inconveniente para os restaurantes chineses!). Muitas pessoas, e sobretudo uma elevada proporção de enxaquecosos, podem apresentar severas reações à comida chinesa. Nos casos mais brandos, ocorre apenas um mal-estar, com alguns tremores, palidez, borborigmo e náuseas; nos casos mais graves pode acontecer uma prostração absoluta com graves distúrbios viscerais e vasculares (inclusive uma dor de cabeça vascular típica), um estado mental confuso e até mesmo delirante e considerável debilidade, quando não um verdadeiro "desmaio". É evidente que tais reações encontram-se nas "fronteiras" da enxaqueca e lembram as "reações enxaquecoides", os ataques vasovagais, as crises "nitritoides" etc. descritas no capítulo 2. Está claro que se trata de uma reação parassimpática ou "vagotônica" — à qual os enxaquecosos têm especial propensão. Não é toda comida chinesa que provoca isso (ainda bem!), e vários anos passaram-se antes que se reconhecesse que havia, na verdade, uma síndrome, devido à sua ocorrência errática e imprevisível. Demorou muitos anos para se descobrir o fator patogênico — o glutamato monossódico (*monosodium glutamate* — MSG), amplamente usado como aditivo alimentar para realce de sabor e de modo algum limitado aos restaurantes chineses (na verdade, o MSG nada tem de "natural", e mesmo no molho de soja ele é uma adição artificial). Surgiu um conflito de interesses, como acontece com relação a tantos aditivos potencialmente tóxicos, pois o MSG é de uma utilidade sem igual para realçar sabor, e a maioria das pessoas tolera-o bem. Contudo, aumentando a consciência de seu potencial tóxico, seu uso agora é menos disseminado e mais criterioso do que antes da descoberta da síndrome, há uns dez anos.

Alguns enxaquecosos podem descobrir que existem outros alimentos aos quais têm sensibilidade especial — comumente são citados os *queijos* fortes. De fato, na década de 1950, julgava-se que o queijo (e vários outros alimentos) representava um perigo específico para determinados grupos de pacientes: os que tomavam medicamentos antidepressivos do tipo inibidor da monoaminoxidase (MAO); em tais pacientes, o queijo e outros alimentos podiam provocar uma súbita e perigosa elevação da pressão sanguínea, bem como outros efeitos autônomos — e foi em parte por isso que esses medicamentos, apesar de serem extraordinariamente eficazes como antidepressivos, deram lugar aos "tricíclicos", muito mais seguros, mas (de modo geral) menos potentes. O fator patogênico nesse caso são as *aminas* de vários tipos, sobretudo a *tiramina*, mas também outras substâncias que, inócuas por si mesmas, podem ativar ainda outras substâncias químicas (ou ser por estas ativadas) e produzir distúrbios mais fortes nos sistemas de controle químico do cérebro, especialmente os ligados ao controle autônomo. Embora os enxaquecosos não estejam correndo um risco *perigoso* (como os pacientes medicados com inibidores da MAO), tendem a ter menos liberdade para ingerir tais alimentos do que os não enxaquecosos.

Essa afirmação deve ser feita apenas para salientarmos uma ressalva: não são todos os enxaquecosos que têm intolerância ao MSG, ao queijo etc., mas somente *alguns* e, na verdade, às vezes nem todo o tempo. Essa especificidade e seletividade indicam que nem todos os enxaquecosos são iguais; que pode, por exemplo, haver diversos subgrupos diferentes, distinguíveis com base em diferentes químicas cerebrais, de modo que alguns são perturbados (ou ajudados) por uma substância presente em algum alimento ou droga à qual outros enxaquecosos são mais ou menos indiferentes. Tais considerações a respeito de especificidade química, cuja importância prática nada fica a dever à teórica, serão discutidas mais pormenorizadamente em seções posteriores deste livro.

O INTESTINO E A ENXAQUECA

Assim como alguns pacientes são adeptos de uma teoria gástrica, outros estão convencidos de que a enxaqueca tem origem intestinal, tendo sido levados a tal conclusão ao notar a associação de suas próprias enxaquecas com distúrbios do intestino, sobretudo uma constipação prévia. Também nesse caso, tal como na questão das perturbações estomacais e a enxaqueca, essas pessoas são inadvertidamente herdeiras de uma longa tradição de pensamento. Podemos ouvir descrições de caso extraordinariamente persuasivas como a seguinte:

> *Caso 4* Um homem de 28 anos, muito inteligente, não flagrantemente moralista ou supersticioso, que sofre de nevralgia migranosa desde a infância. Ele tem em média de quatro a seis acessos por mês; nunca houve agrupamentos de acessos ou diminuição da severidade dos ataques. Este

> paciente garante que cada acesso é precedido por dois ou três dias de constipação. Durante o resto do mês, seu intestino funciona com regularidade e ele fica livre de ataques. Todos os métodos terapêuticos usuais contra a nevralgia migranosa foram tentados e não surtiram efeito. Por fim, com certo constrangimento, receitei ao paciente laxantes para serem tomados regularmente. Ele passou um período sem precedentes de três meses isento de constipação ou enxaquecas.

O que podemos dizer? Que a constipação é, de fato, uma parte integrante da enxaqueca, o seu pródromo? Que o intestino repleto produz um fator que pode acarretar a enxaqueca (ver as teorias sobre serotonina, capítulo 11)? Ou que um reflexo condicionado foi posto em movimento? Qualquer uma dessas alternativas pode ser a correta; é provável que, sendo a enxaqueca uma reação determinada por tantos fatores, *todas* as alternativas sejam válidas.

A ENXAQUECA EM RELAÇÃO AOS PERÍODOS MENSTRUAIS E AOS HORMÔNIOS

Já aludimos (no capítulo 2) à invariável ocorrência de distúrbios autônomos e de perturbações do tono emocional na época da menstruação, bem como à de flagrantes enxaquecas menstruais, ao menos ocasionalmente, em 10% a 20% de todas as mulheres no período reprodutivo. Tive cerca de quinhentas pacientes com enxaquecas comuns, e calculo que um terço delas têm enxaquecas menstruais *em adição* a outros acessos. Tenho registros sobre mais de cinquenta pacientes que sofrem de enxaqueca *exclusivamente* no período menstrual. Em contraste com esses números, a ocorrência de enxaqueca clássica mostra tendência muito menor a associar-se a períodos menstruais; de um total de cinquenta mulheres com enxaqueca clássica, por exemplo, apenas quatro mencionaram a ocorrência dela no período menstrual, e nenhuma teve acessos só nesse período. A nevralgia migranosa é rara em mulheres, e quando ocorre parece seguir seu próprio ritmo e não o do ciclo menstrual.

As observações sobre a frequência da enxaqueca em diferentes períodos da vida das mulheres vêm desde a Antiguidade e nos fornecem evidências que, embora de interpretação questionável, apresentam considerável uniformidade. Já salientamos a frequência da enxaqueca menstrual, mas devemos ressaltar que os acessos não são invariavelmente pré-menstruais; uma expressiva minoria de mulheres tem acessos durante e após as regras. Cabe mencionar também que, embora as enxaquecas menstruais em geral cessem na menopausa, em alguns casos podem continuar ocorrendo com a mesma periodicidade depois dela (ver caso 74). Muito menos comuns do que as enxaquecas menstruais, mas inconfundíveis quando ocorrem, são os acessos sofridos no meio do ciclo menstrual, presumivelmente simultâneos com a ovulação. A enxaqueca comum é relativamente rara antes do início da menstruação; a enxaqueca clássica, contudo, não tem essa restrição, havendo frequentes registros desse mal na infância. A enxaqueca pode apresentar um marcante período de remissão durante a gravidez, caracteristicamente durante a segunda metade do último trimestre; 80% a 90% de todas as pacientes com enxaqueca comum tendem a passar por essa remissão na primeira gravidez, e uma porcentagem menor consegue ficar isenta do mal em gestações posteriores; a remissão é muito menos marcante nos casos de enxaqueca clássica (ver, porém, o caso 11). As pacientes que ficaram isentas de enxaqueca na fase final da gravidez não raro sofrem uma enxaqueca excepcionalmente severa no pós-parto, uma ou duas semanas após dar à luz. Finalmente, uma questão de grande preocupação em nossa época é a da existência de efeitos variados e controversos de diferentes preparações de hormônios — sobretudo contraceptivos orais — sobre a intensidade e frequência dos acessos de enxaqueca.

Esse assunto é particularmente complexo, pois as grandes mudanças na função reprodutiva feminina devem ser examinadas em numerosos níveis: existem alterações localizadas no útero etc., alterações hormonais específicas, alterações fisiológicas muito gerais (na puberdade, na menstruação e na menopausa) e, finalmente, existem importantes mudanças psicológicas que ocorrem simultaneamente com todas essas alterações. Qual destas, devemos indagar, tem o maior peso na determinação dos padrões da enxaqueca ao longo de toda a vida?

A fisiologia clássica considerava as enxaquecas menstruais uma forma de histeria. Willis e Whytt as interpretavam como geradas por alterações locais no útero, com os sintomas sendo irradiados por todo o corpo por uma transmissão ou "simpatia" direta de órgão a órgão. Essa concepção de "enxaqueca uterina" continuava a ser defendida por muitos em meados do século XIX. Liveing analisou minuciosamente todas essas teorias sobre a origem local e as considerou inadequadas para explicar os fatos conhecidos, concluindo:

> É [...] a uma difusa excitação periódica do sistema nervoso, e não a uma mera pletora uterina, cerebral ou geral no decorrer da descarga [menstrual], que atribuo as manifestações de certas tendências mórbidas por parte do sistema, seja em forma de histeria, enxaqueca, epilepsia ou insanidade, nesses períodos específicos.

Mas Liveing nada sabia sobre hormônios, e talvez subestimasse a capacidade dos distúrbios fisiológicos gerais ou dos fatores psicológicos para modificar uma excitação periódica difusa do sistema nervoso.

Poderíamos imaginar que seria fácil analisar o papel das influências hormonais, em contraste com outros determinantes, observando o efeito de preparações hormonais purificadas sobre a intensidade e a frequência de acessos de enxaqueca. De fato, existe uma vasta literatura a respeito do assunto, tratando dos efeitos de vários contraceptivos hormonais sobre os padrões da enxaqueca e dos efeitos da administração de diversas preparações hormonais purificadas — androgênios, estrogênios, progestogênios, gonadotrofinas etc.

A profusão dessa literatura (que foi alvo de repetidos e minuciosos estudos críticos) já indica a dificuldade de chegar a conclusões bem definidas. Por exemplo, postulou-se, com base na ocorrência de enxaquecas ovulatórias e pré-menstruais, que esses acessos seriam precipitados, respectivamente, por elevação dos níveis de estrogênio e pelas relativamente súbitas diminuições de progestogênios em circulação. Experimentos com os atuais contraceptivos orais não confirmaram nem refutaram tal suposição; alguns parecem agravar a enxaqueca, outros parecem mitigá-la, e há os que não têm efeito algum sobre os padrões da enxaqueca. Esses efeitos diversos não foram adequadamente correlacionados à composição precisa do contraceptivo empregado. Apregoaram-se resultados notáveis com o uso terapêutico de androgênios, estrogênios, progestogênios e gonadotrofinas no tratamento da enxaqueca; todos esses estudos, porém, representaram experimentos "diretos" com o hormônio, com as notórias ambiguidades necessariamente implícitas em todos os estudos sem controle desse tipo, sobretudo no caso da enxaqueca, que é infinitamente suscetível a placebo (ver capítulo 15). É lamentável a publicidade que muitas vezes se faz desse tipo de pesquisas e a posterior preconização de preparações hormonais de eficácia não comprovada ou até mesmo perigosas como curas para a enxaqueca.

O número de experimentos cuidadosamente controlados, usando o princípio do duplo cego, com preparações de hormônios purificadas é extremamente pequeno. Podemos citar o estudo recente publicado por Bradley *et al.* (1968) sobre os efeitos de progesterona fluorada (Demigran) em pacientes enxaquecosos. Bradley *et al.* não encontraram efeitos significativos sobre a intensidade ou frequência da enxaqueca, exceto no caso especial de acessos menstruais, que pareceram apresentar um ligeiro abrandamento durante a administração do Demigran.

Existe um marcante contraste entre as conclusões modestas ou negativas desses estudos controlados e os resultados espetaculares que têm sido alegados com base em experimentos "diretos" com várias preparações de hormônios. Todo o tema necessita com urgência de uma elucidação fundamentada em experimentos; sem dúvida, não há evidências convincentes, no momento, de que qualquer preparação hormonal existente tenha efeitos terapêuticos *específicos* (em comparação com placebo) sobre a ocorrência de enxaqueca.

Na prática, encontramos muitas descrições de caso indicando que outros fatores — sobretudo as necessidades e expectativas da paciente — podem ter um papel importante na determinação da ocorrência ou do desaparecimento de enxaquecas menstruais, na remissão das enxaquecas durante a gravidez etc. É proveitoso refletir sobre a seguinte descrição de caso:

> *Caso 31* Uma mulher de 32 anos, católica, com severas enxaquecas menstruais. Ela teve quatro filhos, dos quais o último necessitou de uma transfusão de intercâmbio em razão de incompatibilidade de Rh entre a paciente e seu marido. Estavam desaconselhadas outras gestações, mas a paciente tinha restrições religiosas ao uso de métodos contraceptivos. Ela consultou um ginecologista, e este informou-lhe que ela apresentava "níveis anormalmente elevados de estrogênio", os quais eram a causa de suas enxaquecas menstruais. O ginecologista disse que prescreveria, para esse *problema*, uma preparação hormonal (Ortho-Novum); acrescentou que o Ortho-Novum era também um contraceptivo, mas que, no seu caso, o emprego era puramente terapêutico e só incidentalmente contraceptivo. Com essa garantia, ele venceu os escrúpulos da paciente, e ela concordou em tomar o hormônio. Suas enxaquecas menstruais desapareceram, e passado um ano ainda não haviam retornado.

Esta história é citada, obviamente, por sua ambiguidade, e não pela simplicidade. Os efeitos da preparação hormonal foram claros, mas a interpretação deles está longe de sê-lo. Parece bem possível, neste caso, que a paciente, justificadamente tomada por um pavor crônico de engravidar outras vezes, tenha recobrado a tranquilidade emocional ao saber da capacidade contraceptiva da pílula, e que *este* tenha sido o fator crucial na cura de suas enxaquecas. De fato, encontramos muitos casos de enxaquecas menstruais que reagem de modo excelente à psicoterapia, isoladamente, indicando que as influências hormonais são no máximo um *codeterminante* desses padrões de enxaqueca. Também existem muitas evidências de que a remissão da enxaqueca durante a gravidez é pelo menos tão dependente do estado de espírito da paciente e de suas atitudes em relação à gestação quanto quaisquer alterações no equilíbrio hormonal (ver, por exemplo, o caso 56, p. 241).

Devemos concluir, portanto, que, embora a menstruação, a menopausa e a gravidez possam ter um efeito considerável na determinação dos padrões de enxaqueca em certas pacientes, o mecanismo de sua ação é incerto, devendo provavelmente ser atribuído a múltiplas causas concomitantes e não a efeitos específicos de alterações hormonais.

ALERGIAS E ENXAQUECA

Já mencionamos a incidência elevada de reações alérgicas em pacientes enxaquecosos, e o postulado (proposto por Balyeat e muitos outros) de que as enxaquecas, quando ocorrem em pacientes com múltiplas alergias, devem ser elas próprias consideradas reações alérgicas. Mas a correlação estatística por si nada permite concluir além do fato da simultaneidade: ela não implica uma conexão lógica ou causal entre os dois fenômenos que estão sendo correlacionados.

Entretanto, a convicção de que a enxaqueca pode ter uma base alérgica é bastante difundida, e muitos pacientes enxaquecosos, depois de passar pelas mãos de numerosos médicos, finalmente se colocam sob os cuidados de um alergista. Isso provavelmente dará origem a um complicado ritual de testes de "sensibilidade" aos quais se seguirá uma série de regras e proibições impressionantes — evitar poeiras e polens, mudar a roupa de cama, exilar o gato, eliminar todo tipo de delícias da dieta etc. O imponente regime será reforçado por frequentes injeções destinadas a "dessensibilizar" o paciente. Não raro se alcançará, ou se alegará, um triunfo terapêutico.[6]

Mas nenhuma correlação estatística ou mágica terapêutica comprova a existência de uma base alérgica. É necessário, assim como nos experimentos com hormônios, investigar a questão com controles e técnicas rigorosas, como fizeram Wolff e muitos outros pesquisadores (ver Wolff, 1963); esses estudos cuidadosos apontaram a extrema raridade de uma base alérgica para a enxaqueca: menos de 1% de todos os acessos de enxaqueca são explicáveis em termos de sensibilidades ou mecanismos alérgicos.

A frequente coexistência de reações enxaquecosas e alérgicas em muitos pacientes e sua ocasional capacidade de "substituir" umas às outras em resposta a circunstâncias provocativas específicas são, não obstante, notáveis e requerem explicação. Neste estágio, apenas podemos expor nossa ideia de que a enxaqueca e as reações alérgicas são biologicamente *análogas* e, embora tenham naturezas fundamentalmente diferentes (as reações alérgicas representam sensibilidades celulares e as reações enxaquecosas são complexas respostas cerebrais), ambas podem ser empregadas de maneiras semelhantes por um paciente. Essa é essencialmente a conclusão de Wolff, que sugeriu que "[...] os distúrbios alérgicos e a dor de cabeça de enxaqueca [podem ser] manifestações separadas e independentes da dificuldade de adaptação".

AUTOPERPETUAÇÃO DAS ENXAQUECAS

Não podemos encerrar o assunto das enxaquecas circunstanciais sem fazer duas indagações — que parecem de uma simplicidade até absurda quando formuladas, mas que são difíceis de responder sem trazer à luz conceitos de um tipo radical e mesmo paradoxal. Primeiro, devemos perguntar por que as enxaquecas duram *tanto tempo*. Salientamos no último capítulo que os acessos periódicos (idiopáticos) em geral seguiam uma trajetória compacta predeterminada e terminavam; as enxaquecas circunstanciais, ao contrário, tendem a prolongar-se, muitas vezes dia após dia, muito depois de passadas as circunstâncias provocativas originais. Em segundo lugar, devemos perguntar se é possível um sintoma ou componente de enxaqueca ter ação *direta* sobre outro.

Na "Introdução histórica" discorremos sobre as antigas "teorias simpáticas" da enxaqueca que predominaram durante tantos séculos, e devemos agora refletir sobre a possibilidade de alguns fragmentos de verdade terem sido capturados pela estrutura geral dessas teorias e, em caso afirmativo, ponderar se eles seriam relevantes para as duas questões que propusemos. A teoria postulava uma origem periférica das enxaquecas ("[...] uma irritação em algum membro ou víscera distante" — Willis), seguida por uma propagação interna direta dos sintomas (por "simpatia" ou "consenso"), de modo que — nas palavras de Tissot — uma parte poderia sofrer por outra.

Temos ainda muito terreno a percorrer antes de chegar à discussão sobre a base e os mecanismos da enxaqueca, e evocamos o espectro da "simpatia" não para explicar o início dos acessos de enxaqueca (que é um processo central), mas em relação à manutenção dos acessos já iniciados e aos profundos efeitos que sintomas individuais podem produzir sobre o acesso como um todo. Por exemplo, sempre se soube que o vômito pode encerrar rapidamente *todo* o acesso de enxaqueca. Uma observação ainda mais comum é a de que um simples analgésico (como a aspirina) pode servir não apenas para mitigar uma dor de cabeça de enxaqueca, mas para dispersar *todo* o acesso. Inversamente, é de conhecimento geral que o agravamento de um único sintoma (como os odores desagradáveis podem intensificar a náusea) pode, por sua vez, agravar *todo* o acesso.

Essas observações elementares têm implicações espantosas, pois indicam que toda enxaqueca pode ser perpetuada por um ou outro de seus próprios sintomas. Em suma, que *uma enxaqueca pode tornar-se uma reação a si mesma*. Dada a provocação inicial, o ímpeto original, pode-se imaginar que a posterior continuação de muitas enxaquecas pode surgir dessa maneira a partir de uma série de impulsos internos que se autoperpetuam um *feedback* positivo — de modo que toda a reação seja limitada por sua própria circularidade. Quando confrontados com o problema de as enxaquecas prolongarem-se muito mais do que as circunstâncias que as provocaram e muito além de qualquer função adaptativa (ou emocional) razoável, somos levados a raciocinar nestes termos: as enxaquecas se autoperpetuam, são estímulo e resposta amalgamados, sustentados, por assim dizer, em um corredor de sintomas que interagem mutuamente.[7]

O papel desses mecanismos autoperpetuadores pode ser especialmente importante na enxaqueca devido à possibilidade de ocorrerem alterações *locais* de tecido que prolonguem sintomas individuais (por exemplo, a série de modificações que sucede a dilatação de artérias extracranianas, como demonstrado por Wolff); a persistência de um sintoma individual, dessa maneira, pode levar todo o acesso a persistir.

Devemos aceitar, portanto, o fato de que sintomas individuais de uma enxaqueca podem *impulsionar* um ao outro, ou mesmo todo o acesso. Esse impulso pode muito bem ser mediado por arcos-reflexos centrais, mas também poderia ser compreendido em termos de mecanismos puramente periféricos, sob a suposição de ação direta ("simpatia") entre uma víscera e outra, ou melhor — traduzindo a velha doutrina para expressões modernas —, entre um plexo autônomo e outro[8] (ver capítulo 11).

CONCLUSÕES

O tipo de acesso que examinamos neste capítulo deve ser considerado radicalmente diferente das enxaquecas periódicas e paroxísmicas. Estas últimas reúnem forças e impendem no sistema nervoso; são desencadeadas quando "chega a hora", frequentemente por estímulos triviais e inofensivos que servem simplesmente para detonar o acesso; seguem suas trajetórias fixas e são seguidas por calmaria. Devem ser vistas como eventos idiopáticos, relacionados primariamente às periodicidades do sistema nervoso. As enxaquecas circunstanciais, em contraste, somente são provocadas por certos *tipos* de estímulo e tendem a apresentar uma relação significativa, em sua duração e intensidade, com a força do estímulo; portanto, em essência, elas constituem reações graduadas a estímulos graduados. As circunstâncias que provocam tais enxaquecas não são triviais ou inofensivas; elas representam, pelo menos em potencial, sérios distúrbios ou rupturas da atividade nervosa. Portanto, as enxaquecas circunstanciais devem ser vistas não apenas como eventos neuroniais, mas como *reações* que possuem uma função definida em relação às suas circunstâncias provocativas.

Vimos que existem duas formas de estímulo particularmente propensas a provocar reações de enxaqueca em indivíduos predispostos: excitamentos e inibições desordenados, ou extenuações. Dentro de certos limites "permissíveis" (que variam muito de pessoa para pessoa), o sistema nervoso mantém-se em uma região de equilíbrio, homeostaticamente, por meio de ajustamentos contínuos, diminutos e imperceptíveis; além desses limites, ele pode ser forçado a reagir por ajustamentos súbitos, significativos e sintomáticos.

Portanto, o excitamento excessivo (na forma de bombardeio sensorial, exercício violento, cólera etc.) tende a ser seguido por uma reação de recuo prolongado — uma enxaqueca de excitamento; inversamente, a inibição excessiva (na forma de exaustão, reação a movimento passivo etc.) tende a levar, além de um ponto crítico, a uma prolongada reação de "extenuação" — uma enxaqueca de "extenuação". Em ambos os casos, devemos imaginar uma função protetora sendo desempenhada pela reação de enxaqueca, um alerta para evitar determinadas circunstâncias que não podem ser toleradas — barulho e luz excessivos, exaustão, dormir demais, comer demais, movimento passivo etc.

Após certo ponto, como observamos, a enxaqueca pode ganhar um ímpeto próprio e prolongar-se muito além do que pareceria ser uma função adaptativa razoável. Em tais casos, postulamos, a enxaqueca pode ser perpetuada como uma resposta paradoxal a si mesma, um círculo vicioso fisiológico.

Tivemos de examinar um tipo de enxaqueca circunstancial que não pode ser enquadrado em nenhuma das categorias acima, notavelmente os acessos de aura ou enxaqueca clássica que podem ser provocados por luz bruxuleante ou visualização de um escotoma. Fomos forçados a postular que mecanismos de ressonância inatos constituem a base dessas enxaquecas, como também ocorre na epilepsia fotogênica ou fotomioclono.

Finalmente, tivemos de postular que a enxaqueca, em sua condição de reação, é prontamente receptiva ao condicionamento, podendo assim tornar-se secundariamente ligada a uma enorme variedade de circunstâncias idiossincráticas da vida do indivíduo. Somente dessa maneira conseguimos explicar estranhas ligações de circunstância e resposta que parecem desafiar todo sentido fisiológico possível. Os limites a que esse condicionamento pode chegar às vezes levam a uma situação singular na qual a ocorrência da enxaqueca estará ligada à expectativa de sua ocorrência pelo paciente (uma conhecida analogia com esse caso é vista na precipitação de uma reação alérgica, um acesso de "febre da rosa" quando o paciente vê uma rosa de papel). Se isso ocorrer, o paciente pode ficar preso a uma circularidade de expectativas e sintomas, apanhado numa espécie de cumplicidade consigo mesmo. Uma consequência disso, e da relação entre pacientes sugestionáveis e médicos especuladores, é que praticamente qualquer teoria sobre enxaqueca pode vir a gerar os dados nos quais ela se fundamenta.[9] Causa e efeito tornam-se inextricavelmente enredados; como observou Gibbon em outro contexto, "[...] a previsão, como de costume, contribui para sua própria concretização".

9. ENXAQUECA “SITUACIONAL”

> *É evidente que existem duas causas essencialmente diferentes* [*da doença*], *uma íntima*, causa interna, *que provém do próprio homem, e uma exterior*, causa externa, *que emana do ambiente. E, aceitando essa clara distinção, lançamo-nos com ímpeto avassalador sobre as causas externas* [...]. *E a* causa interna, *desta nos esquecemos. Por quê? Porque não é agradável olhar para dentro de nós mesmos* [...].
>
> Groddeck

À MEDIDA QUE SE OBTÉM A HISTÓRIA de um paciente enxaquecoso, o padrão de seus acessos vai se evidenciando gradualmente. Pode ficar óbvio, minutos depois de começarmos a atender o paciente, que ele sofre de enxaquecas periódicas que apresentam um ritmo inato independente de seu estilo de vida, ou que tem acessos nitidamente combinados a uma ou mais das circunstâncias provocativas examinadas no capítulo anterior. Restará, porém, um terceiro grupo de pacientes — um grupo numeroso — que têm acessos repetidos e irremitentes sem nenhuma razão prontamente manifesta. Tais pacientes, enxaquecosos habituais, podem ter sofrido até cinco acessos semanais durante muitos anos, sendo, portanto, de todos os enxaquecosos, os mais cruelmente incapacitados.

Diante desse atormentado grupo, é forçoso inferir que existe alguma situação crônica que “impulsiona” seus acessos, algum incitamento que pode ser fisiológico ou psicológico, intrínseco ou extrínseco. Uma pequena minoria desses pacientes parece ter um estímulo fisiológico intrínseco à enxaqueca. Nessa categoria podemos situar aqueles pacientes que sofrem enxaquecas clássicas ou auras de enxaqueca com excepcional frequência desde o início da infância e que não raro provêm de uma família com expressivos antecedentes de enxaqueca clássica. Esses pacientes incomuns (em toda a minha carreira não atendi mais de meia dúzia deles) parecem ter alguma instabilidade ou irritabilidade cerebral inata análoga à epilepsia idiopática severa. Pacientes com ataques incessantes de nevralgia migranosa, não separados em agrupamentos de acessos como em geral ocorre, podem também ser vítimas de algum mecanismo fisiológico inato, e nesses casos podemos imaginar algum mecanismo semelhante ao do tique, de localização mais periférica, análogo ao da nevralgia do trigêmeo. Em alguns pacientes, podemos descobrir a importância de certos estímulos fisiológicos extrínsecos (por exemplo, reserpina ou medicação hormonal, uso habitual de álcool ou anfetaminas, sensibilidade especial à temperatura ou à iluminação ambiental etc.) e conseguir excluí-los com resultados positivos.

Essas possibilidades serão examinadas e ouvidas com atenção pelo médico, mas pouco a pouco ele se dará conta de que a grande maioria dos pacientes com enxaquecas irremitentes e incessantes não é vítima desses estímulos ou sensibilidades fisiológicas, mas sim presa de alguma espécie de "laço" emocional maligno, e *esta*, suspeitará o médico, é a força que impulsiona as enxaquecas deles. Às vezes as tensões, as reações, os conflitos emocionais etc. são expostos e patentes, de modo que sua existência e possível importância para a enxaqueca podem ficar evidentes tanto para o paciente como para o médico. Em outros, as bases emocionais podem ser ocultas e encobertas, de modo que trazê-las à luz (se isso for considerado terapêutico) demandará muito tempo e será penoso, desafiando ao máximo a perspicácia e os recursos emocionais do paciente e do médico.

Parte dos pacientes (talvez uma proporção especialmente elevada entre os que sofrem de enxaqueca habitual) e alguns médicos duvidam ou negam que a enxaqueca possa ser uma doença psicossomática, e se lançam em uma interminável busca de etiologias fisiológicas e tratamentos farmacológicos. Os médicos dispostos a raciocinar em termos de mecanismos psicossomáticos examinam seus pacientes de uma entre duas formas. A primeira delas consiste em investigar características da personalidade e situação de vida do paciente até onde isso esteja ao alcance da prática médica comum; tais métodos, necessariamente, fornecem um quadro relativamente superficial dos problemas, mas têm a vantagem de possibilitar que um número elevado de pacientes seja submetido a observação (um clássico estudo desse tipo é a análise de Wolff sobre 46 pacientes enxaquecosos).

O segundo método de estudo é psicanalítico, e possível apenas nas condições muito demoradas e especiais de uma análise; nesse caso, o paciente é estudado muito profundamente, mas tais investigações têm a desvantagem de que apenas um punhado deles é submetido a observação (um clássico entre tais estudos psicanalíticos é o de Fromm-Reichmann).

Esses dois grupos de pesquisadores tendem a empregar linguagens diferentes, e portanto pode ser difícil comparar suas conclusões. Ademais, eles se ocupam de aspectos diferentes do estado emocional do paciente, o primeiro grupo preocupando-se com as características gerais da personalidade manifesta, e os analistas com transações emocionais inconscientes e muitas vezes profundamente ocultas na psique. Tem havido, não obstante, uma considerável unanimidade de opinião quanto aos tipos de paciente e de postura emocional que podem ser encontrados em relação à enxaqueca habitual. Wolff (1963) delineou as características da "personalidade enxaquecosa" com mais detalhes do que todos os seus antecessores. Os enxaquecosos são retratados por Wolff como pessoas ambiciosas, bem-sucedidas, perfeccionistas, rígidas, ordeiras, cautelosas e emocionalmente bloqueadas, impelidas, portanto, de tempos em tempos, a explosões e esgotamentos que podem assumir uma forma indireta, somática. Fromm-Reichmann (1937) também é capaz de chegar a uma conclusão bem definida: a enxaqueca, afirma essa autora, é uma expressão física de hostilidade inconsciente contra pessoas conscientemente amadas.

Meu método de estudo tem mais afinidade com o de Wolff; ele me permitiu entrevistar muitas centenas de pacientes enxaquecosos. Em alguns casos (inclusive os apresentados neste capítulo), consegui atender pacientes duas vezes por mês por períodos prolongados, podendo assim alcançar certo discernimento dos problemas que não teria sido possível obter em uma única consulta e nem mesmo em meia dúzia delas. Não tive ocasião de fazer uma prolongada análise em profundidade de meus pacientes, nem possuo habilitação para tal.

Logo que comecei a tratar de enxaquecosos, com a literatura sobre o tema ainda bem fresca na memória, eu tentava reconhecer, em cada paciente com enxaqueca habitual que atendia, o estereótipo da "personalidade enxaquecosa" de Wolff ou as qualidades mais sutis de ambivalência e hostilidade reprimida de Fromm-Reichmann. Gradualmente, foi-me forçoso concluir que nenhuma dessas generalizações tinha importância para mais do que uma parcela dos pacientes sob meus cuidados. Ao contrário, aqueles com severa enxaqueca habitual pareciam-me tão díspares em suas patologias e tormentos emocionais que desisti de tentar classificá-los em uma categoria única para não ser procustiano.

Existem evidências convincentes de que necessidades emocionais crônicas de um tipo específico caracterizam, por exemplo, a maioria dos pacientes com úlceras pépticas (ver Alexander e French, 1948), mas é difícil advogar uma analogia entre um distúrbio psicossomático como esse e a enxaqueca habitual. Parece, ao contrário, que as enxaquecas podem ser evocadas para atender a uma interminável série de necessidades emocionais. Assim como elas podem assumir uma diversidade notável de formas, podem também ter uma carga igualmente variada de implicações emocionais. Se elas são as mais comuns dentre as reações psicossomáticas, é porque são as mais versáteis.

DESCRIÇÕES DE CASOS

Caso 76 Esta mulher de 43 anos, uma freira, tinha frequentes enxaquecas comuns e equivalentes estuporosos de enxaqueca desde os dezessete anos, quando entrou para a vida religiosa. Ela passava onze meses do ano no convento, e durante esses onze meses sofria dois ou três acessos de enxaqueca, ou de equivalente de enxaqueca, por semana. Era-lhe concedido um mês de férias por ano, e nesse período ela raramente tinha um acesso.

Comentário: Esta paciente era uma pessoa ativa, de personalidade harmoniosa, embora um tanto impaciente, uma mulher de acentuado senso prático que gostava de exercícios e ar livre, de conversas e de teatro. Seu forte sentimento de dever e altruísmo fora um fator fundamental que a conduzira para a vida religiosa. As condições claustrofóbicas da vida no convento, a escassez de oportunidades de atividade física e social e sobretudo a restrição à expressão emocional franca pareciam ser os fatores principais que a impeliam à expressão somática. Irritabilidade, raiva, mau humor etc. não eram permissíveis no convento, mas a enxaqueca, sim. Ao ver-se livre de restrições e impedimentos, ela imediatamente perdia a necessidade de ter acessos.

Caso 78 Este caso era o de uma mulher de 55 anos com acessos de enxaqueca comum três vezes por semana. Ao ser indagada a respeito de sua vida pessoal, ela admitiu sentir constante apreensão com respeito a seu marido, um diabético propenso a frequentes e assustadoras reações à insulina.

O marido, indivíduo depressivo com acentuados traços sadomasoquistas, confessou, quando entrevistado sozinho, que ele próprio “calculava” a quantidade de insulina a tomar e achava “desnecessário” fazer o teste de açúcar na urina. Foi persuadido, com alguma dificuldade, a submeter-se a cuidados médicos competentes, e dali por diante deixou de apresentar reações à insulina. Com o desaparecimento destas, sua esposa ficou praticamente livre de enxaquecas, e em um acompanhamento de seis meses sofreu apenas dois acessos.

Comentário: Esta paciente estava vivendo em um estado de ansiedade crônico, quase inteiramente ligado à doença do marido. Poderíamos também supor que ela desejava "juntar-se a ele" em um padrão de doença recorrente. Quando ele se libertou da doença, o nível de ansiedade da paciente imediatamente diminuiu, e suas enxaquecas transformaram-se de habituais em ocasionais.

Caso 79 Uma mulher de 46 anos com três filhos adolescentes muito inteligentes, exigentes, "difíceis" e excessivamente amados. Esta paciente, antes de os filhos chegarem à adolescência, sofrera enxaquecas muito raramente, mas passou a ter dois ou mais acessos semanais desde o início das tempestuosas puberdades da prole. Expressões de afeição e solicitude materna alternavam-se com explosões de irritabilidade. Todo verão, os filhos amados mas difíceis eram despachados para acampamentos de jovens, e por três meses a paciente ficava livre de suas preocupações, de sua irritabilidade e de sua enxaqueca.

Comentário: Esta situação, comum em muitos pais e sobretudo em mães que atendi, é talvez o melhor exemplo da teoria de Fromm-Reichmann.

Caso 80 Uma mulher de 42 anos com acessos de enxaqueca extremamente frequentes, e às vezes "quase contínuos", que se queixava de sofrer durante metade do tempo em que passava acordada, e um terço dessas horas ter de passar na cama.

Ao ser indagada a respeito de sua vida pessoal, ela sorriu e afirmou que tudo era "uma beleza", que seu marido era "um perfeito cavalheiro" e seus filhos, "adoráveis". Negou veementemente a existência de qualquer tipo de problema: "Não há uma só nuvem no céu", dizia ela. "Não tenho nada de que me queixar, exceto esta maldita enxaqueca."

No decorrer de vários meses, durante os quais foram

entrevistados outros membros da família, evidenciou-se que havia inúmeros problemas. A família estava endividada e tinha uma hipoteca onerosíssima para pagar, o marido era impotente e o filho mais velho abandonara a escola e era um delinquente juvenil.

Comentário: Vemos aqui uma situação que guarda algumas semelhanças com o caso anterior, mas é de modo geral mais séria e patológica. A paciente apresenta negação histérica e repressão de todos os sentimentos emocionais "ruins", mantendo um conjunto de atitudes conscientes totalmente contrárias à realidade de sua situação. Ela está, na verdade, "dividida" em duas pessoas; uma parte dela compõe-se de negação e jactância, a outra é um sistema separado que inflige doença a si própria e sofre continuamente.

Caso 81 Este homem de 55 anos fora prisioneiro em Auschwitz. Desde os sete anos de idade, ele sofreu cerca de um acesso de enxaqueca clássica por mês até ser encarcerado em Auschwitz. Durante os seis anos que passou no campo de concentração — seis anos ao longo dos quais foram mortos sua esposa, seus pais e todos os seus parentes próximos — ele não sofreu um único acesso de enxaqueca. Foi "libertado" pelos Aliados em 1945, e no ano seguinte emigrou para os Estados Unidos.

Desde então, vive cronicamente deprimido, atormentado pela culpa, absorto na morte de todos os seus familiares, que julga que poderia ter salvo, e é intermitentemente psicótico. Durante esse período, ele também sofre seis a dez acessos de enxaqueca clássica por mês, acessos refratários a tratamento e acompanhados pelo mais intenso sofrimento.

Ele também é consideravelmente "propenso a acidentes", e durante os dois anos que o atendi, conseguiu sofrer uma fratura de Colles, um deslocamento-fratura de tornozelo e um traumatismo na cabeça. Cada um desses traumatismos foi seguido por uma remissão de suas enxaquecas durante várias semanas. Também é interessante o fato de que nas três ocasiões em que foi hospitalizado em razão de depressões psicóticas durante os últimos vinte anos, ele ficou livre de enxaquecas.

Comentário: Esta trágica descrição de caso ilustra vários aspectos importantes. A inexistência da enxaqueca durante seus anos no campo de concentração é uma característica que me foi descrita por vários outros pacientes: todas as formas de doença psicossomática, e também a psicose manifesta, eram claramente raríssimas sob tais condições, porque, pode-se presumir, teriam significado uma incapacidade de adaptação letal. Desde essa época ele tem se mostrado abertamente muito deprimido, e apresenta sentimentos de autoacusação e autopunição totalmente conscientes, que reitera com frequência.

Suas enxaquecas satisfazem e reforçam tais sentimentos, sendo infligidas com sadismo e sofridas com masoquismo. Às vezes um "acidente" presta-se a função semelhante, e por isso torna a enxaqueca desnecessária por algum tempo. Quando sua depressão atinge uma intensidade psicótica e ele sente estar no inferno que julga merecer, suas alucinações e delírios, de modo semelhante, tornam desnecessárias as relativamente triviais enxaquecas.

Caso 56 Uma mulher de 43 anos que tinha severas enxaquecas comuns, em geral duas ou três por mês, desde a infância. Ela conseguia lembrar-se de apenas três períodos nos quais ficou livre de acessos: durante uma doença grave (endocardite bacteriana subaguda), quando ficou hospitalizada por quatro meses; durante suas primeiras três gestações, épocas em que passou mais de seis meses sem ter acessos (em notável contraste com sua quarta gravidez, indesejada, quando não só continuou a ter enxaqueca ao longo dos nove meses, mas com acessos mais severos do que o habitual); finalmente, durante um período de três meses em que ficou de luto pela morte do pai, a quem era muito chegada.

Comentário: Esta é, por assim dizer, uma história ao contrário, mostrando certas situações em que a paciente se viu *livre* de enxaquecas que sofreu a vida inteira; nesse aspecto, esta descrição de caso suplementa a anterior. Ficar isenta de enxaquecas durante a gravidez é uma experiência muito comum, e em geral esse fato é atribuído às alterações fisiológicas ou hormonais que ocorrem na gestação (ver capítulos 8 e 10). Esta descrição de caso sugere que fatores psicológicos também devem ser levados em consideração: as quatro gestações eram, podemos presumir, fisiologicamente semelhantes, mas a última diferenciava-se por ser indesejada pela paciente. O desaparecimento da enxaqueca (e de muitos outros sintomas psicossomáticos) ocorre com frequência durante doenças graves, e não podemos deixar de conjeturar se, em vez da doença em si mesma, os cuidados médicos, o apoio e a solidariedade social, juntamente com a isenção de muitas tensões habituais, não seriam talvez os fatores "libertadores". O luto, no qual a livre expressão das emoções conta com o apoio e a solidariedade social, pode isentar um paciente de enxaqueca e sintomas semelhantes, ao contrário de reações depressivas, que tendem a agravá-los.

Caso 82 Uma mulher de quarenta anos que, na primeira consulta, sofrendo uma severa enxaqueca, veio acompanhada pelo marido, o qual se encarregou de fornecer a "história". Ele o fez com prazer sádico, disfarçado de "isenção científica". Era estatístico, e teve a extraordinária meticulosidade de anotar as datas de todos os acessos sofridos pela esposa nos últimos quatro anos, comparando-os com seus períodos menstruais, os caprichos de sua dieta, as mudanças no clima etc. Calculou coeficientes de correlação para todos esses "fatores". Boa parte de seu tempo era evidentemente gasta cuidando da esposa, pois ele lhe servia de médico e computava com o mesmo cuidado os medicamentos que ela tomava em cada acesso. Ele e ela salientaram a necessidade de frequentes injeções de ergotamina e petidina (Demerol).

Comentário: Esta descrição de caso é essencialmente a de uma *folie à deux* de pessoas que têm uma dependência simbiótica e destrutiva entre si. Os aspectos sexuais de seu casamento haviam fracassado havia muito tempo, sendo substituídos, claramente, por uma intimidade sadomasoquista ligada às enxaquecas da paciente.

Caso 84 Este paciente, de 44 anos, fora durante muitos anos empregado de um tio que ele detestava. As condições de trabalho eram desagradáveis, e pioravam devido aos sarcasmos habituais do patrão; o salário, porém, era bem maior do que aquele que o paciente poderia receber em outro emprego semelhante, o que o tornava relutante em procurar trabalho "lá fora". O paciente tinha eructações contínuas e enxaquecas frequentes, dois ou três acessos semanais, durante todo o ano de trabalho, mas ficava livre desses problemas no mês em que saía de férias.

Comentário: Este paciente estava preso a um dilema no qual condições de trabalho humilhantes tinham sido "aceitas" em troca de recompensa financeira. Apanhado em uma situação de escravidão profundamente ressentida, ele se julgava incapaz de melhorar suas condições de trabalho ou de procurar emprego em outro lugar. Ostensivamente calado e obediente, expressava sua raiva em termos fisiológicos, na forma de contínuas eructações e enxaquecas.

Caso 55 Este homem de 42 anos quis ser clérigo, mas foi frustrado em sua aspiração. Levava uma vida lamuriosa e triste, masoquisticamente ligado à mãe dominadora, com quem morava. De sete a oito vezes por ano, o desejo sobrepujava a culpa e ele saía furtivamente de casa em busca de contato sexual. Em menos de cinco minutos após o orgasmo, era acometido por uma enxaqueca "terrível" que o torturava de dor durante os três dias seguintes.

Comentário: Este católico atormentado pela culpa tinha receios mórbidos da relação sexual, que ele interpretava como um pecado merecedor de castigo exemplar. Suas enxaquecas forneciam a devida punição — três dias de penitência cefálgica, depois do que ele recuperava seu equilíbrio fisiológico e moral.

Caso 62 Uma mulher de 55 anos cujos sintomas foram descritos sucintamente no capítulo 2. Solteira, filha única de pais que sempre haviam sido exigentes e possessivos e agora estavam idosos e com saúde precária, ela se viu forçada a trabalhar em dois empregos, catorze horas por dia, para sustentar a casa. Não tinha amigos nem vida social e jamais tivera uma experiência sexual. Achava que era seu "dever" sustentar os pais e ficar com eles sempre que não estivesse trabalhando.

Uma ocasião, na verdade, ela fizera patéticos esforços para estabelecer uma existência independente, mas eles foram frustrados primeiro pela intervenção dos pais e depois por sua própria inquietação e culpa quando saía sozinha. Nos últimos dez anos deixou de ter escolha nessa questão, devido a sofrer severamente de enxaqueca, colite ulcerativa e psoríase, não simultaneamente, mas em um ciclo interminável.

Comentário: Esta deplorável história ilustra o sacrifício de uma vida e o aprisionamento desta paciente em três níveis concêntricos: uma intolerável realidade doméstica, um intolerável conflito neurótico e um intolerável círculo de sintomas psicossomáticos.

Caso 83 Este engenheiro de 35 anos fundou e dirigiu uma empresa de consultoria de grande sucesso, composta de um grupo de peritos que realizava pesquisas nas áreas de computação e matemática para muitos empreendimentos industriais e governamentais. Brilhante e insaciavelmente ambicioso, ele impeliu a si mesmo e a seus subordinados a extremos implacáveis.

Ele trabalhava sem cessar toda noite e o sábado inteiro. Não se permitia ter *hobbies*, vida social e filhos. Toda manhã de domingo ele acordava com uma severa enxaqueca. De início, forçava-se a trabalhar apesar da dor de cabeça, mas nos últimos dois anos os acessos vinham acompanhados por náuseas e vômitos tão intensos que ele ficava incapacitado o dia inteiro.

Comentário: Vemos aqui um paciente com um "dinamismo" de tal modo hipertrofiado que trabalharia sete dias por semana, ou mesmo 168 horas semanais, se isso fosse humanamente possível. Mas não é humanamente possível, e seus limites humanos faziam-se respeitar por regulares enxaquecas dominicais que atuavam como sabás fisiológicos. Este paciente é o único da série acima que apresenta uma "personalidade enxaquecosa".

CONCLUSÕES

Concluímos que a maioria dos pacientes que têm enxaquecas muito frequentes, severas e irremitentes para as quais não é possível identificar antecedentes circunstanciais óbvios está reagindo a situações de vida cronicamente difíceis, intoleráveis e até mesmo atemorizantes. Neles, pudemos observar ou inferir a existência de poderosas tensões e necessidades emocionais e perceber que elas estão impulsionando os acessos recorrentes. Para essa espécie de enxaqueca, e nenhuma outra, podemos legitimamente empregar o termo "doença psicossomática". Tais doenças representam (na magnífica frase de Borges) "desesperos manifestos e alívios ocultos". Vimos, em uma descrição de caso, a alternação de enxaquecas com outra forma de alívio somático — acidentes repetidos — e poderíamos ter citado muitas evidências sobre a alternação ou substituição de enxaquecas por repetidas doenças viróticas brandas (resfriados, infecções das vias aéreas superiores, herpes etc.) e manifestações alérgicas, que também podem, perceptivelmente, ser enquadradas pela economia emocional em papéis semelhantes.

Acreditamos que a enxaqueca pode ser adotada como uma expressão de tensão e sofrimento emocional de muitos tipos e que é impossível classificar todos os pacientes no estereótipo da obsessiva "personalidade enxaquecosa" ou detectar em todos eles raiva e hostilidade crônicas reprimidas. Tampouco se deve afirmar que todos os pacientes com enxaqueca habitual são "neuróticos" (exceto na medida em que a neurose é uma condição humana universal), pois em muitos casos — assunto este que será abordado em detalhes no capítulo 13 — as enxaquecas podem substituir uma estrutura neurótica, constituindo uma alternativa ao desespero e ao alívio neuróticos.

Parte III
A BASE DA ENXAQUECA

INTRODUÇÃO

Examinamos as formas que a enxaqueca pode assumir e as condições em que pode ocorrer. A maior parte dessas informações estava ao dispor de Liveing, Gowers e Hughlings Jackson um século atrás, e esses médicos, sobretudo Liveing, usaram-nas para alcançar uma percepção surpreendente não só da natureza da enxaqueca, mas da organização das atividades cerebrais.

Esse método clássico, a coleta e uso de dados clínicos, foi eclipsado ou deslocado, em muitas áreas da medicina, pelo refinamento dos métodos experimentais. O experimento disseca e simplifica, empenhando-se em obter condições uniformes e em excluir todas as variáveis, exceto uma que foi selecionada para observação. A aplicação de tais métodos com vista a elucidar a enxaqueca tem sido menos bem-sucedida do que em muitas outras áreas; não obstante, existe ainda uma expectativa generalizada de que a "causa" da enxaqueca esteja prestes a ser detectada a qualquer momento graças a algum fenomenal "achado" técnico.

A ânsia de apontar um único fator na patogênese das enxaquecas levou muitos pesquisadores a fazer extrapolações descabidas com base em seus dados, com afirmações como: a enxaqueca deve-se a distúrbio microcirculatório agudo (Sicuteri); a enxaqueca deve-se à deficiência de oxigênio em uma área estratégica do cérebro (Wolff); a enxaqueca deve-se a um distúrbio da serotonina no sangue etc.

A busca de um fator causador único — o fator X — poderá ser bem-sucedida se o evento em estudo tiver uma forma fixa e determinantes fixos. Mas a essência da enxaqueca, como vimos, reside na variedade de formas que ela pode assumir e na diversidade de circunstâncias nas quais pode ocorrer. Portanto, embora um tipo de enxaqueca possa ser associado ao fator X e outro ao fator Y, parece impossível, à primeira vista, que todos os acessos possam ter a mesma etiologia.

Mas deparamos agora com um problema muito mais fundamental, gerado pelo fato de que a enxaqueca não pode ser considerada simplesmente um evento no sistema nervoso que ocorre espontaneamente e sem razão; o acesso *não pode* ser considerado separado de suas causas e efeitos. Um relato fisiológico *não pode* esclarecer as causas da enxaqueca ou sua importância como uma reação ou característica de comportamento. Assim, uma confusão lógica está implícita na própria formulação de uma questão do tipo "qual é a causa da enxaqueca?", pois requeremos não só uma explicação ou um tipo de explicação, mas vários tipos, cada qual em sua própria esfera lógica. Precisamos fazer *duas* perguntas: por que a enxaqueca assume a forma (ou formas) que assume e por que ela ocorre quando ocorre? Essas duas questões *não podem* ser fundidas. Isso foi percebido nitidamente por Liveing, que, depois de questionar as teorias vasculares da enxaqueca em voga até mesmo em sua época, observou:

> Ninguém pensa em uma condição de hiperemia ou anemia dos centros nervosos como o antecedente necessário de um acesso de espirros, riso, vômito ou terror, nem *imagina que tal hipótese auxiliaria nossa compreensão.*

Isso porque todas essas são reações a algo, e não podem ser explicadas sem referência a esse fato. O mesmo vale para a enxaqueca — para todas as enxaquecas, mesmo aquelas que ocorrem periodicamente e sem relação manifesta com circunstâncias externas; pois mesmo assim devem ser interpretadas em relação a algum evento interno ou ciclo do corpo. Ademais, a enxaqueca não é simplesmente um processo fisiológico; ela é um conjunto de sintomas, no que diz respeito ao paciente, e portanto requer descrição em termos experimentais.

Assim, para explicar a enxaqueca precisamos de três conjuntos de termos, três universos de discurso. *Primeiro*, devemos descrevê-la como um processo ou um evento no sistema nervoso, e os termos dessa descrição serão neurofisiológicos (ou o mais próximo disso que pudermos chegar); *segundo*, temos de descrever a enxaqueca como uma reação, e os termos dessa descrição serão reflexológicos ou comportamentais; *terceiro*, devemos descrever a enxaqueca conforme ela interfere no mundo da experiência, como sintomas específicos aos quais em geral está ligado determinado estado de espírito ou valor simbólico — e os termos dessa descrição serão psicológicos ou existenciais.

É impossível fazer qualquer afirmação adequada a respeito da natureza da enxaqueca sem considerá-la, simultaneamente, um *processo*, uma *reação* e uma *experiência*. Podemos notar, por analogia, que exatamente as mesmas considerações aplicam-se, assim como as mesmas confusões ocorrem, à nossa compreensão de um evento tão acentuadamente psicofisiológico como a psicose. Também esta exige uma descrição nesses três níveis. Afirmar que (todas) as psicoses são "devidas" a distúrbios do metabolismo da amina (ou da taraxeína, ou à deficiência de vitaminas etc.) é não só comprovadamente errôneo, mas também sem sentido, tanto quanto afirmações comparáveis a respeito da origem da enxaqueca. Mesmo se isso pudesse fornecer uma descrição neurofisiológica exata de, digamos, uma psicose catatônica, nada nos diria sobre suas causas ou conteúdo. Pois a maioria das psicoses que ocorrem naturalmente é a *respeito* de alguma coisa, e em resposta a alguma coisa, e esses conteúdos e causas emocionais não podem ser expostos em termos físicos.

Os capítulos 10 e 11 serão dedicados a considerações sobre as bases fisiológicas da enxaqueca; discorreremos primeiro sobre as evidências experimentais e teorias concernentes ao mecanismo da enxaqueca (capítulo 10), e a seguir faremos uma discussão geral sobre a *estrutura* da enxaqueca, com base em evidências clínicas e experimentais. Os capítulos 12 e 13 tratarão dos aspectos *estratégicos* da enxaqueca, formulados primeiro em termos comportamentais e depois em termos psicodinâmicos.

10. MECANISMOS FISIOLÓGICOS DA ENXAQUECA

Os que não entendem a história estão condenados a repeti-la.

Santayana

INTRODUÇÃO HISTÓRICA

Liveing dedica um quinto de sua obra-prima ao exame das muitas teorias que já em seu tempo existiam sobre a enxaqueca, e só depois disso apresenta suas próprias ideias excepcionalmente originais. Devemos voltar um pouco a esse caminho tantas vezes trilhado, não por uma fútil reverência ao passado, mas porque muitas das principais teorias hoje em vigor estavam em circulação na época de Liveing, e os comentários desse autor a respeito delas continuam relevantes em nossos dias. O melhor que temos a fazer, portanto, é acompanhar sua exposição e sua crítica sobre as teorias existentes em sua época, após o que poderemos discorrer sobre a sua teoria das "tempestades nervosas" e discutir se ela continua defensável na atualidade. Liveing examina:

(a) A doutrina da biliosidade
(b) Teorias simpáticas e excêntricas
(c) Teorias vasculares
  1. Hiperemia arterial cerebral
  2. Congestão venosa passiva do cérebro
  3. Hipóteses vasomotoras
(d) A teoria das "tempestades nervosas"

As teorias humorais e excêntricas, embora ainda secretamente aceitas por inúmeros enxaquecosos, possuem mais uma importância histórica, e por esse motivo foram examinadas na introdução deste livro.

As teorias sobre a pletora cerebral ganharam relevo na época medieval — mesmo no tempo de Willis, a sangria era um tratamento muito usado contra a enxaqueca. As hipóteses vasomotoras apareceram pouco depois de ter sido demonstrada a inervação e contratilidade das artérias, dominando, em meados do período vitoriano, as ideias sobre o mecanismo da enxaqueca tanto quanto continuam a dominar as concepções atuais.

Du Bois Reymond atribuía a dor de cabeça de enxaqueca a espasmo arterial causado por estímulo simpático. "[...] um tétano ocorre no revestimento muscular dos vasos da metade afetada da cabeça; em outras palavras, um tétano no território da porção cervical do simpático"; a teoria de *Möllendorff* é o contrário da anterior: "[...] uma perda unilateral de força nos nervos vasomotores que governam a artéria carótida, por meio da qual se estabelecem um relaxamento da artéria e um fluxo de sangue arterial para o cérebro", condição esta que ele compara aos efeitos da seção do gânglio simpático cervical em animais; a teoria de Latham combinou as virtudes das duas anteriores:

> [...] primeiramente temos a contração dos vasos do cérebro, e portanto diminuição do fornecimento de sangue, produzida por ação excitada do simpático; e a exaustão do simpático que sucede esse excitamento causa a dilatação dos vasos e a dor de cabeça.

Enquanto Du Bois Reymond e Möllendorff procuraram apenas explicar o mecanismo imediato da dor de cabeça de enxaqueca, Latham estendeu sua teoria vasomotora para abranger *todos* os aspectos do acesso de enxaqueca, atribuindo os escotomas e outras manifestações do estágio da aura à vasoconstrição cerebral e à anemia local. Liveing estava disposto a aceitar como causa imediata da cefaleia de enxaqueca a dilatação das artérias extracranianas, mas não pôde admitir que uma hipótese vasomotora seria adequada para explicar os muitos outros aspectos dos acessos de enxaqueca, notavelmente os numerosos, variados e frequentemente bilaterais sintomas de aura de enxaqueca, os efeitos vegetativos disseminados por todo o corpo, a típica sequência de sintomas em um acesso e as metamorfoses no formato que os acessos podiam apresentar.

Gowers também fez uma crítica incisiva à hipótese de Latham:

> As peculiaridades no distúrbio da enxaqueca [escreve ele] são suas características especiais e com frequência uniformes, o curso deliberado e sua limitação a distúrbio sensorial. Para explicá-las com base na hipótese vasomotora, precisamos supor primeiro um espasmo inicial das artérias em uma pequena região do cérebro; segundo, que a contração sempre tem início no mesmo lugar, e terceiro que ela pode originar um distúrbio de função definido, uniforme e muito específico. *Não há evidências de verdade em nenhuma dessas suposições.*
>
> [...] não é certo supormos que o estado dos vasos superficiais seja uma indicação da condição dos vasos dos órgãos internos. Se assim fosse, visto que o espasmo vasomotor reconhecível é bilateral em quase todos os casos, mesmo quando o distúrbio sensorial é unilateral, deveríamos supor uma contração geral dos vasos do cérebro. Uma contração geral só poderia causar um distúrbio local de função devido a uma alteração local na tendência funcional das células nervosas. Mas se admitirmos essa alteração local, desaparece a necessidade da hipótese vasomotora. Por fim, *não só não está provado, mas é extremamente improvável que um espasmo vasomotor possa causar uma "descarga" deliberada, uniforme e específica.*

É evidente, pois, que as mentes mais perspicazes do século XIX já haviam percebido e articulado, com perfeita clareza, as deficiências da hipótese vasomotora de Latham e o fato de que nenhuma teoria desse tipo, por mais que distorcesse a verdade, poderia *concebivelmente* explicar as características do acesso de enxaqueca em sua totalidade. Não obstante, a ideia de uma origem vasoconstritora do processo da enxaqueca ainda é aceita sem críticas por muitos, e outras variantes da teoria, engenhosas apesar de absurdas, são continuamente defendidas (ver, por exemplo, Milner, 1958).

A insatisfação de Liveing com essas teorias vasomotoras levou-o a formular a eloquente e versátil teoria das "tempestades nervosas".

Podemos mais uma vez acompanhar Liveing nos estágios em que ele elaborou sua teoria:

> Nesta teoria, portanto, a causa fundamental de todas as neuroses está não em uma irritação da periferia visceral ou cutânea, nem em um distúrbio ou irregularidade da circulação, mas em uma disposição primária e muitas vezes hereditária [...] do próprio sistema nervoso; esta consiste em uma tendência à acumulação irregular e descarga de força nervosa [...] e a concentração, dessa tendência em localidades específicas [...] será o principal determinante do caráter da neurose em questão.

Liveing distingue explicitamente a ideia de força nervosa da de acumulação de qualquer *substância*. Sua concepção é puramente fisiológica:

> [...] uma instabilidade gradualmente crescente do equilíbrio nas partes nervosas: quando esta atinge certo ponto, o equilíbrio de forças tende a ser perturbado e a série de fenômenos paroxísmicos a ser determinada por causas em si mesmas totalmente inadequadas para produzir tais efeitos — assim como um simples arranhão abalará e reduzirá a pó uma massa de vidro destemperado [...].

Ele chega a essa conclusão com base no exame dos numerosíssimos fatores de diferentes tipos que podem precipitar um acesso:

> [...] a influência pode vir de fora e ser da natureza de uma irritação de algum nervo periférico ou de natureza visceral, muscular ou cutânea; ou pode atingir os centros através da circulação [...] ou pode descer dos centros superiores da atividade psíquica [...].

Tantos fatores excitantes, e contudo o efeito é o mesmo: em todos os casos, o sistema nervoso reage com uma enxaqueca. Portanto, a enxaqueca está *implícita* no repertório cerebral. Sua estrutura é, por assim dizer, *pré-formada*.

Liveing admite que uma enxaqueca pode atuar como *descarga conclusiva*, sucedendo e pondo fim ao acúmulo de uma tensão; ele a compara com um espirro, uma refeição comida vorazmente ou um orgasmo. De fato, essas descargas podem ser "equivalentes", sendo portanto propensas a metamorfoses entre si; ele dá o exemplo da capacidade de um espirro subitamente encerrar ou substituir uma enxaqueca (ver caso 66, p. 61), ou de a percepção de um perigo repentino encerrar um forte enjoo marítimo, de a excitação sexual provocar asma ou de cócegas provocarem epilepsia.

Liveing tem plena consciência de que a enxaqueca, assim como outras "neuroses" que ele examina, pode ser estabelecida e facilitada por "hábito patológico" (ou seja, condicionamento).

Por fim, Liveing analisa "a sede anatômica da enxaqueca". Ele observa que as manifestações de enxaqueca são quase exclusivamente sensoriais, e infere que "o distúrbio é limitado em sua maior parte ao trato sensitivo e gânglios dos nervos sensitivos, do tálamo óptico em cima, ao núcleo do vago, embaixo".

Ele percebe que a ocorrência de manifestações emocionais e de distúrbios da fala e da memória em um acesso implica "[...] uma extensão do distúrbio aos gânglios hemisféricos"; nota também que a frequente *bilateralidade* das alucinações visuais e táteis coaduna-se mais facilmente com a hipótese da "origem cêntrica". A dilatação das artérias temporais e a desaceleração e o enfraquecimento do pulso são atribuídos a uma radiação periférica do acesso, através do vago e suas presumidas conexões com os gânglios simpáticos.

ALGUMAS TEORIAS ATUAIS SOBRE O MECANISMO DA ENXAQUECA

Podemos agora voltar nossa atenção para as principais teorias sobre o mecanismo da enxaqueca que predominam no pensamento atual. As teorias sobre uma origem periférica da enxaqueca ainda contam com certa aceitação popular, mas há tempos deixaram de ser influentes. Podemos incluir entre essas teorias a da origem alérgica, que conserva aceitação um pouco maior entre os médicos, mas pode ser descartada com base em vários motivos (ver capítulos 5, 6 e 8). A enxaqueca origina-se no sistema nervoso central, sem a menor sombra de dúvida. Este é uma máquina eletroquímica nutrida pelo sangue. Portanto, os estudos bem fundamentados sobre a enxaqueca atentam para o nutrimento do sistema nervoso (teorias vasomotoras), para a química do sistema nervoso e para a atividade elétrica do sistema nervoso, procurando encontrar anormalidades patognomônicas que possam ser relacionadas ao curso e à origem dos acessos de enxaqueca.

TEORIAS VASOMOTORAS DA ENXAQUECA

Vimos que a ideia de uma sequência em dois estágios no mecanismo da enxaqueca — uma fase de vasoconstrição devida à hiperatividade simpática seguida de uma fase de vasodilatação causada por "exaustão" simpática — é muito antiga. A teoria de Latham produziu um efeito que ao mesmo tempo estimulou e tolheu futuros estudos, por um lado inspirando as brilhantes pesquisas experimentais de Wolff a respeito do mecanismo imediato da dor de cabeça de enxaqueca, mas por outro desencorajando a formulação de suposições alternativas quanto à gênese do acesso de enxaqueca *em sua totalidade*.

Wolff conseguiu demonstrar, com precisão e de várias maneiras, que a intensidade da dor de cabeça de enxaqueca guarda estreita proporção com a dilatação de artérias extracranianas e poderia ser diminuída por meio de compressão manual e pelos efeitos da adrenalina e ergotamina sobre as artérias dilatadas, ou ainda por centrifugação de todo o corpo. Nos estágios mais avançados da dor de cabeça de enxaqueca, comprovou-se, a dilatação da artéria ou artérias afetadas poderia ser seguida por uma série de alterações *locais*, com exsudação de um fluido rico em polipeptídios causador de dor local e, por fim, por uma reação inflamatória estéril.

> [...] o fato de que um agente vasoconstritor quase puro, como a norepinefrina, prontamente reverte todos os aspectos dolorosos da dor de cabeça de enxaqueca é mais uma prova de que a origem dessa dor é a vasodilatação [...]. No início da dor de cabeça ocorre uma dilatação simultânea das grandes artérias, arteríolas e metarteríolas. A dilatação de arteríolas e metarteríolas aumenta a pressão hidrostática capilar. A elevada pressão hidrostática capilar favorece a acumulação de material que diminui o limiar da dor nos tecidos subcutâneos do couro cabeludo [...] postulados como "material da dor de cabeça". A dilatação e distensão de grandes artérias, combinadas à acumulação desse material que reduz o limiar da dor, resultam na dor de cabeça. (Wolff, 1963)

As técnicas descritas, suplementadas por observação direta de diminutos vasos na conjuntiva bulbar, permitiram uma descrição decisiva do mecanismo da dor de cabeça de enxaqueca. Porém, quando Wolff e seus colaboradores procuraram aplicar técnicas semelhantes à investigação dos sintomas pré-cefaleia, sobretudo os escotomas, suas constatações foram no todo menos coerentes e marcantes, necessitando mais de hipóteses *ad hoc*. Realizaram experimentos examinando a ação de substâncias vasoativas (nitrito de amila e misturas ricas em dióxido de carbono) sobre a duração de defeitos de campo escotomatosos. Os resultados desses experimentos não se prestaram a replicações compatíveis. Mesmo assim, Wolff julgou correto postular a *provável* existência de isquemia cortical local como a base dos escotomas:

> Postula-se, portanto, que a quantidade de sangue muito elevada que é saturada ao máximo com oxigênio (após inspirar misturas ricas em dióxido de carbono) corrige uma deficiência básica de oxigênio em uma área estratégica do cérebro, onde os impulsos que estabelecem a dilatação vascular compensatória do acesso de enxaqueca podem originar-se [...]. A patofisiologia dos escotomas está intimamente ligada à vasoconstrição craniana [...]. É possível que mais do que o córtex occipital esteja envolvido na isquemia e que os sintomas provenham sobretudo do córtex occipital em razão de maiores necessidades metabólicas desta parte do hemisfério [...].

O próprio Wolff, invariavelmente rigoroso e atento em seu raciocínio, enunciou essas ideias como uma hipótese, ou uma série de hipóteses, e admitiu que existiam vários fatos difíceis de conciliar com a teoria isquêmica. Muitos autores posteriores, porém, sem fazer caso do modo como Wolff expressou suas opiniões com ressalvas e em caráter provisório, adotaram a hipótese da vasoconstrição como indiscutivelmente comprovada, quase axiomática. Por exemplo, Graham inicia um texto crítico sobre a enxaqueca com a seguinte asserção: "O mecanismo imediato do acesso de enxaqueca foi associado por Wolff e seus colaboradores a um comportamento desordenado dos vasos sanguíneos cranianos".

Bickerstaff, descrevendo o que parece ser nada mais nada menos do que severas enxaquecas clássicas em um grupo de pacientes, declara que os sintomas destes representam uma disfunção transitória na área de suprimento da artéria basilar. Selby e Lance, de modo semelhante, não hesitam em atribuir a síncope de enxaqueca em seus pacientes à isquemia transitória da formação reticular do tronco cerebral.

Quando, inconscientemente, o que era hipótese passa a ser tido por certo, deixam de ser feitas investigações adicionais, e o assunto torna-se petrificado; esse foi o caso, durante alguns anos, no que concerne à teoria vasoconstritora da aura de enxaqueca. Portanto, é preciso reabrir o tema, submetendo cada aspecto da teoria a um rigoroso exame. Não só é possível, mas também necessário apresentar muitas observações contra essa teoria de Latham-Wolff.

Em primeiro lugar, e o mais evidente, ela nunca foi submetida à observação direta; os vasos sanguíneos corticais nunca foram observados no decorrer de uma aura de enxaqueca, e é extremamente duvidoso que os vasos da conjuntiva bulbar possam representar um modelo confiável do comportamento de vasos intracranianos; as alterações nestes últimos, além disso, *não* são observadas constantemente durante uma aura de enxaqueca. Em segundo lugar, não é raro ocorrer uma sobreposição dos estágios da aura e da dor de cabeça ou a recorrência de repetidas auras durante o estágio da dor de cabeça (vasodilatador), o que constitui um fato clínico importante não levado em conta por Wolff e impossível de conciliar com a teoria dos dois estágios. De fato, uma aura polissintomática pode apresentar, ao mesmo tempo, características excitatórias e inibitórias. A variabilidade da aura, ocorrendo ora de uma forma, ora de outra, não se coaduna com a vulnerabilidade especial do córtex occipital postulada na teoria isquêmica. É difícil ou impossível conceber como os "distúrbios de função muito específicos" mencionados por Gowers — a forma e o curso característicos dos escotomas, a qualidade vibratória das cintilações e parestesia etc. — possam ser explicados simplesmente com base na isquemia; as alucinações sensoriais que podem ocorrer em um ataque de isquemia basilar, ou durante a angiografia vertebral, tendem a ser simples e transitórias e não exibem nenhuma das características especiais do escotoma de enxaqueca. Os efeitos inegáveis que os agentes vasoativos às vezes produzem sobre a duração ou intensidade dos escotomas não mostram indício algum da natureza do processo enxaquecoso subjacente, apresentando apenas os efeitos da soma de duas alterações neurofisiológicas. Os efeitos conhecidos da redução da pressão de perfusão cerebral, como na hipotensão postural, são o desfalecimento, a tontura e às vezes um breve enxameamento de "manchas na frente dos olhos" etc., quadro clínico este que é bem diferente do da aura de enxaqueca.

Poderíamos multiplicar e refinar essas objeções interminavelmente. Somos forçados a concluir que as evidências em favor da origem vasoconstritora da enxaqueca são escassas, indiretas, de interpretação questionável e dependentes de muitas hipóteses *ad hoc* até mesmo para assumir uma aparência de plausibilidade. Mesmo se mais convincentes, elas se revelam absolutamente inadequadas para explicar a vasta complexidade do formato da aura com seus muitos, intricados e variados sintomas. A hipótese isquêmica é atrativa em razão dessa complexidade, mas, infelizmente, é no todo simples *demais* para explicar uma enxaqueca.

TEORIAS QUÍMICAS DA ENXAQUECA

Existem várias teorias químicas da enxaqueca que, em estilo atrativo, fazem-se passar por ultramodernas, mas, genericamente, derivam das teorias humorais dos gregos. Notáveis avanços na compreensão das bases químicas de certas doenças neurológicas e em nosso conhecimento da neurofarmacologia acenderam a esperança de que possamos estar prestes a descobrir uma base química para a doença de Parkinson, a psicose, a enxaqueca etc. Em fins da década de 1950, por exemplo, certas aminas biológicas tornaram-se o centro de grande interesse; são dessa época a monografia de Woolley sobre a teoria da serotonina na psicose, a introdução, por Sicuteri, de antagonistas da serotonina no tratamento da enxaqueca e, pouco depois, a teoria da dopamina na doença de Parkinson. Seria difícil encontrar um exemplo mais eloquente do que anteriormente se denominou o pensamento do "fator X".

As teorias químicas da enxaqueca foram inspiradas pelos notáveis componentes autônomos do acesso. Os sintomas óbvios e comuns da enxaqueca são a dor de cabeça vascular, a dilatação de vasos extracranianos, náusea, maior atividade visceral e glandular e, às vezes, sinais autônomos secundários como bradicardia, miose, hipotensão etc. Em adição a esses distúrbios vegetativos periféricos, tendem a existir alguns sintomas determinados centralmente, como hipotonia muscular, sonolência, depressão etc. Já mencionamos que características que são clínica e fisiologicamente o oposto desses sintomas — estase e dilatação visceral, evidências de excitamento fisiológico e psicológico etc. — podem preceder e suceder o curso principal do acesso.

É óbvio que os sintomas principais da enxaqueca, se deixarmos de lado o estágio prodrômico e o de rebote, representam *um aumento do tono parassimpático, uma diminuição do tono simpático, ou ambas as coisas.* O encerramento dos acessos, espontaneamente por várias formas de excitamento fisiológico ou psicológico, ou terapeuticamente por medicamentos inibidores parassimpáticos ou simpatomiméticos, reforça a ideia de que um excesso de atividade parassimpática é característico das etapas principal e posterior de um ataque de enxaqueca.

As teorias químicas da enxaqueca foram propostas por seus autores para explicar a intensificação transitória mas substancial do tono parassimpático durante os acessos, e todos os neuromores que sabidamente agem em junções sinápticas do sistema parassimpático foram apontados, em uma época ou outra, como primordialmente responsáveis pela gênese da enxaqueca. Podemos citar como exemplo três desses mediadores: histamina, acetilcolina e 5-hidroxitriptamina, embora apenas esta última precise ser examinada com atenção.

A teoria da enxaqueca provocada pela histamina associa-se ao nome de Horton (1956); para esse autor, a distinta variante da enxaqueca descrita no capítulo 4 como "nevralgia migranosa" era causada por uma forma especial de sensibilidade à histamina. Ele afirmava que os acessos podiam ser provocados por injeções de histamina em pacientes predispostos, que a acidez gástrica aumentava durante os ataques e que a "dessensibilização" à histamina podia evitar os acessos. Poucos pesquisadores conseguiram reproduzir os notáveis êxitos terapêuticos obtidos por Horton com a dessensibilização à histamina; tais êxitos, evidentemente, não passam de efeito placebo, uma consequência de cuidados terapêuticos intensivos e contato emocional com um médico muito dedicado. Mais importante é o fato de que a dor de cabeça vascular provocada pela histamina não apresenta as características típicas da nevralgia migranosa. Em terceiro lugar, não foi possível comprovar a existência de níveis elevados de histamina nesse tipo de enxaqueca, nem em nenhum outro.

A teoria da enxaqueca provocada pela acetilcolina é associada ao nome de Kunkle (1959), que examinou os níveis de acetilcolina no líquido espinhal durante acessos de nevralgia migranosa. Verificaram-se taxas elevadas em alguns dos pacientes afetados, mas não em todos. Kunkle concluiu que seus resultados "corroboram consideravelmente" a hipótese básica. Os resultados de Kunkle não foram reproduzidos, e a questão de existirem ou não níveis elevados de acetilcolina localmente, sistemicamente ou no líquido espinhal encontra-se ainda *sub judice*. Esse assunto fugiu um pouco à atenção dos pesquisadores depois da ascensão das mais modernas teorias da serotonina.

A teoria da enxaqueca provocada pela serotonina foi apresentada por Sicuteri juntamente com a descoberta dos efeitos terapêuticos da metisergida, um potente inibidor da serotonina, na profilaxia da enxaqueca. Kimball e Friedman (1961) observaram que um acesso de enxaqueca ou semelhante à enxaqueca podia com frequência ser induzido em pacientes enxaquecosos por Serpasil, e que os acessos induzidos dessa maneira podiam ser rapidamente encerrados com a infusão intravenosa de 5-hidroxitriptamina. Lance *et al.* (1967) realizaram pesquisas mais complexas, medindo diretamente a serotonina total do plasma (*total plasma serotonin* — TPS) antes, durante e depois de acessos de enxaqueca, e observaram uma abrupta queda da TPS no início da dor de cabeça de enxaqueca na maioria dos pacientes estudados. Sabe-se que a injeção intracarotídea de serotonina causa constrição tônica de artérias extracranianas, e Lance *et al.* postularam que uma queda súbita nos níveis da serotonina circulante pode provocar dolorosa distensão dos vasos extracranianos por um fenômeno de rebote.

Portanto, em resumo, podemos dizer que as evidências apresentadas em favor de alterações sistêmicas da histamina em acessos de enxaqueca podem ser descartadas, que as evidências em favor da participação da acetilcolina são controversas e que aquelas em favor da participação da serotonina parecem dignas de nota, embora o trabalho de Lance tenha de ser reproduzido e consolidado por outros autores. Porém, isso posto, em nada avançamos na descoberta de uma base química para a enxaqueca. A aceitação de uma base química necessitaria de evidências análogas aos postulados de Koch sobre a patogênese; precisaríamos demonstrar alterações apropriadas do fator X em todos os acessos de enxaqueca estudados, simulação de todos os sintomas possíveis de enxaqueca com a administração do fator X e, por fim, a *dependência* da reação enxaquecosa com relação a ele. Tais condições, patentemente, não foram obtidas com a 5-hidroxitriptamina. Por um lado, a síndrome enxaquecoide induzida por Serpasil ou reserpina guarda apenas semelhança parcial com uma enxaqueca plenamente desenvolvida; a reserpina não é capaz de provocar as manifestações de aura de enxaqueca. Inversamente, as enxaquecas podem continuar a ocorrer com frequência não diminuída depois de uma profunda queda dos níveis sistêmicos de serotonina causada por metisergida.

O *x* do problema está no perigo de confundir causa e concomitância. É possível, embora improvável, que as fases clínica e fisiológica da enxaqueca sejam acompanhadas por alterações comensuráveis nos níveis sanguíneos de um ou mais neurumores (improvável porque as atividades parassimpáticas características que compõem uma enxaqueca podem ser muito localizadas e isoladas); porém, o estabelecimento de tal paralelo, de tal correlação, nada revelaria com respeito a causa e efeito. Seria necessário mostrar que os níveis alterados da substância X no sangue constituem um antecedente suficiente e necessário da enxaqueca.

TEORIAS ELÉTRICAS

A enxaqueca é um distúrbio primário da função cerebral, sejam quais forem os mecanismos secundários, locais ou humorais que possam estar envolvidos em sua expressão clínica. O exame direto da atividade cerebral em uma afecção benigna como a enxaqueca limita-se efetivamente a exames eletroencefalográficos (EEG), e é destes, e de suas interpretações, que devemos agora nos ocupar.

Já faz mais de trinta anos que os Gibbs usaram pela primeira vez o EEG para o estudo de pacientes enxaquecosos (ver Gibbs e Gibbs, 1941), e desde então uma vasta e inconclusiva literatura desenvolveu-se a respeito do assunto. Foram descritos muitos tipos de anormalidades no EEG em associação com a enxaqueca — disritmias generalizadas de ondas lentas, padrões convulsivos, anormalidades focais etc. — com notavelmente pouca concordância no que respeita à incidência ou importância de tais resultados. Podemos destacar apenas uma fração das observações publicadas, e deixaremos de tratar, em especial, das gritantes anormalidades mostradas pelo EEG durante enxaquecas hemiplégicas, pois tais acessos claramente envolvem mecanismos secundários em adição aos processos primários de enxaquecas comuns ou clássicas (ver capítulo 4).

Strauss e Selinski (1941), em um estudo pioneiro, constataram atividade lenta (três a seis ciclos por segundo) durante hiperventilação em nove entre vinte pacientes enxaquecosos. Engel *et al.* (1945) registraram anormalidades focais de ondas lentas limitadas às derivações occipitais pertinentes durante a ocorrência de escotomas em dois pacientes. Dow e Witty (1947), no primeiro estudo em grande escala, observaram uma "disritmia generalizada" em trinta enxaquecosos, "atividade bilateral simétrica episódica" em doze e "persistente anormalidade focal" em quatro. Cohn (1949), estudando 83 pacientes com enxaqueca clássica, verificou que quase metade deles apresentava uma excessiva atividade de ondas lentas entre os acessos; afirmou que os pacientes com essas anormalidades tinham "enxaquecas disrítmicas" e se beneficiariam da terapia anticonvulsiva. Heyck (1956), em um estudo confiável, observou disritmias de ondas lentas difusas e inespecíficas em treze dentre 62 e anormalidades focais em cinco dentre 62 pacientes enxaquecosos. Selby e Lance (1960) obtiveram registros interictéricos de 459 pacientes com enxaqueca e dores de cabeça vasculares afins; quase um terço desses pacientes foi considerado "anormal", isto é, caracterizado por persistente ou intermitente atividade lenta (quatro a sete ciclos por segundo). Em dois casos foram registrados padrões de ondas e espículas de tipo convulsivo.

Pesquisas recentes procuraram verificar se havia outros padrões de atividade no EEG que pudessem ser proeminentes na enxaqueca. Whitehouse *et al.* (1967) examinaram os registros de 28 crianças enxaquecosas e um número semelhante de controles correspondentes para verificar a incidência das chamadas espículas positivas de catorze e dezesseis ciclos por segundo (um padrão originalmente descrito pelos Gibbs [1951], e por eles considerado um possível indício de epilepsia talâmica ou hipotalâmica). Concluíram que havia um excesso definido, mas não muito acentuado, desses padrões de espículas positivas no grupo dos enxaquecosos. O padrão observado em um paciente não se alterava durante a ocorrência de um acesso de enxaqueca. Embora plenamente cônscios das incertezas em torno da interpretação das espículas positivas de catorze e dezesseis ciclos por segundo, sobretudo em crianças, Whitehouse *et al.* consideraram seus resultados, juntamente com evidências clínicas, fortes indícios de um distúrbio autônomo primário nos pacientes estudados: "[...] seria mais satisfatório [escrevem eles] [...] considerar a enxaqueca um distúrbio primário na função autônoma com efeitos vasculares secundários e com a possibilidade de explicar [...] fatores humorais [...] como fatores intermediários".

Dexter (1968), em um estudo muito recente e não publicado, obteve registros de EEG feitos durante toda a noite em pacientes que sofriam de enxaquecas noturnas. Estes invariavelmente estavam no estágio de sono paradoxal (REM) ao acordarem com dor de cabeça, porém não foi possível prever o início de acessos em tais pacientes com base na aparência dos padrões de sono paradoxal no EEG.

É evidente que esses estudos não conseguiram revelar nenhuma anormalidade eletroencefalográfica definida e uniforme específica da enxaqueca. Lennox e Lennox (1960), sintetizando uma experiência de vinte anos com esses registros, concluem que nada existe de "distintivo" nos traçados de pacientes enxaquecosos; não se pode, por exemplo, diagnosticar enxaqueca com base em um registro eletroencefalográfico.

Não tem sido possível definir uma só anormalidade eletroencefalográfica que tenha alguma relação *específica* com a enxaqueca semelhante ao modo como os padrões de ondas e espículas relacionam-se com a epilepsia. No máximo, existe um questionável aumento estatístico de "disritmias" de ondas lentas superior à incidência de 15% a 20% encontrada em populações não enxaquecosas (Gibbs e Gibbs, 1950). Devemos admitir, porém, a existência de pouquíssimos traçados obtidos durante a verdadeira ocorrência de auras de enxaqueca (como os de Engel *et al.*), e nenhum, manifestamente, durante estados de síncope, estupor ou coma enxaquecoso. Assim, as formas mais severas de enxaqueca continuam uma *terra incognita* para o eletroencefalógrafo.

Por que, poderíamos indagar, esses estudos foram tão pouco conclusivos em comparação com os volumes de informações que existem sobre a epilepsia? Várias razões vêm à mente. Primeiro, não temos um método confiável para provocar uma aura de enxaqueca, em contraste com a facilidade para provocar a atividade de ataque epilético; as reações enxaquecoides induzidas pela reserpina, por exemplo, não têm o componente de aura. Em segundo lugar, não podemos fazer registros do cérebro exposto ou usar eletrodos profundos, como é correto fazer em muitos casos de distúrbios convulsivos. Em terceiro lugar, não podemos identificar a enxaqueca ou qualquer processo semelhante à enxaqueca em animais. Por fim, e talvez o mais importante, os parâmetros existentes de registros eletroencefalográficos, que são muito apropriados para monitorar processos epiléticos, podem ser totalmente inadequados para estudar, ou mesmo detectar, o processo da enxaqueca.[1] Já observamos que a velocidade da propagação da parestesia de enxaqueca, por exemplo, é algumas centenas de vezes menor que a de suas contrapartidas epiléticas, ao passo que a base temporal de outros processos enxaquecosos, por sua vez, é muito maior do que a da aura.

Não se pode duvidar de que *alguma* forma de distúrbio elétrico acompanhe a geração de uma enxaqueca, mas a natureza desse distúrbio ainda está muito no campo das conjeturas. Lashley (1941), representando graficamente seus próprios escotomas (ver figura 3B), calculou que o aumento de tamanho dos mesmos correspondia a uma onda de excitação movendo-se através do córtex visual a uma velocidade de aproximadamente três milímetros por minuto, seguida por uma onda de inibição total. Milner (1957) apontou a semelhança quantitativa dessa taxa de propagação com a da "depressão de propagação", um distúrbio eletrônico que pode ser induzido no córtex cerebral exposto, e que foi originalmente descrito e estudado por Leão (1944). Foi impossível monitorar a depressão de propagação descrita por Leão por meio de eletrodos no couro cabeludo, ou, o que é mais importante, demonstrar sua ocorrência ou relevância em qualquer processo fisiológico conhecido. Adicionalmente, como salientamos em nossa discussão sobre as teorias vasoconstritoras, evidências clínicas indicam a ocorrência de alteração ampla da função cortical em vez de algum processo local, isquêmico ou depressivo.

Lashley concluiu, há quase trinta anos, que "nada se sabe a respeito da verdadeira atividade nervosa durante a enxaqueca", e essa afirmação, lamentavelmente, continua valendo em nossos dias. Como inferiu Liveing, é nas profundezas do tronco cerebral que se origina o processo enxaquecoso, lentas alterações tônicas de excitação e inibição; mas a descoberta dessas alterações e a demonstração de sua natureza e causa têm nos escapado completamente e podem continuar a fazê-lo ainda por vários anos.

CONCLUSÕES

Nos últimos trinta anos realizaram-se pesquisas intensivas sobre os distúrbios vasculares, químicos e elétricos que ocorrem em associação com acessos de enxaqueca, proliferando teorias que postulam serem tais anormalidades mecanismos essenciais, fundamentais na causação dos acessos. Essa enorme massa de estudos encontra-se documentada em milhares de artigos (a bibliografia de Wolff, compilada em 1960, que enumera 1095 referências, representa apenas uma seleção desses trabalhos), e só o que fizemos foi comentar as que parecem ser, no momento, as linhas de investigação mais importantes. Deixamos totalmente de lado certos campos de pesquisa — como o que procura fatores alérgicos como causa da enxaqueca — e certas subteorias (por exemplo, a investigação de mecanismos autoimunes e de possíveis anormalidades em mastócitos relacionada à hipótese da serotonina), por serem de importância duvidosa para as principais questões fisiológicas.

A causa imediata da dor de cabeça de enxaqueca foi analisada em detalhes por Wolff e seus colegas, e pode ser totalmente explicada em termos da dilatação de artérias extracranianas e da liberação de fatores que produzem dor local. É duvidoso, porém, que mecanismos vasomotores fundamentem outros aspectos importantes do acesso de enxaqueca, e parece impossível que os sintomas de aura de enxaqueca, sobretudo, possam ser justificados por uma isquemia cortical local.

Sabe-se que substâncias como mecolil, histamina, reserpina etc. são capazes de produzir síndromes clínicas que têm *al-*

gumas semelhanças com *alguns* acessos de enxaqueca, embora essas reações iatrogênicas não possuam muitas das características essenciais dos acessos que ocorrem espontaneamente. Existem algumas evidências, ainda insuficientemente fundamentadas, de que alterações humorais sistêmicas (por exemplo, de 5-hidroxitriptamina) podem acompanhar alguns acessos que ocorrem espontaneamente, mas *não há* evidências de que elas constituam o antecedente suficiente e necessário de todos os ataques. Parece muito improvável que a enxaqueca tenha qualquer base metabólica unitária, considerando suas grandes variações (e transformações) no formato clínico, a quase instantânea indução (e, às vezes, término) de algumas auras de enxaqueca e a tendência de os acessos de enxaqueca serem recorrentes apesar do uso de quimioterapia com potentes agentes bloqueadores (por exemplo, com a metisergida, um inibidor da serotonina).

Concluímos que os fatores vasculares e humorais que foram descobertos, assim como os que podem ser descobertos no futuro, possuem no máximo uma importância *parcial* na patogênese da enxaqueca, como fatores intermediários que são às vezes relevantes em alguns acessos. A hipótese vasomotora (Latham-Wolff) pode ter uma utilidade apenas limitada, como percebeu Liveing há um século ("[...] Ninguém [...] imagina que tal hipótese ajudaria nossa compreensão [...]"), e o mesmo vale para qualquer hipótese química. Estas *não são de interesse*, pois *não podem* esclarecer toda a complexidade do problema da enxaqueca.

> Você replicará que a realidade não tem a menor obrigação de ser interessante. E eu lhe responderei que a realidade pode evitar essa obrigação, mas as hipóteses não. (Borges)

Os estudos elétricos não são destituídos de interesse nesse sentido, pois constituem tentativas de definir um fator neurofisiológico único correlato da enxaqueca. Até agora não alcançaram êxito, mas podemos esperar que obtenham algum sucesso com o crescente refinamento técnico. Parece certo, por exemplo, que a aura de enxaqueca deve possuir fatores fisiológicos correlatos distintos. Outra questão, a ser abordada no próximo capítulo, é: podemos esperar descobrir um "processo" enxaquecoso único no sistema nervoso que seja básico em todas as formas de enxaqueca?

11. A ORGANIZAÇÃO FISIOLÓGICA DAS ENXAQUECAS

As 24 letras não formam em línguas diferentes uma variedade de palavras maior do que a diversidade de sintomas que as concepções da melancolia produzem em várias pessoas. Eles são irregulares, obscuros, vários, imensamente infinitos, nem mesmo Proteu é tão diverso [...].

Burton

O PROBLEMA DA ENXAQUECA, como Robert Burton constatou no caso da melancolia, é a infinita variedade de sintomas que somos instados a explicar. Devemos tentar formular uma teoria, ou conjunto de teorias, que como um todo seja mais *geral* do que os mecanismos simples mencionados no capítulo anterior — geral o bastante para abranger cada aspecto de cada tipo de enxaqueca, e contudo passível de aplicação específica a qualquer sintoma particular.

Começaremos examinando os sintomas de enxaqueca em diferentes níveis funcionais, do inferior ao superior, e os possíveis mecanismos subjacentes a esses sintomas. Se tais métodos se revelarem insuficientes para a tarefa, seremos obrigados a adotar concepções radicalmente diferentes do que se entende por "função" ou "centro" em neurofisiologia e raciocinar em termos de organização dinâmica de sistemas funcionais, em vez de nos termos tradicionais de aparelhos e mecanismos neurais fixos.

Vimos que os sintomas vegetativos da enxaqueca representam uma predominância parassimpática, e não podemos deixar de nos surpreender com o fato de que a preponderância diversificada de diferentes sintomas encontra correspondência na configuração anatômica e funcional do sistema nervoso parassimpático. Existem plexos ganglionares anatomicamente distintos em todas as principais estruturas viscerais, vasculares e glandulares do corpo, constituindo o nível mais primitivo da representação neural do corpo interno ou visceral. Podemos postular que a existência de muitos plexos funcionalmente distintos como esses proporcionam uma base fisiológica para uma variedade de síndromes parassimpáticas distintas, que a atividade neuronial local nesses plexos, uma vez detonada por uma descarga inicial do sistema nervoso central, pode persistir — por minutos, horas ou dias — como uma excitação funcionalmente distinta, isolada. No caso de um paciente com prolongada hemicrania localizada, por exemplo, podemos visualizar um distúrbio relativamente isolado emparedado em um único plexo perivascular; em outros casos, excitações neuroniais locais podem estar alojadas nos plexos murais do estômago, do cólon, das glândulas lacrimais etc. A alteração neuronial inicial pode depois ser reforçada por alterações locais de tecido, por exemplo, a transudação e a inflamação estéril que ocorrem em prolongadas dores de cabeça vasculares, ou outras alterações de longo prazo que sucedem o distúrbio neurogênico inicial. Os sintomas vegetativos da enxaqueca, em seu último nível, o inferior, podem ser mediados, graduados e isolados devido à configuração da rede nervosa do sistema parassimpático. As "instruções" quanto a que forma de acesso, qual equivalente de enxaqueca será selecionado são presumivelmente determinadas por mecanismos centrais, embora diferenças locais de limiar, inatas ou condicionadas, também possam desempenhar um papel auxiliar. É característico, porém, que quando um órgão terminal, ou um plexo local, é removido do sistema (por exemplo, por intervenção cirúrgica), os acessos de enxaqueca retornam com um formato ligeiramente alterado. Isso nos leva a achar possível que *mecanismos periféricos fixos sejam usados conforme a disponibilidade, sendo plástica e flexível a organização central da enxaqueca.*

O termo parassimpático foi originalmente empregado, e convenientemente restrito, para denotar estruturas e atividades periféricas. Está claro que é insuficiente encarar a enxaqueca como um acesso parassimpático, pois todos os acessos possuem também componentes centrais, cerebrais. Os conceitos e os termos apropriados são os ideados por Hess com base em seus célebres estudos sobre a função autônoma e diencefálica central (Hess, 1954). Hess usa o termo *ergotrópico* para designar a combinação de atividade simpática periférica com excitamento central, e o termo *trofotrópico* para indicar o inverso disso. Esses termos não são apenas fisiológicos, mas biológicos ou orgânicos. Assim, ergotropia significa a tendência de um organismo a dirigir-se para o mundo exterior, a ser ativo, a executar trabalho etc., para o que será provido de maior vigilância e acuidade sensorial, tono muscular intensificado, tono simpático intensificado etc. A trofotropia denota a tendência de um organismo a dirigir-se para dentro, para sua economia interna, para o que será provido de maior atividade visceral e glandular aliada à relativa inibição do nível de consciência, da acuidade sensorial e do tono muscular. Os termos introduzidos por Hess mostram-se excepcionalmente úteis para nossa compreensão dos acessos de enxaqueca. É evidente que todos os seus critérios de trofotropia (aumento do tono parassimpático, diminuição do excitamento, hipersincronização de EEG etc.) são encontrados na parte principal do acesso de enxaqueca; a parte principal de uma enxaqueca, podemos dizer, representa uma *síndrome trofotrópica polimórfica*.

A elaboração experimental dos conceitos de Hess e sua aplicação a problemas clínicos foram levadas a cabo por muitos pesquisadores, dentre os quais se destaca Gellhorn. Demonstrou-se, assim (ver Gellhorn, 1967), que existem — em todos os níveis do neuroeixo — sistemas ergotrópicos e trofotrópicos que são anatômica, fisiológica e farmacologicamente distintos. Demonstrou-se que as atividades ergotrópicas e trofotrópicas são normalmente mantidas em um equilíbrio recíproco; esse equilíbrio determina o que Gellhorn denominou "sintonia" do sistema nervoso em qualquer dado momento. Portanto, a inibição do sistema ergotrópico é associada à excitação da divisão trofotrópica e vice-versa. Tipicamente, também, qualquer mudança acentuada na sintonia autônoma será seguida por um fenômeno de rebote na direção oposta.

Podemos agora traduzir a sequência de uma enxaqueca comum para os termos de Hess. Os sintomas prodrômicos ou iniciais são os de predominância ergotrópica, a parte principal do acesso é uma queda na trofotropia e os sintomas de rebote são novamente ergotrópicos. Assim, uma enxaqueca comum pode ser concebida como um paroxismo de três estágios em câmera lenta, no qual ocorrem alterações proporcionadas e características na sintonia nervosa. Essa ideia corresponde aproximadamente à designação, por Lennox, da enxaqueca como um "ataque autônomo". Não podemos afirmar o nível exato da origem do processo da enxaqueca, e na verdade julgamos que a questão pode até não ter sentido quando enunciada desse modo, pois os sistemas ergotrópicos e trofotrópicos estão representados, hierarquicamente, por todo o núcleo do neuroeixo, dos cornos (intermediolaterais) da coluna vertebral à formação reticular do tronco cerebral, ao hipotálamo e, finalmente, nas divisões mediobasais do córtex cerebral.

Também podemos identificar um ciclo de excitamento e inibição no curso muito condensado da aura de enxaqueca — o ciclo de excitação (escotomas cintilantes, parestesia, excitação, aguçamento sensorial difuso etc.) e inibição (escotomas negativos, anestesia, sonolência, debilidade extrema, síncope, inibição sensorial difusa etc.) — e, se ele ocorrer, a reexcitação leva apenas de trinta a quarenta minutos.

Chegamos, portanto, a um quadro do processo enxaquecoso semelhante ao proposto por Liveing há um século: *uma forma de ataque centrencefálico, cuja atividade é projetada de modo rostral sobre os hemisférios cerebrais e de modo periférico através das ramificações do sistema nervoso autônomo.* Podemos conceber o córtex no decorrer de uma aura de enxaqueca como sujeito a um bombardeamento ascendente, ao qual ele reage com atividades secundárias próprias; estas são multifocais (escotomas cintilantes, parestesias etc.) e se estabelecem sobre uma base de excitamento cortical difuso. Analogamente, podemos imaginar os plexos autônomos periféricos tornando-se sujeitos a uma barragem descendente à qual reagem com atividades secundárias multifocais próprias. Esse quadro do processo da enxaqueca é apresentado esquematicamente na figura 7.

É óbvio, porém, que necessitaremos de conceitos e termos adicionais para descrever as ativações do córtex cerebral no decorrer de uma aura de enxaqueca. As alucinações visuais da enxaqueca fornecem as mais claras indicações desses processos superiores e sua organização.

Observamos (ver capítulo 3) que existe a tendência de ocorrer uma *sequência* de alucinações visuais, do tipo mais elementar ao mais complexo; essa sequência é muito semelhante à que se pode verificar na reação a certas drogas (por exemplo, mescalina), à privação de sono ou à privação sensorial. Assim, podemos comparar a sequência da enxaqueca com a descrição feita por Hebb (1954) das alucinações visuais induzidas por privação sensorial:

> Parece que a atividade possui um curso bastante regular de desenvolvimento, do simples para o complexo. O primeiro sintoma consiste na mudança de cor, de escura para clara, no campo visual quando os olhos são fechados; a seguir, são descritos pontos, linhas ou padrões geométricos simples [...] o próximo passo é ver algo como padrões de papel de parede [...] depois vêm objetos isolados, sem pano de fundo [...] por fim, cenas integradas que em geral contêm distorções semelhantes às dos sonhos.

Os padrões e a passagem dos fosfenos mais simples de enxaqueca através do campo visual lembram as alucinações de cores e formas abstratas (luzes bruxuleantes, estrelas, rodas, discos, rolos de pergaminho rodopiantes etc.) que, segundo Penfield e Rasmussen, seriam provocadas por estimulação direta do córtex visual exposto (área 17).

O formato dos escotomas cintilantes é manifestamente ex-

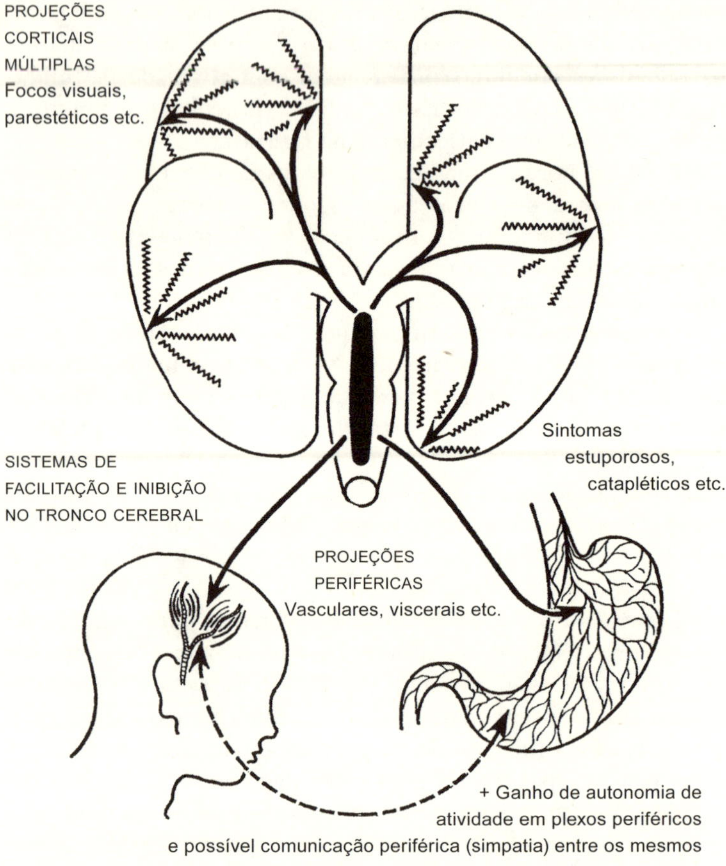

Figura 7. Esquema do processo de enxaqueca hipotético

Representação esquemática do processo de enxaqueca como uma atividade de ataque lenta, cíclica, centrencefálica, projetada de modo rostral para o córtex cerebral, onde detona os processos secundários de aura de enxaqueca (escotomas, parestesias etc.), e de modo caudal para as ramificações dos plexos autônomos por todo o corpo. O processo (nas palavras de Gowers) é "[...] muito misterioso [...] há uma forma singular de atividade que parece propagar-se, como as ondulações em um lago onde se atira uma pedra [...] na região por onde passaram as ondulações ativas, subsiste um estado como o de distúrbio molecular das estruturas".

clusivo do processo de enxaqueca, e (ainda) não foi simulado por procedimentos experimentais. Lashley (1941) discorreu sobre a possibilidade de a microestrutura característica desses escotomas (minuciosamente angulosos e de padrão mais graúdo nas porções inferiores do campo visual, como mostra a figura 3) estar relacionada ao padrão citoarquitetônico básico, ou camada granular neuronial, do córtex visual primário (coniocórtex).

Lashley também fez menção à velocidade da propagação dos escotomas, calculando que ela corresponderia a uma onda de excitação movendo-se pelo córtex visual (primário) a aproximadamente três milímetros por minuto, seguindo-se uma onda de total inibição. Esse autor admitiu que "nada se conhece a respeito da verdadeira atividade nervosa" subjacente a esse processo, e assim não se compromete com a teoria do distúrbio iniciado localmente nem com uma teoria secundária de reação à excitação proveniente de níveis infracorticais.

Não está claro por que o córtex visual seria mais sensível à estimulação do que as áreas correspondentes do córtex cinestético-cutâneo (área 3) ou do córtex auditivo (área 41); também não está claro que processo fundamental reflete-se na velocidade de tremulação dos escotomas ou da parestesia (seis a doze por segundo). No entanto, é provavelmente mais do que mera coincidência que essas frequências de tremulação sejam iguais à frequência dos ritmos alfa e às da iluminação estroboscópica que mais tende a causar pulsão fótica no EEG, fotoepilepsia e fotoescotomas. Podemos conjeturar que essa frequência está relacionada a uma velocidade fixa e definida de elaboração perceptual ou *scanning*.

Em seguida à ocorrência de fosfenos simples e escotomas cintilantes, podem ocorrer falhas de percepção visual e alucinações de ordem superior: visão liliputiana ou brobdignagiana, várias formas de agnosia visual, visão em mosaico e sequências estereotipadas (cinematográficas) de imagens visuais. Foi estabelecido experimentalmente (Penfield e Rasmussen, 1950) que a estimulação dos campos periféricos ou secundários do córtex visual pode gerar alucinações visuais organizadas, dispostas em uma sequência espaço-tempo definida, e podemos conjeturar que todas as alucinações visuais mais complexas originam-se nesse nível (ou em um nível superior). Quanto ao fenômeno da visão em mosaico e ao tamanho variável do mosaico percebido (ver figura 4), é evidente que devemos postular alguma forma de esquematização funcional *além* dos padrões citoarquitetônicos anatomicamente fixos.

Konorski (1967) formulou e consolidou uma teoria sobre unidades perceptivas ou gnósicas (estruturas perceptivas mínimas) que pode ser importante para o fenômeno da visão em mosaico. Salientamos que esta começa com uma granulação quase imperceptível ou com o aparecimento de minúsculas formas cristalinas, passa por estágios de formação em mosaico cada vez mais graúda e por fim resulta em agnosia visual. Podemos supor que esses sintomas representam a experiência subjetiva de unidades gnósicas em aumento progressivo que, normalmente invisíveis, intrometem-se na consciência quando ficam maiores, apresentando-se como unidades poligonais cada vez mais graúdas até finalmente exceder em tamanho a sua capacidade de informação, etapa na qual o reconhecimento de objetos passa a ser difícil ou impossível, como em uma fotografia com granulação elevada.

As alucinações sensoriais mais complexas da aura de enxaqueca assumem a forma de sinestesia e outras interações sensoriais e de sequências semelhantes a sonho com imagens sensoriais de todas as modalidades, afasias receptivas e expressivas e distúrbios gerais de raciocínio e comportamento.

Podemos supor que essa hierarquia de alucinações nas auras de enxaqueca sejam correlacionadas com as ativações sucessivas de diferentes campos corticais. Os campos corticais centrais (por exemplo, área 17, no córtex visual) são "distinguíveis dos outros campos pelo 'padrão mais graúdo' de sua estrutura neuronial, que é adaptada para a recepção e devolução de intensos fluxos de excitação" (Luria, 1966). Esses campos centrais, sobretudo os do córtex visual, parecem ser mais sensíveis à excitação projetada de modo rostral, e sua reação é sentida como alucinações somatotópicas simples nos campos visual ou tátil (escotomas e parestesias); excitações intensas podem propagar-se para os campos sensitivos secundários e ali originar deficiências de agnosia e alucinações mais complexas de uma só modalidade; nas auras de enxaqueca mais intensas, os campos corticais terciários podem ser ativados — aqueles associados (segundo Luria) com "as formas mais complexas de integração da atividade combinada dos analisadores visuais, auditivos e cinestéticos", e sua estimulação provoca desorganização das manifestações mais gerais da atividade cortical, ou seja, estados confusionais complexos. A figura 8 apresenta as áreas do córtex ocupadas pelos campos primário, secundário e terciário, bem como a sobreposição e a vizinhança das mesmas.

Vemos que o *conjunto dos distúrbios* é vasto nas enxaquecas, abrangendo desde os vegetativos elementares (envolvendo plexos autônomos periféricos) até os mecanismos de excitamento central e até uma série de distúrbios corticais abrangendo diversas ordens de campos neuroniais. Esse é o repertório da enxaqueca. Devemos agora abordar a questão de suas variações e variabilidade nesse âmbito. Assim, as enxaquecas comuns não apresentam sintomas de córtex afetado; as auras de enxaqueca isoladas mostram sobretudo os sintomas de córtex afetado; as enxaquecas clássicas ocorrem com o envolvimento em vários níveis.

Precisamos investigar a base fisiológica das permutações e transformações que são tão características da enxaqueca: as transições de um equivalente de enxaqueca para outro, de enxaqueca comum para clássica, de nevralgias migranosas para enxaquecas comuns, de enxaquecas para epilepsias, desmaios, ataques vagais e todas as demais reações afins que Gowers situaria na mesma fronteira. *Esses* são os aspectos mais difíceis e fascinantes da enxaqueca, e obviamente não podem sequer ser abordados sem a adoção de certos conceitos radicalmente diferentes de funcionamento cerebral. *É impossível explicar os diversos níveis e transformações da enxaqueca em termos de mecanismos neurais fixos.*

Isso foi percebido com toda a clareza há um século por Liveing e Hughlings Jackson; ambos chegaram a respostas semelhantes, embora a de Jackson tenha sido elaborada com muito mais cuidado. Liveing afirmou que "[...] a concentração dessa tendência [força nervosa] em localidades específicas [...] determinará primordialmente o caráter da neurose em questão". Jackson foi levado a abrir mão de concepções de centros anatomicamente únicos e funções anatomicamente localizadas, visualizando em vez disso o sistema nervoso como hierarquicamente organizado e composto de vários níveis nos quais cada função estava representada:

> Estou supondo que o sistema nervoso seja um mecanismo sensório-motor, de cima a baixo; que cada parte do sistema nervoso represente impressões ou movimentos, ou ambas as coisas [...]. A periferia é o verdadeiro nível inferior; mas falaremos de três níveis de evolução central. (1) O nível

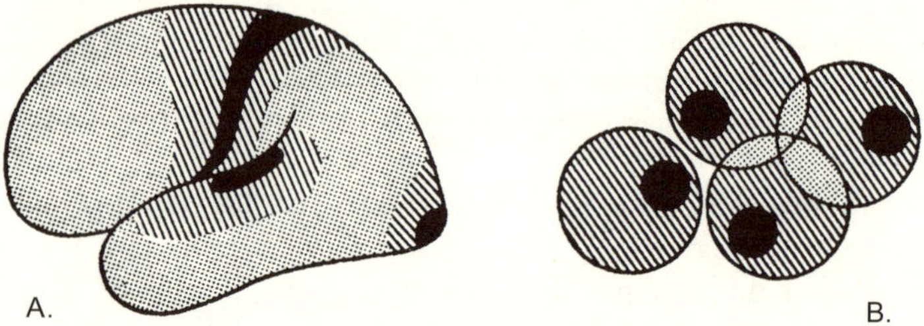

Figura 8. Campos corticais em relação à aura de enxaqueca
Distribuição e diferenciação dos campos neuroniais primário (em preto), secundário (sombreado) e terciário (pontilhado) do córtex cerebral. Alucinações sensoriais elementares (visuais, táteis, auditivas) presumivelmente são causadas por excitação dos campos primários de limiar baixo, e alterações mais complexas da função perceptiva e integrativa derivam da propagação de intensa excitação nos campos secundário e terciário (reproduzido de Polyakov).

> inferior consiste nos cornos anteriores e posteriores do cordão espinhal [...] e nos homólogos destas partes mais acima [...]. (2) O nível medial consiste na região motora de Ferrier, com os gânglios do corpo estriado, e também de sua região sensorial. Ele representa todas as partes do corpo indireta e duplamente. (3) O nível superior consiste em centros motores superiores (lobos pré-frontais) e em centros sensoriais superiores (lobos occipitais).

Portanto, cada função foi concebida para ter uma complexa organização "vertical": a localização de um sintoma de modo algum poderia ser identificada com a localização da função específica que foi prejudicada. Epilepsias diferentes apresentavam uma dissolução hierárquica de funções; assim, um *grande mal* era concebido como um ataque de nível superior, e um acesso de laringoespasmo (epilepsia ou enxaqueca laríngea) como um ataque de nível inferior. Jackson tratou de forma sucinta da enxaqueca, mas evidentemente estava considerando apenas acessos de enxaqueca clássica quando escreveu:

> Julgo que casos de enxaqueca sejam epilepsias (epilepsias sensoriais) [...]. Acho que os sintomas sensoriais dos paroxismos devem-se a uma "lesão de descarga" de convoluções partindo do tálamo óptico, ou seja, de "centros sensoriais mediais" [...]. Julgo que a dor de cabeça e o vômito são pós-paroxísmicos.

As enxaquecas comuns, com seus sintomas predominantemente vegetativos, seriam formas reconhecidas de ataque do nível inferior, e as auras de enxaqueca com alucinações complexas e estados oníricos seriam ataques de nível superior. *Todas as formas de enxaqueca, pelos critérios jacksonianos, têm a mesma organização, expressa através de mecanismos homólogos em níveis diferentes.*

Jackson, em sua análise das epilepsias, estava interessado sobretudo na representação hierárquica do movimento e das funções motoras no sistema nervoso, enquanto nós estamos preocupados com a organização vertical das funções autônomas e sensoriais. O fato de que estas também estão representadas e reaparecem em níveis progressivamente mais elevados no neuroeixo proporciona, por assim dizer, outra dimensão de escolha no formato dos acessos. A sequência ou síndrome enxaquecosa pode ser expressa no nível jacksoniano superior (como uma aura complexa), medial (como uma aura elementar, envolvendo apenas os campos sensoriais primários do córtex) ou inferior (como uma enxaqueca comum ou equivalente de enxaqueca). Jackson também menciona a propagação colateral, assim como a vertical, na origem das epilepsias, com a primeira destas envolvendo uma área contígua no *mesmo* nível funcional. A ausência de um "foco de descarga" anatomicamente definido significará que não há restrição a tal propagação lateral; assim, uma aura originada, por exemplo, da ativação de campos sensoriais primários pode envolver ou "escolher" o campo visual ou o campo tátil indiscriminadamente, enquanto uma enxaqueca comum do nível inferior pode envolver qualquer porção dos campos autônomos no nível do tronco cerebral, gerando com a mesma facilidade um acesso cefálgico, um acesso abdominal ou um ataque precordial.

A comprovação e a extensão das ideias de Jackson sobre a função e a localização no sistema nervoso tornaram-se a preocupação especial dos reflexologistas pós-pavlovianos, exigindo que se reconsiderassem e redefinissem radicalmente muitas doutrinas básicas (ver Luria, 1966). Assim, segundo essa escola, uma função é, de fato, um sistema funcional dirigido para o desempenho de determinada tarefa biológica. A característica mais importante desse sistema funcional é ser baseado em uma "constelação" dinâmica de conexões situadas em diferentes níveis do sistema nervoso, e *estas* podem ser livremente substituídas umas pelas outras ou intercambiadas, com a tarefa permanecendo inalterada. Assim (nas palavras de Luria), "esse sistema de componentes funcionalmente unidos possui uma estrutura sistemática, não concreta, na qual as ligações inicial e final do sistema (a tarefa e o efeito) permanecem constantes e inalteradas, enquanto as ligações intermediárias (os meios de realizar a tarefa) podem ser modificadas dentro de limites amplos".

Essas considerações, apresentadas por Luria com relação ao movimento e às tarefas motoras, mostram-se indispensáveis para a compreensão da enxaqueca e suas transformações como *tarefas autônomas e psicossomáticas.* A tarefa pode ser moldada pela necessidade de descarga neuronial (como em uma enxaqueca periódica ou paroxísmica), ou por necessidade(s) física ou emocional, como nos acessos circunstanciais ou situacionais; a ligação final, os efeitos da enxaqueca, é a restauração de um equilíbrio fisiológico (ou emocional). Mas a tarefa adaptativa possui uma estrutura sistemática e não concreta, ou seja, *os verdadeiros mecanismos empregados podem ser muitos, variados e inconstantes.* Podem existir tantas maneiras de preparar uma enxaqueca quantas de fazer uma omelete. Se determinada ligação intermediária — um mecanismo — for eliminada, todo o sistema pode ser reorganizado a fim de restaurar a tarefa transtornada.

Portanto, como nas tarefas motoras ou perceptivas, os mecanismos específicos são subordinados à estratégia global. Esse princípio tem grande importância prática e terapêutica, além de interesse teórico. Ele significa, por exemplo, que, *se a enxaqueca for necessária na economia fisiológica ou emocional de um indivíduo, os acessos continuarão a ocorrer, a ser elaborados, independentemente de mecanismos específicos que sejam eliminados.* Fazendo-se a excisão de uma artéria temporal, de um órgão terminal, outra será forçosamente posta em uso; procurando-se bloquear os acessos com, digamos, um inibidor de serotonina, os acessos provavelmente recorrerão utilizando um mecanismo intermediário diferente.

Sistemas funcionais como esses (afirma Luria), de composição complexa, *plásticos na variabilidade de seus elementos* e possuidores da propriedade de autorregulação dinâmica, são manifestamente a regra na atividade humana.

RECAPITULAÇÃO

A reação de enxaqueca caracteriza-se, em níveis funcionais inferiores, por prolongado tono parassimpático ou trofotrópico, precedido e sucedido por estados fisiologicamente opostos. Em seus níveis funcionais superiores, ela se caracteriza pela ativação (e posterior inibição) de inúmeros campos corticais, das áreas sensoriais primárias às áreas integrativas mais complexas. A enxaqueca é considerada uma forma de paroxismo centrencefálico em câmera lenta, no caso da aura de vinte a duzentas vezes mais lenta, e no caso de uma enxaqueca comum alguns milhares de vezes mais lenta do que em suas correspondentes epiléticas. Também é necessário considerar a enxaqueca uma tarefa adaptativa complexa feita por um sistema funcional complexo, no qual os meios para a realização (que são extremamente variáveis) são subordinados aos fins.

A enxaqueca classifica-se em uma difusa fronteira de reações paroxísmicas e adaptativas afins. Podemos representar isso esquematicamente usando dois eixos, a ordenada indicando o nível funcional (jacksoniano) e a abscissa, a duração dessas reações (figura 9). Idealmente, deveria haver um terceiro eixo, indicando as diversas síndromes de enxaqueca e reações afins em uma dada escala temporal e nível funcional.

Para fins práticos (diagnósticos e terapêuticos), podemos identificar a maioria das enxaquecas como enxaquecas e nada mais; teoricamente, podemos esperar que ocorram todas as variedades de acessos híbridos e transitórios, em níveis onde a enxaqueca torna-se confluente com epilepsias, desmaios, ataques vagais e outras crises autônomas e afetivas.[1] De tempos em tempos encontramos esses acessos híbridos e transicionais, que frustram (e, de fato, tornam sem sentido) a tarefa do diagnóstico diferencial.

Devemos pensar na possibilidade de que as fronteiras fisiológicas não sejam, nesse contexto, mais precisas que as fronteiras clínicas e que, portanto, pode ser quimérico procurar um "processo enxaquecoso" único e patognomônico no sistema ner-

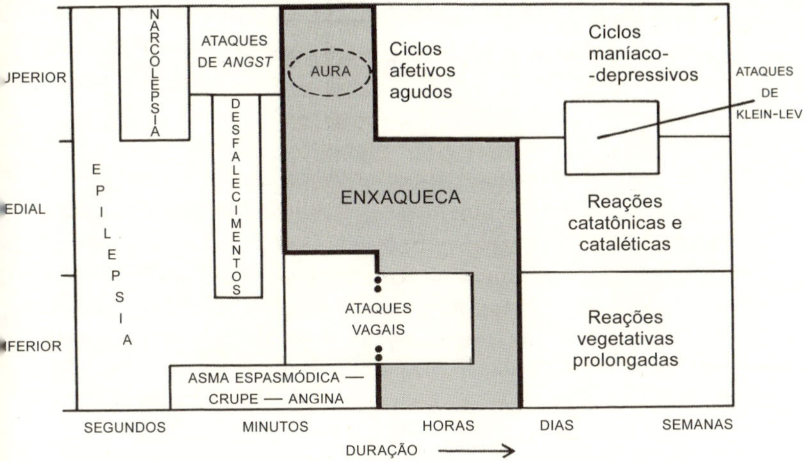

Figura 9. Enxaqueca em relação a alguns distúrbios afins

A enxaqueca e distúrbios próximos são aqui representados em termos temporal e neural (jacksoniano); qualquer um dos dois pode ser modulado — daí as metamorfoses às quais a enxaqueca está sujeita. Todos os distúrbios aqui representados são distintos e individuais, mas ainda assim possuem fronteiras nas quais se fundem com outro.

voso. Não podemos imaginar que pesquisas venham a revelar uma anormalidade básica tão nítida e concisa quanto o padrão de ondas e espículas de certas epilepsias. Devemos conceber, em vez disso, um amplo espectro de atividades nervosas expressas em diferentes níveis funcionais e em distintas bases temporais.

12. ABORDAGENS BIOLÓGICAS DA ENXAQUECA

Os reflexos preservativos incluem os seguintes grupos: (1) Reflexos concernentes à assimilação de materiais necessários. (2) Reflexos concernentes à excreção de excrementos e materiais não utilizados — expiração, urina, defecação. (3) Reflexos concernentes à recuperação (sono). (4) Reflexos concernentes à preservação da progênie.
Os reflexos protetores incluem: (1) Reflexos concernentes ao afastamento de todo o corpo ou de qualquer parte da ação de um estímulo nocivo ou perigoso. (2) Reflexos concernentes à expulsão de agentes nocivos da superfície ou do interior do corpo. (3) Reflexos concernentes à aniquilação ou desativação de agentes nocivos.

Konorski, 1967

EXAMINAMOS ALGUNS DOS MECANISMOS internos ou fisiológicos das enxaquecas conforme a possibilidade de se prestarem a produzir o acesso clínico. Devemos agora abordar o problema a partir de um aspecto diferente, tratando da relação do enxaquecoso e suas enxaquecas com o ambiente. Os termos que seremos forçados a empregar ao considerar as origens e usos biológicos da enxaqueca e das reações afins serão orgânicos: reflexo, impulso e adaptação.

Já afirmamos (no capítulo 10) que hesitaríamos em identificar em animais qualquer coisa que pudesse receber a denominação de "enxaqueca", e que isso, entre outros fatores, tem restringido a investigação experimental do assunto. Devemos, então, considerar as enxaquecas exclusivas de nossa espécie? A fala é predominante no ser humano, e certas reações muito complexas (Darwin cita a risada, o franzir das sobrancelhas, o sorriso de escárnio) são encontradas unicamente no homem, mas não há utilidade em comparar as enxaquecas com tais atividades e reações. Em contraste com estas, a enxaqueca é uma reação notavelmente primitiva que envolve grandes alterações na atividade vegetativa e na atividade e comportamento em geral. Consideramos a enxaqueca, até aqui, sobretudo em termos experimentais, como os sintomas dos quais um paciente pode queixar-se e, nesse nível, obviamente, não podemos obter informações de animais, que podem sofrer mas não expressar queixas. Para que possamos formar um quadro do papel biológico (ou papéis) da enxaqueca e de seus homólogos e análogos no mundo animal, devemos, em vez disso, atentar para o *comportamento* do paciente enxaquecoso e as circunstâncias para as quais esse comportamento tem importância.

Vamos, então, construir uma imagem estereotipada do comportamento enxaquecoso. Quando os sintomas se intensificam, o paciente vai para o quarto e se deita; pede que as cortinas sejam fechadas e que as crianças fiquem quietas; não tolera intrusões. A intensidade de seus sintomas expulsará outros pensamentos de sua mente; ele pode, se o acesso for muito severo, afundar em um entorpecimento estuporoso, prostrado. O paciente cobre a cabeça com o cobertor, excluindo o mundo exterior, e se envolve no mundo interior de seus sintomas. Diz ao mundo: "Vá embora. Deixe-me em paz. Esta é minha enxaqueca. Deixe-me sofrer sossegado". Por fim, talvez ele adormeça. E quando acorda já passou: a enxaqueca foi-se embora, sua missão já foi cumprida; pode ocorrer um surto de energia pós-enxaqueca, quase literalmente uma reanimação. Os aspectos essenciais do acesso são estes: afastamento do mundo exterior, regressão e, finalmente, recuperação.[1]

Em termos um pouco menos formais, a reação de enxaqueca tende a ser caracterizada pela passividade, quietude e imobilização; o intercâmbio com o mundo exterior é mínimo, ao passo que as atividades internas — sobretudo do tipo secretório e expulsivo — são máximas. É *nesses* termos gerais que podemos perceber a função adaptativa primária de uma enxaqueca (sejam quais forem os usos complexos adicionados depois), e nesses termos devemos procurar reações paralelas entre o mundo humano e o mundo animal.

É especialmente como um reflexo protetor konorskiano que concebemos o papel primordial da enxaqueca, como um afastamento do corpo inteiro da "ação de um estímulo nocivo ou perigoso"; em suma, como uma *forma específica de reação à amea*ça. Simultaneamente com esse papel, e talvez inseparável dele, existe uma função ofensiva (aniquilação ou desativação de agentes nocivos) e uma função expulsiva, ambas aparentemente revestindo-se de particular importância quando o "agente nocivo" é sentido ou simbolizado como uma situação emocional danosa ou detestável. Os aspectos recuperativos de uma enxaqueca evidenciam-se mais nitidamente nos acessos que se seguem a prolongado esforço físico ou tensão emocional e que melhor imitam o papel do sono. Assim, nesse contexto, a "ameaça" está sendo usada no sentido mais amplo possível, abrangendo situações agudas e crônicas e circunstâncias físicas e emocionais.

A reação à ameaça, no mundo animal, pode assumir qualquer uma dentre duas formas fundamentalmente diferentes, ou ambas. A forma mais conhecida, que vem à mente de imediato, é o uso de uma resposta física ativa, a reação de fuga-luta, com seus elementos emocionais correlatos de raiva e terror. Os mecanismos gerais dessa reação foram descritos de modo incomparável por Cannon (1920) no que respeita às reações agudas e por Selye (1946) com relação a reações fisiológicas continuadas. O quadro agudo de fuga-luta caracteriza-se por excitação extrema e predominância simpática: músculos tensos, respiração mais profunda, débito cardíaco aumentado, extrema vigilância sensorial, todas as faculdades externas aguçadas ao máximo, e uma inibição recíproca de processos internos (impulsionados parassimpaticamente). A reação aguda induz a secreção de adrenalina e outras aminas pressoras, e é por elas reforçada, enquanto a reação crônica envolve atividade adrenocortical e uma cadeia de reações químicas e de tecido secundárias à reação aguda.

A reação de fuga-luta é impressionante ao extremo, mas representa apenas metade da realidade biológica. A outra metade é igualmente impressionante, só que em estilo inverso. As *suas* características são a passividade e a imobilização em resposta a uma ameaça. A antítese entre esses dois estilos de reação foi descrita de modo memorável por Darwin em sua comparação do medo ativo (ficar aterrorizado) e do medo passivo (ficar estarrecido). No primeiro, afirma Darwin, existe "a tendência súbita e incontrolável de fugir precipitadamente". A imagem do medo passivo descrita por Darwin é a de passividade e prostração, aliada a crescente atividade esplâncnica e glandular ("[...] uma forte compulsão para bocejar [...] palidez cadavérica [...] gotas de suor brotando na pele. Todos os músculos do corpo são relaxados. Logo sobrevêm a prostração total. Os intestinos são afetados. Os músculos esfíncteres deixam de atuar e não retêm mais o conteúdo do corpo [...]"). A atitude geral é de choro, encolhimento e desmoronamento. Se a reação passiva for mais aguda, pode ocorrer a perda repentina de tono postural ou de consciência. Se a reação passiva for mais prolongada, as alterações fisiológicas serão menos notáveis, porém ainda na mesma direção.

Em todo o mundo animal encontramos um repertório de reações passivas no mínimo tão importante quanto as reações ativas à ameaça, e consideravelmente mais variável do que estas últimas. Todas essas reações passivas caracterizam-se pela imobilização (com alguma inibição do tono postural e excitamento), geralmente em conjunção com maior atividade secretória e esplâncnica. Basta citar alguns exemplos: um cachorro amedrontado (sobretudo se pertencer ao "tipo fraco inibitório" de Pavlov) encolhe-se, pode vomitar e ter incontinência fecal; o ouriço-cacheiro reage à ameaça enrolando o corpo; o gerbo, com uma súbita perda cataplética de tono muscular; o gambá, com uma paralisação semelhante ao transe, ou "simulação de morte". Um cavalo assustado pode "congelar" e suar frio; o cangambá ameaçado fica paralisado e exala profusamente uma secreção de glândulas sudoríparas modificadas (neste caso, a reação secretória assume uma função ofensiva); o camaleão ameaçado paralisa-se e muda de cor para mimetizar o ambiente por meio de outra variante de secreção interna. Até mesmo nos protozoários encontramos reações ativas, predatórias em alguns grupos e reações passivas e protetoras em outros. É evidente que a reação passiva à ameaça tem sido utilizada, desde o início da vida, como uma alternativa biológica a reações ativas. A reação passiva, de fato, é com frequência superior à ativa no que respeita ao seu valor de sobrevivência. Enquanto o animal excitado enfrenta o perigo (ou foge dele), a reação inibitória permite ao animal *evitar* o perigo, tornar-se, de um modo ou de outro, menos acessível a este.

O repertório humano é particularmente rico nessas reações protetoras passivas, muitas das quais ocorrem paradoxalmente (estritamente falando, na nomenclatura pavloviana, ultraparadoxalmente) no contexto de crise física ou emocional. Entre essas reações relativamente agudas devemos classificar a narcolepsia e cataplexia, o "congelamento" e "bloqueio" nervoso, uma variedade enorme de "crises" parkinsonianas e o desfalecimento. Em uma escala temporal um pouco mais extensa, encontramos os ataques vasovagais (conforme descritos por Gowers) e, obviamente, as enxaquecas. Também devemos reconhecer como reações protetoras inibitórias estados como o "desmaio" (estupor histérico) e estupores depressivos e catatônicos muito mais prolongados. O sono patológico (especialmente em sua forma mais rebuscada de catalepsia) é o caso típico das reações inibitórias humanas de duração mais longa, analogamente à hibernação no mundo animal.

O valor de sobrevivência das reações passivas e dos estados inibitórios é bem evidente no mundo animal, ao passo que tende a ser obscurecido ou eclipsado em algumas das reações passivas mais obviamente patológicas no comportamento humano. Mas será impossível compreendermos a origem e a perpetuação dessas reações humanas se elas não forem vistas, antes de mais nada, como possuidoras de valor de sobrevivência biológico. O paradoxo está implícito na natureza dessas reações; o sono e a hibernação servem para proteger o organismo, mas também podem expô-lo a outras vicissitudes. Os estados inibitórios, dominados parassimpaticamente no homem, permitem, na sedutora frase de Alexander, uma "retirada vegetativa", mas a reclusão da retirada pode transformar-se em uma prisão psicofisiológica. O paradoxo máximo é a simulação da morte para evitar a morte, como vemos na "morte simulada" do gambá e, talvez, em alguns sonos e estupores humanos.

Essa é, portanto, a hinterlândia das reações biológicas onde, em nossa concepção, as enxaquecas originaram-se no curso da evolução e se tornaram, com a elaboração dos sistemas nervosos e das necessidades humanas, progressivamente diferenciadas e refinadas. Nossa imagem é a de uma "Ur-enxaqueca",[2] ou arquétipo, um tipo incipiente de reação parassimpática passiva-protetora de duração não maior do que a das reações comuns de paralisação e atordoamento. Talvez essas enxaquecas primevas — semelhantes às reações não diferenciadas de que tratamos no capítulo 2 — ocorressem sobretudo em resposta a uma variedade de ameaças físicas: exaustão, calor, doença, lesão, dor etc., e a certas experiências emocionais elementares e esmagadoras, especialmente o medo.

O desenvolvimento de grandes unidades sociais e as repressões culturais inseparáveis desse processo sem dúvida tornaram necessária, assim como permitiram, uma variedade de retiradas vegetativas e prolongadas reações passivas muito maior do que as que eram possíveis anteriormente. Essas reações psicossomáticas, juntamente com defesas e reações neuróticas, representam as únicas alternativas em situações nas quais a ação direta não é permissível nem possível. A nosso ver, as reações psicossomáticas, assim como as defesas neuróticas, tornaram-se não só mais necessárias com a crescente complexidade e repressão da vida civilizada, mas também mais versáteis e refinadas; assim, os reflexos protetores simples que mencionamos podem evoluir para as enxaquecas ricamente alusivas, superdeterminadas e multiformes tão comuns na sociedade de hoje.

Desenvolveu-se paralelamente à elaboração dessas necessidades e usos estratégicos uma crescente complexidade do sistema nervoso e, em especial, a progressiva encefalização de funções integrativas no curso da evolução dos mamíferos. Em mamíferos relativamente primitivos (gambá, ouriço-cacheiro etc.), nos quais o desenvolvimento e o controle corticais são rudimentares, os reflexos cerebrais devem ainda ser de forma relativamente estereotipada e pouco suscetíveis a condicionamento. O manto cortical, tornando-se mais complexo, permite o desenvolvimento de reflexos cerebrais mais numerosos, mais variados e mais facilmente condicionados. A diferenciação final dos campos neuroniais hierarquicamente ordenados no córtex humano (ver capítulo 11 e figura 8), a nosso ver, permitiu o desenvolvimento da mais complexa e distintiva dentre as características da enxaqueca: a aura. As complexidades da aura de enxaqueca (com suas possibilidades de distúrbios sensoriais e integrativos complexos, afasia etc.) constituem, por assim dizer, um testamento e um subproduto da diferenciação ímpar do córtex humano, e não poderia concebivelmente ocorrer em sistemas nervosos menos complexos. Podemos reconhecer, analogamente, os primórdios de epilepsias e psicoses em mamíferos mais primitivos, e talvez em vertebrados não mamíferos (convulsões abruptas e perda de consciência, estados de excitação incontrolável e transe etc.), mas devemos encarar suas características mais complexas e individuais — distúrbios alucinatórios e ideacionais — como dependentes do desenvolvimento e diferenciação cortical, e sobretudo da elaboração final dos lobos frontais e temporais em nossa espécie.

Portanto, à questão enunciada no início deste capítulo — a enxaqueca é uma reação exclusivamente humana? — devemos responder sim e não. Não tem sentido considerar a enxaqueca uma invenção humana. Devemos vê-la, antes, como possuidora de uma antiquíssima linhagem de precursores biológicos, como exemplo de uma forma mais primitiva e generalizada de reação adaptativa que foi refinada e diferenciada pelas possibilidades únicas dos sistemas nervosos humanos e pela natureza única das necessidades do homem. A conformação final da reação de enxaqueca depende do desenvolvimento do indivíduo em relação a seu ambiente, e é dessa determinação psicológica e da individualização das enxaquecas que trataremos no próximo capítulo.

13. ABORDAGENS PSICOLÓGICAS DA ENXAQUECA

Pois este é o grande erro de nosso tempo [...] *os médicos separarem a alma do corpo.*

Platão

DISCORREMOS NO CAPÍTULO ANTERIOR sobre certas reações primitivas que poderiam fornecer algum indício da origem e diferenciação da reação de enxaqueca humana. Falando em termos do organismo como um todo e seus reflexos e táticas protetoras, fomos capazes de contornar os eternos problemas (ou pseudoproblemas) da "dualidade" de mente e corpo e da "conversão" psicofisiológica. Mas esses termos não nos revelam, nem se destinam a revelar, coisa alguma sobre os processos internos que fundamentam o comportamento; nada nos revelam sobre as emoções ou "estado de espírito" do animal que reage. O estupor catatônico em um ser humano pode ser uma tática protetora, e sua adoção pode estar relacionada, internamente, a uma aterradora sensação de perigo existencial. Podemos dar uma descrição fenomênica bastante pormenorizada da catatonia sem fazer uma só referência aos sentimentos do catatônico (como fez Bleuler), mas não podemos apresentar uma descrição *existencial* do estado sem analisar minuciosamente os sentimentos e motivos do paciente. Consideramos axiomático que todo acesso de enxaqueca possui um valor tático para a pessoa (a tática pode ser puramente fisiológica, como por exemplo uma manobra homeostática), mas neste capítulo trataremos sobretudo da relação entre as enxaquecas e a existência emocional do paciente.

Fizemos uma classificação um tanto arbitrária das enxaquecas na parte descritiva deste livro, e devemos agora examiná-la mais de perto no que respeita à sua possível relação com a economia emocional de um indivíduo. As enxaquecas "periódicas" foram retratadas como a expressão de alguma periodicidade neuronial inata, e as enxaquecas "circunstanciais" como uma reação a circunstâncias muito específicas, individuais, que poderiam ser fisiológicas (exaustão etc.) ou emocionais (raiva, medo etc.). O fato de tais acessos poderem ter antecedentes físicos ou fisiológicos claramente definidos não exclui a possibilidade de eles *também* terem outras funções ou usos, os quais podem não ser imediatamente evidentes. Em especial, qualquer acesso de enxaqueca (como, na verdade, qualquer evento na existência de uma pessoa) pode ser investido de uma significância emocional até mesmo superior à sua importância óbvia. Um evento que ocorre periodicamente ou é induzido fisiologicamente pode ser levado a servir como acontecimento simbólico. Podemos reforçar esse argumento considerando os usos que se podem dar às convulsões; certas crianças podem descobrir que a luz tremulante é capaz de induzir nelas uma convulsão, e desta descoberta passar à repetida autoindução de ataques (por exemplo, sacudindo a mão com rapidez na frente dos olhos ou pulando muitas vezes na frente de uma persiana); certos adultos provocam ataques em si mesmos com o esquecimento deliberado ou "acidental" de sua medicação. Em tais casos, a epilepsia encontrou uma segunda serventia, um uso perverso, determinado por motivos complexos e muitas vezes inconscientes do paciente. Já foi estabelecido que a "propensão a acidentes", que se disfarça de uma série de reveses acidentais, tende a restringir-se a certos indivíduos autodestrutivos e autopunitivos.

Não estamos querendo dizer que todas as enxaquecas periódicas ou circunstanciais, ou mesmo que a maioria delas, estejam ligadas dessa maneira aos motivos do indivíduo. Muitas enxaquecas ocorrem, passam, constituem inconveniências ocasionais e não possuem uma carga especial de implicação emocional. Mas a possibilidade de elas atenderem a outros propósitos, de muitos e variados tipos, está sempre presente.

O terceiro padrão de enxaquecas descrito — a enxaqueca habitual ou "situacional" — requer uma estrutura de referência muito mais complexa. Aqui estamos preocupados não com os acessos periódicos ou esporádicos que podem ou não ter algum significado emocional, mas com uma doença irremitente, maligna, que é gerada (e pode ela mesma ser agravada) por tensões emocionais crônicas e severas. As origens e os primórdios da enxaqueca podem ser discernidos, segundo imaginamos, entre os reflexos e táticas protetoras simples. As enxaquecas circunstanciais podem também ser vistas dessa perspectiva, com as ressalvas especiais que mencionamos. A enxaqueca habitual não pode ser considerada proveitosamente senão como expressão de uma porção importante de toda a personalidade. A enxaqueca habitual, como todas as doenças psicossomáticas, como a histeria, como a neurose, está entre as mais complexas criações humanas.

As condições necessárias para compreendê-la são aquelas que distinguem os seres humanos, pelo menos quantitativamente, de outros animais: a complexidade da estrutura mental e emocional e a predominância do simbolismo. Temos motivos e contramotivos que perduram por toda a nossa vida; eles são organizados e divididos em subsistemas, cujas integridade e separação são mantidas por todos os mecanismos delineados por Freud. Particularmente importantes na determinação da enxaqueca habitual e de outras doenças psicossomáticas são os motivos que não se prestam a funções protetoras, exceto na mais paradoxal das acepções — os impulsos masoquistas e autodestrutivos.

Só uma análise em profundidade permite dissecar os motivos e os simbolismos que podem determinar o padrão da enxaqueca habitual em um paciente. Na maioria dos casos, porém, os principais motivos que influenciam a determinação da enxaqueca podem ser parcialmente revelados (e sujeitos a alguma intervenção terapêutica), mesmo sem uma exploração tão intensiva da personalidade.

Já indicamos, por meio de descrições de caso, alguns dos motivos que podem gerar enxaquecas habituais (capítulo 9), e agora nos aventuraremos a relacionar os principais papéis estratégicos que as enxaquecas podem desempenhar na economia do indivíduo. Por necessidade, a lista será incompleta e esquemática, incapaz de fazer justiça à complexidade e ao fluxo das forças que estão realmente em ação e que tendem a interagir e combinar-se umas com as outras de modo a fazer com que muitos acessos de enxaqueca sejam tão ricamente superdeterminados quanto os sonhos.

Biologicamente, as enxaquecas mais simples e dinamicamente mais benignas são as *recuperativas*. Elas tendem a ocorrer, circunstancialmente, depois de prolongada atividade física ou emocional, e habitualmente na forma dos célebres "acessos de fim de semana". Em geral verifica-se uma prostração muito abrupta logo em seguida ao período provocativo caracterizado pela hiperatividade e tensão, e essa fase de prostração pode ser profunda e até mesmo estuporosa, sendo sucedida, tipicamente, por um fenômeno de rebote pós-enxaqueca e uma sensação de despertar e reanimação. Wolff atentou particularmente para os acessos desse tipo, e sua ocorrência como fenômeno de "afrouxamento" em pessoas implacavelmente obsessivas e impetuosas. Os acessos recuperativos são os que guardam a mais estreita analogia biológica com o sono, e claramente constituem reflexos preservativos na acepção de Konorski.

Possuindo afinidades com as enxaquecas recuperativas, voltadas para a tensão ambiental ou emocional, mas de padrão menos benigno, encontramos as enxaquecas que são *regressivas*. Assim como as recuperativas, as regressivas permitem (na frase de Alexander) uma "retirada vegetativa"; porém, enquanto os acessos recuperativos tendem a ser sofridos em privacidade e solidão, tal qual o sono, os regressivos são marcados por um deplorável sofrimento, por necessidades típicas de dependência e por gritos de socorro. Em suma, eles assumem características não de sono, mas de doença. Os acessos severos, em contextos familiares, podem irradiar as trágicas características das cenas de leito de morte. As enxaquecas regressivas não raro acontecem no contexto de propensão a doenças e personalidades hipocondríacas, e são muitas vezes descritas para o médico sob a forma de numerosas queixas de afecções físicas, reais ou imaginárias. Já mencionamos que seu padrão pode ser menos benigno que o das enxaquecas recuperativas; estamos tratando aqui não dos acessos regressivos ocasionais que qualquer enxaquecoso pode sofrer, mas de uma entrega, de mórbidas boas-vindas a tais acessos, com frequência cada vez maior, de modo que o paciente resvala, pouco a pouco, para a doença como um modo de vida ("essa longa doença, minha vida").[1]

Uma variante importantíssima desses padrões de enxaqueca, que continua a apresentar o papel protetor primário da reação de enxaqueca, são os acessos que podemos denominar *encapsuladores* e *dissociativos*. Existem alguns pacientes cujas enxaquecas periódicas ou esporádicas parecem incrustar (nos termos indiretos de um drama fisiológico), encenar e "passar em revista" um acúmulo de tensões e conflitos emocionais. Tenho a impressão de que muitas enxaquecas menstruais (e outras síndromes menstruais afins) fazem exatamente isso, condensando, por assim dizer, as tensões do mês em alguns dias de enfermidade concentrada; observei, em algumas pacientes, que curá-las (privá-las) dessas síndromes menstruais pode trazer em seguida uma liberação de ansiedade difusa e conflito neurótico pelo resto do mês. Em suma, essas enxaquecas podem servir para *aglutinar*, e portanto circunscrever, dolorosos sentimentos crônicos ou recorrentes, consideração esta que é preciso ter em mente antes de elas serem desbaratadas com demasiado empenho. Mais maligno do que os acessos encapsuladores — pois os substratos emocionais são mais intensos e muito mais afastados da consciência, e as enxaquecas, correspondentemente, são muito mais frequentes — é o padrão de enxaqueca habitual que denominamos dissociativo. Nesses casos (ver caso 80, p. 239), a personalidade torna-se dividida, uma parte exibindo uma branda reação de bravura totalmente contrária à realidade ambiental e emocional, e outra parte ganhando autonomia como um sistema circular sadomasoquista dedicado a infligir e experimentar sofrimento. Tais casos, que com frequência são extremamente severos, podem apresentar singular resistência a deixar-se compreender ou tratar, pois a porção enxaquecosa da personalidade (o "escoadouro enxaquecoso") tende a isolar-se do restante da personalidade por trás de grossas paredes de repressão e negação. A dinâmica e os mecanismos desse problema guardam estreita analogia com o que ocorre na formação de sintomas histéricos, com a importante diferença de que as enxaquecas estão enraizadas na reatividade fisiológica, ao passo que os sintomas histéricos (embora intensamente reais) são, neurologicamente, ficções criadas por uma patologia da imaginação.

As duas últimas categorias de padrão de enxaqueca que devemos mencionar distinguem-se por terem adquirido importâncias estratégicas especiais de um tipo singularmente hostil. A primeira delas é a enxaqueca *agressiva*, à qual Fromm-Reichmann (1937), Johnson (1948) e muitos analistas deram especial atenção. O pano de fundo emocional caracteriza-se por raiva e hostilidade intensas, crônicas e reprimidas, e a função das enxaquecas é proporcionar alguma expressão ao que não pode ser expresso, ou mesmo admitido, diretamente. Essas enxaquecas são investidas agressivas ou ataques vingativos, e tendem a ocorrer em situações de intensa ambivalência emocional, ou seja, em relação a indivíduos que são ao mesmo tempo amados e odiados. Essas expressões indiretas de ódio são encontradas particularmente na interação do paciente enxaquecoso com pais, filhos, cônjuge e patrões, e giram em torno da dinâmica de uma dependência ou uma intimidade exigidas porém intoleráveis (ver casos 62, 82, 79 e 84). Uma forma específica dessa reação é a enxaqueca *emulativa*, na qual existe uma identificação ambivalente e maligna com um pai ou mãe enxaquecoso — juntar-se ao genitor enxaquecoso na doença, competir com ele, virar o feitiço contra o feiticeiro. Parece inegável que muitos exemplos de ocorrência familiar de enxaqueca (assim como de muitas outras doenças) requerem explicação nesses termos e não na forma simplista da herança direta (ver capítulo 6).

Quando a hostilidade volta-se para dentro, temos o último padrão de enxaqueca que devemos considerar, os repetidos acessos *autopunitivos*. Esses pacientes são profundamente masoquistas, rancorosos, cronicamente deprimidos, secretamente paranoicos e às vezes abertamente autodestrutivos (ver caso 81). A enxaqueca raramente basta como expressão dos sentimentos íntimos, e tende a ser acompanhada por outras manifestações de autoaversão. Em muitos sentidos, eles são de todos os mais intensamente patológicos e os mais profundamente afetados; necessitam de uma intervenção terapêutica — tão desesperadamente quanto vão resistir a ela —, mas esta (caso seja autorizada pelo paciente) terá mais probabilidade de êxito do que nos casos de enxaqueca dissociativa com características histéricas.

Existem, evidentemente, inúmeros usos especiais da enxaqueca que podem atravessar os limites das categorias amplas que delineamos. Especialmente comuns, e por vezes motivo de cruel mal entendido ou punição, são os acessos que podem ocorrer em crianças forçadas a frequentar uma escola que detestam; qualquer forma de doença funcional — acessos repetidos de enxaqueca, vômito, diarreia, asma, ou de sintomas histéricos — pode servir para livrá-la de alguns dos rigores e horrores da vida escolar, chamando a atenção para sofrimentos que elas não ousam, ou não conseguem, expressar diretamente.

Entre as figuras ilustres que foram finalmente libertadas de condições intoleráveis por acessos como esses devemos mencionar Pope, que se servia da enxaqueca, e Gibbon, que tinha ataques histéricos. Sobre estes últimos, Gibbon escreveu posteriormente: "[...] A violência e a variedade de meus males [...] desculpavam minhas frequentes ausências da Westminster School [...] uma estranha afecção nervosa (dolorosas contrações das pernas etc.) [...] minhas enfermidades não podiam ser conciliadas com os horários e disciplinas de um seminário particular [...]. Eu secretamente exultava com essas enfermidades, que me livravam dos exercícios da escola e da associação com meus colegas [...]". Finalmente, ao ser liberado da escola e ingressar em Oxford, os sintomas de Gibbon "[...] espantosamente desapareceram" e nunca mais retornaram.

Vemos que podem ser muitos e bem variados os contextos emocionais da enxaqueca, e achamos possível que exista não simplesmente *uma* conexão, mas vários tipos de conexão, entre o estado de espírito e o acesso manifesto. Já aludimos à probabilidade de uma importante distinção em mecanismos geradores quando separamos as enxaquecas circunstanciais das situacionais. As primeiras, como vimos, podem ser provocadas de imediato e flagrantemente por excitações muito fortes, arrebatadoras — raiva, terror, elação, excitação sexual etc. As segundas, em contraste, ocorrem no contexto de tensões emocionais, impulsos, necessidades etc., que são crônicos e aos quais se negou expressão direta ou adequada; temos neste caso impulsos agressivos, destrutivos e libidinosos reconhecidos, tensões ansiosas, obsessivas, necessidades sádicas ou masoquistas etc. Devemos acrescentar, ainda, que essas necessidades e tensões emocionais crônicas são com frequência reprimidas e afastadas da consciência. Assim, poderíamos indagar, desde o início, se não seria melhor considerar essas enxaquecas circunstanciais *reações* a uma emoção avassaladora e as enxaquecas situacionais *expressões* de impulsos emocionais crônicos reprimidos.

Tendo apresentado nossos dados, devemos agora nos voltar para o próprio cerne do problema, indagando como uma emoção ou uma postura emocional reprimida podem produzir uma enxaqueca. Esse é um caso especial do eterno problema que Freud certa vez designou como "o misterioso salto da mente para o corpo", e como tal ele é tão perigoso quanto fascinante, pois a discussão a respeito das relações mente-corpo descamba insidiosa e facilmente para o absurdo. Admitimos que nossas informações são inadequadas, e portanto seremos obrigados a fazer muitas especulações; mas nos manteremos todo o tempo próximos das evidências clínicas, garantindo que todas as ideias propostas serão, por princípio, plenamente verificáveis ou passíveis de refutação.

Nesse território, o mais aconselhável é penetrar com o melhor dos guias: os famosos *Princípios* de expressão emocional, de Darwin, apresentados em 1872, que são os ancestrais intelectuais de tudo o que desde então se escreveu sobre o assunto — a elaboração da teoria da emoção de James-Lange, a teoria dos mecanismos de conversão de Freud, os experimentos de Cannon e Selye e toda a estrutura teórica do conhecimento atual sobre medicina psicossomática —, e esse será o núcleo de nossa discussão. O terceiro dos princípios de Darwin — o da "ação direta do sistema nervoso" — foi assim enunciado:

> [...] certas ações que podemos reconhecer como expressão de certos estados de espírito são o resultado direto da constituição do sistema nervoso e foram desde o início independentes da vontade e, em grande medida, do hábito.

Essas ações diretas podem ser de natureza motora ou autônoma, embora esta última em geral predomine. Darwin menciona o tremor como exemplo da expressão motora e a secreção glandular, ação vasomotora, atividade visceral etc. como exemplos de ação autônoma direta. A ação direta ocorre "quando o sensório é fortemente excitado" (como na dor, raiva e terror) e, nessas condições, postula Darwin, "[...] a força nervosa é gerada em excesso e é transmitida em certas direções, dependendo da conexão das células nervosas [...]".

Tais expressões de emoção, embora extremamente notáveis, são brutas e estereotipadas, e portanto inadequadas para expressar nuanças mais sutis de sentimentos. *Estas* são expressas, e livremente modificadas, de acordo com o primeiro princípio de Darwin, o dos "hábitos associados úteis":

> Certas ações complexas são de utilidade direta ou indireta sob determinados estados de espírito para aliviar ou satisfazer certas sensações, desejos etc.; e sempre que o mesmo estado de espírito é induzido, existe uma tendência, pela força do hábito e da associação, de que os mesmos movimentos sejam executados, embora possam não ter naquele momento a menor utilidade.

Esse princípio implica que a "ação complexa" — seja ela um movimento ou uma reação autônoma — *representa* o estado de espírito e que se tornou, pela força do hábito e por associação (aprendizado, condicionamento, herança etc.), um *símbolo* físico de determinado estado de espírito.

Darwin tinha plena consciência de que muitas formas de expressão emocional utilizavam *ambos* os princípios. O choro, por exemplo, combinava movimentos simbólicos com secreções involuntárias ("[...] um homem com um grande pesar pode dominar a expressão do rosto, mas nem sempre é capaz de impedir que lágrimas lhe cheguem aos olhos [...]"). De modo semelhante, os sinais de raiva, embora devidos à ação direta do sistema nervoso, "[...] diferem das contorções e do agitamento sem propósito de quem sofre uma agonia de dor, pois representam com mais ou menos clareza o ato de golpear um inimigo ou lutar contra ele" (Darwin, 1890, p. 74).

Cabe agora considerarmos como esses princípios podem ser aplicados à expressão de emoções que são crônicas e reprimidas e, em particular, como podemos interpretar, nos termos irredutíveis legados por Darwin, uma reação tão complexa como a da enxaqueca. Seremos forçados a introduzir certos termos novos, embora eles representem nada mais do que uma extensão dos conceitos darwinianos. O que para Darwin são "ações associadas úteis", para nós serão "conversões", e o que para ele são "ações diretas do sistema nervoso" para nós serão "neuroses vegetativas". Esses termos psicopatológicos são mais estritos e mais específicos do que os termos biológicos dos quais eles derivam, e são usados para denotar expressões fisiológicas da emoção que são crônicas em oposição a agudas, mórbidas em oposição a benignas e pessoais em oposição a universais; está implícito, adicionalmente, que os substratos emocionais das reações de conversão e neuroses (vegetativas) são reprimidos, ou pelo menos têm negada uma expressão direta e adequada.

O uso desses termos pode ser ilustrado por um clássico documento da psicanálise (Freud, 1920, pp. 393-9):

> [...] Os sintomas de uma verdadeira neurose — dor de cabeça, sensação de dor, uma condição irritável de algum órgão,

o enfraquecimento ou inibição de alguma função — não têm "sentido", não têm significado na mente [...]. Eles são, em si mesmos, pura e simplesmente processos físicos; surgem sem qualquer um dos complicados mecanismos mentais (isto é, mecanismos de conversão) que vimos examinando [...]. Mas então como eles podem ser expressões da libido que passamos a conhecer como uma força em ação na mente? [...]. A resposta a isso é muito simples.

A resposta "muito simples" que Freud apresenta é a de que esses sintomas representam as consequências somáticas diretas de distúrbios sexuais, um desequilíbrio de alguma "toxina sexual". Assim, nos termos mais gerais (se deixarmos de lado por ora o espantoso e atípico postulado de Freud sobre a "toxina sexual"), essas neuroses são vistas como as consequências de ação nervosa direta, como elementos estereotipados *concomitantes* da tensão emocional crônica.

Um mecanismo radicalmente diferente é proposto com respeito à produção de sintomas de conversão (histéricos). Estes são percebidos em, ou manifestados por, determinados órgãos e partes do corpo que se tornaram os representantes de uma sexualidade intensa e deslocada. Nas palavras de Freud:

> Esses órgãos, assim, comportam-se como substitutos dos órgãos genitais [...]. Incontáveis sensações e inervações [...] em órgãos não manifestamente ligados à sexualidade são desse modo reveladas como sendo essencialmente realizações de desejos sexuais perversos [...] em especial os órgãos da nutrição e excreção.

Essa distinção nítida entre neuroses (vegetativas) e sintomas de conversão pode, não obstante, ser obscurecida ou difícil de perceber em certos casos, pois esses aspectos podem fundir-se ou substituir um ao outro, e Freud por isso é levado a fazer uma ressalva adicional muito importante:

> O sintoma da verdadeira neurose é frequentemente o núcleo e o estágio incipiente do sintoma psiconeurótico [...]. Como exemplo, tomemos uma dor de cabeça ou dor nas costas histérica. A análise revela que por meio de condensação e deslocamento ela se tornou uma satisfação substituta para toda uma série de fantasias e lembranças libidinosas; em um momento, porém, a dor foi real, um sintoma direto de uma toxina sexual, a expressão corporal de uma excitação sexual [...]. Todos os efeitos da excitação da libido sobre o corpo são especialmente adaptados para servir aos propósitos da formação histérica de sintomas. Eles fazem o papel do grão de sal que a ostra envolve em madrepérola.

Como esses conceitos podem ser aplicados à compreensão da enxaqueca, seja de acessos isolados gerados por distúrbios emocionais agudos, seja de acessos recorrentes que ocorrem no contexto de tensões emocionais crônicas? Serão eles neuroses vegetativas, sintomas de conversão ou ambas as coisas? A literatura sobre o tema é confusa e gera confusão; alguns autores (por exemplo, Alexander [1950], Furmanski *et al.* [1952]) concebem a enxaqueca como uma neurose vegetativa, e outros (por exemplo, Deutsch [1948]) a consideram uma reação de conversão. Deutsch representa uma escola de pensamento mais antiga que vê a enxaqueca, e de fato todos os sintomas psicossomáticos, como as consequências de mecanismos de conversão:

> Devemos pressupor que um processo de conversão contínuo, necessário à manutenção da saúde e do bem-estar, ocorre em todo indivíduo normal. Pensemos, por exemplo, no enrubescimento, na transpiração excessiva, em acessos de diarreia, em acessos de *enxaqueca* [...]. Todos eles ocorrem como descargas da libido enclausurada [...]. As "conversões" são formas necessárias de um processo psicodinâmico contínuo que procura ajustar os impulsos instintivos do indivíduo às exigências da cultura na qual ele vive [...] Poderíamos dizer que os seres humanos seriam extremamente

infelizes ou se refugiariam muito mais na neurose se não pudessem adoecer de quando em quando.

Temos de concordar com Deutsch em que a doença funcional está disponível para todos nós como uma perpétua alternativa a sentimentos intoleráveis ou à construção de defesas neuróticas, mas não podemos endossar sua opinião de que tais doenças são adequadamente descritas como sintomas de conversão; se isso for feito, não se está reconhecendo o princípio muito mais universal da ação direta do sistema nervoso, segundo descrito por Darwin. Alexander, sobretudo, opôs-se veementemente à aplicação indiscriminada ou excessivamente abrangente da noção de conversão em sintomas psicossomáticos. Ele reconhece, em vez disso, dois mecanismos "fundamentalmente diferentes" em ação, e os distingue nos seguintes termos (Alexander, 1948):

> Ainda sustento minha proposta original para restringirmos os fenômenos de conversão histérica a sintomas dos sistemas perceptivos neuromusculares e sensoriais voluntários, e para que os diferenciemos de sintomas psicogênicos que ocorrem em sistemas orgânicos vegetativos [...]. Os sintomas de conversão histérica são expressões substitutas de tensões emocionais que não conseguem encontrar vazão adequada por meio de comportamento motor plenamente desenvolvido [...] a tensão emocional é pelo menos parcialmente aliviada pelo próprio sintoma. Lidamos com uma situação psicodinâmica e fisiológica diferente no campo das neuroses vegetativas [...]. Aqui os sintomas somáticos não são expressões substitutas de emoções reprimidas, mas são acompanhamentos fisiológicos normais desse sintoma.

A distinção de Alexander entre sintomas de conversão e neuroses vegetativas é clara e concisa; ela torna claríssimas, por exemplo, as diferenças fundamentais entre os mecanismos de uma paralisia histérica e uma hipertensão emocional, ou seja, entre uma expressão simbólica arbitrária e um sinal fisiológico cuja existência é desconhecida pelo paciente. Ela se aplica com menos facilidade a certos sintomas vegetativos, e aqui Alexander, com certa relutância, admite que ambos os mecanismos podem estar envolvidos. A enxaqueca parece ser um exemplo notável desse estratagema misto, e é nesses termos que devemos considerá-la.

Salientamos anteriormente (capítulos 1 e 5) a notável simultaneidade de estado de espírito e sintoma somático que pode caracterizar cada estágio de uma enxaqueca "típica", uma sincronização tão marcante e constante que quase somos compelidos a nos submeter aos termos da teoria de James-Lange ("A emoção", afirma James, "nada mais é do que a sensação de um estado corporal. As enxaquecas circunstanciais provocadas por um excitamento emocional agudo, como por exemplo a raiva, podem ser consideradas, ao menos inicialmente, neuroses vegetativas, independentemente dos usos secundários e simbólicos que possam vir a ser vinculados a elas mais tarde.

Assim, uma enxaqueca provocada pela raiva pode ser vista como uma reação complexa mas estereotipada à raiva nesses pacientes enxaquecosos. Os estágios iniciais de um acesso como esse (denominados anteriormente a fase do "ingurgitamento") tendem a caracterizar-se, emocionalmente, por irritabilidade e tensão colérica, e fisiologicamente por dilatação vascular e visceral, retenção hídrica, oligúria, retenção fecal etc., que são sintomas de uma descarga simpática geral. O paciente fica entupido, comprimido, inchado de raiva. A resolução do acesso pode dar-se por crise (vômito breve e vigoroso, expulsão súbita de gases e fezes, espirros etc.) ou por lise (diurese, diaforese, epífora etc.). Portanto, a raiva, em tais acessos, expressa-se em pletora, sendo descarregada com uma repentina ejaculação visceral (análoga a uma imprecação ou uma pancada) ou com uma lenta catarse secretória (análoga ao choro). A expressão da emoção realiza-se por ação nervosa direta; ela não depende de uma concepção intermediária, de um simbolismo consciente ou inconsciente para unir o tono emocional e a manifestação física. Os sintomas de tal enxaqueca, segundo Freud, não têm "significado", nenhum sentido complexo na mente. As enxaquecas desse tipo originam-se, como deve ocorrer com todas as reações primitivas, em uma região onde a experiência emocional e suas contrapartidas fisiológicas são contínuas e coextensivas.

Não podemos, porém, conceber as enxaquecas "situacionais" em termos tão elementares quanto esses, pois elas surgem não como expressões de um distúrbio emocional agudo, mas como expressões de necessidades emocionais crônicas e em geral reprimidas. Não constituem simplesmente reações à emoção. Não podem ser consideradas à parte de seus antecedentes e efeitos remotos. Elas têm *funções*, realizam *trabalho*, desempenham um papel importantíssimo na economia emocional do indivíduo; cumprem, com maior ou menor êxito, a tarefa de obter o equilíbrio emocional e, como tal, são análogas aos sonhos, às formações histéricas e aos sintomas neuróticos. Se as enxaquecas são postas a serviço de alguma finalidade especial, devem ter um *significado* específico para o paciente; devem estar no lugar de alguma coisa, aludir a alguma coisa, representar alguma coisa. Portanto, será possível examinarmos uma enxaqueca não apenas como evento físico, mas como forma particular de drama simbólico no qual o paciente traduziu pensamentos e sentimentos importantes; se fizermos isso, depararemos com a tarefa de interpretá-la como o faríamos com um sonho, ou seja, descobrindo o significado oculto dos sintomas manifestos. Assim, o interesse específico das enxaquecas "situacionais" e seu valor estratégico especial para o paciente estão em *representarem elas reações biológicas que podem funcionar como atos sintomáticos ou sintomas de conversão.*[2]

Precisamos admitir a possibilidade de que não só toda a enxaqueca pode ter significado para o paciente, mas a de que certos sintomas *individuais* do acesso também podem ser investidos de importância simbólica, e mais, de que eles podem ser suscetíveis à modificação de acordo com essa importância. Vimos que a náusea e o vômito são sintomas fundamentais da enxaqueca; comumente significam repulsa, com frequência repulsa sexual, e (em muitos casos de vômito psicogênico) podem ser interpretados como esforços de expulsão simbólica de uma situação, pessoa etc. repulsiva (temida, odiada).[3] A ação do intestino, inicialmente determinada por necessidades e periodicidades fisiológicas, pode se dar adicionalmente, muitas vezes de modo avassalador, devido a valores simbólicos (inconscientes) atribuídos às fezes e à defecação. A constipação e a diarreia, entrelaçadas a uma variedade de significados simbólicos, estão entre os distúrbios funcionais mais comuns, sendo também, como vimos, partes frequentes e importantes de muitas enxaquecas. Furmanski (1952), em um interessante estudo do caráter de cem pacientes enxaquecosos, observou a frequência de "características orais" e "características anais" nesse grupo, mas infelizmente não tentou determinar se existia alguma correlação entre elas e o *tipo* de enxaqueca sofrida. Isso nos faz pensar, por exemplo, se a tendência a acessos biliosos ou a enxaquecas nas quais se destacavam as náuseas e os vômitos não seria mais comum no grupo "oral", em contraste com uma incidência maior de distúrbios intestinais no grupo "anal". Deixando de lado a possibilidade de investimento e interpretação simbólica de sintomas individuais, podemos imediatamente perceber que a sequência total da enxaqueca presta-se a interpretações válidas. Se, por exemplo, a enxaqueca foi gerada em resposta a uma situação dolorosa ou detestável, *essa* situação (e os sentimentos que a acompanham) pode ser simbolizada (corporificada) como uma dor física, uma forma deslocada de sofrimento, e, no final do acesso, ser simbolicamente expelida por atividades expulsivas das vísceras e das glândulas. Nesse caso, que corresponde mais de perto ao papel manifesto das enxaquecas "encapsuladoras", todo o acesso poderia ser concebido, em termos dramáticos, como uma forma de pantomima psicofisiológica, ou como um prolongado e desagradável sonho visceral.

Já citamos a observação de Freud de que os sintomas de uma neurose (física) podem atuar como o ponto de partida ou núcleo de formações histéricas. A nosso ver, uma evolução análoga pode ocorrer com os sintomas de uma enxaqueca, com os sintomas físicos iniciais tornando-se associados a necessidades emocionais e fantasias específicas e, assim, assumindo um segundo status, simbólico. Mas uma enxaqueca não é, em si mesma, um artifício histérico: seus sintomas são reais e têm raízes em reações fisiológicas. A linguagem da histeria é arbitrária e pessoal, e corresponde somente a uma imagem moral, imaginativa do corpo e não a alguma representação fisiológica. Na histeria, o símbolo é traduzido diretamente para um sintoma: assim, um braço que, na fantasia, é assassino, pode ser inibido ou punido pela paralisia; mas a paralisia histérica não corresponde a um déficit neurológico. Na enxaqueca, os sintomas são fixos e ligados por conexões fisiológicas; mas seus sintomas podem constituir, por assim dizer, um alfabeto corporal ou protolinguagem, que pode ser secundária e posteriormente usado como linguagem simbólica.[4]

Portanto, devemos interpretar as enxaquecas "situacionais" como se fossem palimpsestos nos quais as necessidades e os símbolos do indivíduo são inscritos por cima dos sintomas fisiológicos subjacentes, e contudo em termos destes últimos. Tal interpretação não se enquadra nas definições de sintomas de conversão e neuroses vegetativas e, com isso, torna inadequado o uso de qualquer um desses termos. E isso, finalmente, não nos deve surpreender, pois os critérios usados por Alexander — expressividade simbólica e resposta fisiológica — pertencem, como salientaram Starobinski e outros, a duas esferas diferentes de investigação lógica, cada uma das quais é capaz de abarcar todo o problema da doença (Rieff, 1959, p. 10).

Devemos, portanto, voltar ao ponto de partida dos conceitos darwinianos com os quais iniciamos a argumentação. O que começa como uma ação direta do sistema nervoso torna-se, gradualmente, uma ação associada útil; o que começa como o aspecto físico de uma emoção torna-se, insensivelmente, uma alusão a, ou um símbolo de, toda a situação emocional. As reações do corpo contêm o potencial de uma linguagem corporal primitiva — na enxaqueca, um conjunto de gestos interiores, posturas autônomas análogas a expressões faciais e gestos motores involuntários.[5] Muito do que Freud afirmou quanto ao simbolismo dos sonhos poderia ser aplicado ao simbolismo físico primitivo das enxaquecas. Freud vê o simbolismo dos sonhos como algo arcaico e universal, inato em vez de adquirido individualmente, representando o uso regressivo de "um modo de expressão antigo porém obsoleto".[6] De modo semelhante, e talvez mais plausivelmente, os sintomas de enxaqueca e de muitas outras síndromes psicossomáticas, em seu emprego simbólico, podem ser vistos como uma reversão a um modo de expressão antigo e universal — uma linguagem primeva do corpo — implícita na estrutura e no funcionamento do sistema nervoso e disponível para ser usada quando necessário.[7]

Ressaltamos repetidamente as incontáveis variações, transições e transformações do formato da enxaqueca, bem como o fato crucial de que elas podem ser empregadas, quase de um modo intercambiável, como "equivalentes" umas das outras. Gowers deu grande ênfase a esse aspecto, porém não apresentou nenhuma explicação, dizendo apenas: "[...] Podemos perceber a misteriosa relação, mas não a podemos explicar". Nossa incerteza é igual no que concerne aos fatores que selecionam ou especificam, dentre as muitas opções disponíveis, o formato específico do acesso que o paciente efetivamente adota ou "escolhe" em dado momento. Consideramos provável que existam idiossincrasias fisiológicas particulares, caminhos e mecanismos preferenciais, que podem predispor um paciente a um formato de enxaqueca e não a outro, e julgamos que tais idiossincrasias, caminhos e mecanismos são especialmente acentuados em certas formas raras e estereotipadas de enxaqueca, como por exemplo os ataques hemiplégicos e a nevralgia migranosa. Mas em muitos outros casos esses fatores fisiológicos parecem ser fracos, relativos ou instáveis na medida em que permitem profundas mudanças no padrão clínico. Assim sendo, somos compelidos a supor que esses fatores fisiológicos poderiam estar subordinados a determinantes psicogênicos, e que são *estes*, sobrepujando ou modificando todos os demais, que podem finalmente especificar que forma assumirá a reação vária da enxaqueca. Não podemos deixar de pensar se a "misteriosa relação" de que fala Gowers não seria, na verdade, uma relação simbólica, o uso de diferentes tipos de acessos como *sinônimos* uns dos outros.

Procuramos definir, neste capítulo e no anterior, algumas das funções estratégicas da enxaqueca. Apresentamos como possibilidade a participação de uma hierarquia de determinantes, da mais geral reatividade reflexa do organismo, passando por uma variedade de idiossincrasias fisiológicas até os mais específicos mecanismos de conversão do paciente individualmente considerado. Postulamos que se os alicerces da enxaqueca baseiam-se em reações adaptativas universais, sua superestrutura pode ser construída (e com certeza ela é usada e construída) de modo diferente para cada paciente, conforme as necessidades e símbolos deste.

Assim, não podemos resolver, em princípio, o dilema apresentado no capítulo 6, se a enxaqueca é inata ou adquirida. Ela é *ambas as coisas*; em seus atributos fixos e genéricos ela é inata, e em seus atributos variáveis e específicos é adquirida. De maneira análoga, a "gramática profunda" universal de todas as linguagens é inata (Chomsky), ao passo que cada linguagem específica é aprendida.

O andar, em seu caráter mais elementar, é um reflexo espinhal, mas é elaborado em níveis cada vez mais elevados até que, finalmente, podemos reconhecer um homem pelo modo como ele anda, pelo *seu* andar. A enxaqueca, de modo semelhante, acumula identidade de estágio em estágio, pois começa como um reflexo mas pode tornar-se uma criação.

CONCLUSÕES

Descrevemos o *processo* (ou evento) da enxaqueca como um ciclo de excitação e inibição de origem centrencefálica, sujeito a amplas variações no padrão neural e na base temporal. Discorremos sobre o papel desempenhado por certos distúrbios locais (vasculares) e sistêmicos (químicos), mas estamos convictos de que estes são variáveis na ocorrência, intermediários no papel e secundários aos distúrbios neurofisiológicos primários da atividade do tronco cerebral.

Julgando que uma reação tão complexa e versátil como a enxaqueca não poderia ter surgido *ab initio* no homem, cogitamos sobre seus possíveis precursores e elementos análogos em animais inferiores. Conjeturamos que as enxaquecas diferenciaram-se, *como reações*, de uma ampla região de reflexos protetores passivos, de tono parassimpático, como os que muitos animais empregam em resposta a ameaças ambientais ou internas — frio, calor, exaustão, dor, doença e inimigos. Vimos que todos esses reflexos, como a enxaqueca, distinguem-se pela regressão e inércia, em contraste com as reações de fuga-luta.

Finalmente, examinamos as enxaquecas como elas são *experimentadas e usadas* em sua relação com a vida emocional. Vimos que os acessos recorrentes constituem uma "fuga na doença" disponível para certos indivíduos, sendo os motivos para tal fuga tão diversos quanto os que fundamentam o comportamento neurótico ou histérico. Também consideramos, com mais hesitação, que sintomas específicos da enxaqueca podem estar ligados a emoções ou fantasias específicas.

Refletimos sobre a possibilidade de produzirem-se três formas de ligação psicossomática como essa: primeira, uma conexão fisiológica inerente entre certos sintomas e tonos emocionais; segunda, uma equivalência simbólica fixa entre certos sintomas físicos e estados de espírito, análoga ao uso de expressões faciais; terceira, um simbolismo arbitrário, idiossincrático, unindo sintomas físicos e fantasias, análogo à construção de sintomas histéricos.

Independentemente de qual desses mecanismos é empregado, a enxaqueca mostra-se eloquente e eficaz como uma expressão indireta de sentimentos aos quais se nega expressão direta ou adequada de outras maneiras. Nisso, ela é análoga a muitas outras reações psicossomáticas, e não menos análoga às linguagens dos gestos e dos sonhos. Em todas estas, empregamos uma linguagem arcaica, que evoluiu muito antes da linguagem das palavras. Por que conservamos a linguagem dos sintomas, movimentos e imagens autônomos quando poderíamos usar palavras? Esse comportamento pode ser regressivo, mas nunca será obsoleto; nas palavras de Wittgenstein:

"O que *pode* ser mostrado *não pode* ser dito".

"O corpo humano é o melhor retrato da alma humana."

Parte IV
ABORDAGENS TERAPÊUTICAS DA ENXAQUECA

INTRODUÇÃO

PODERÍAMOS AFIRMAR QUE, tendo esclarecido a natureza da enxaqueca, na medida em que fomos capazes de fazer isso, nossa tarefa está concluída e que seria supérfluo fornecer um glossário de "tratamentos". O tratamento, poderíamos dizer, está *implícito* no que já foi exposto. Pode-se escrever um tratado sobre afasia sem a necessidade de discorrer sobre a terapia da fala. Mas nosso tema não é estritamente comparável a esse; a enxaqueca é comum, inflige sofrimento ou incapacitação a muitos, tende a recorrer, é benigna e sobretudo tendente a ser mal interpretada ou tratada de modo incorreto, tanto pelos pacientes como pelos médicos.

Procuramos, nas partes anteriores deste ensaio, apresentar um quadro coerente e consistente, em termos lógicos, da biologia da enxaqueca, e boa parte da abordagem terapêutica será ditada pelas considerações já indicadas. Mas a medicina não pode ser reduzida a termos coerentes e logicamente consistentes — ela depende de inúmeras variáveis e de fatores intangíveis, de "mágica" e, sobretudo, de um relacionamento de confiança entre médico e paciente.

14. MEDIDAS GERAIS PARA O TRATAMENTO DA ENXAQUECA

Observamos que aproximadamente um décimo da população sofre de enxaquecas comuns, um quinquagésimo tem enxaquecas clássicas e uma proporção muito pequena apresenta certas variantes de enxaqueca raras (nevralgia migranosa, enxaqueca hemiplégica etc.). Outra fração da população, não insignificante, tem equivalentes de enxaqueca e auras isoladas, mas o número dessas pessoas não foi estimado, pois seus sintomas em geral são diagnosticados erroneamente. Embora a dor de cabeça seja a queixa mais comum levada para o consultório, está claro que apenas uma pequena fração da população enxaquecosa efetivamente procura auxílio médico. São eles os pacientes que têm acessos severos, frequentes ou bizarros, e é com eles que nos ocuparemos neste capítulo.

A função primeira do médico deve ser a de diagnosticar; depois, a de curar ou aconselhar. A ele se impõem duas tarefas de diagnose: identificar a queixa que lhe é apresentada e elucidar as causas e determinantes da mesma. Suponhamos que ele tenha ouvido o paciente, que talvez tenha observado um acesso, feito todas as investigações que considerou cabíveis e se assegurado de que o problema do indivíduo é de fato o de enxaquecas recorrentes. O histórico inicial bastará, em alguns casos, para delinear o padrão dos acessos e suas causas principais; isso é provável quando o problema é de enxaqueca periódica (acessos que ocorrem com regularidade, em geral com intervalos de duas a oito semanas, independentemente do estilo de vida) ou de enxaqueca circunstancial (nas quais os acessos estão claramente associados a circunstâncias provocativas específicas — excitação, exaustão, álcool etc.). Restará ainda um numeroso grupo de pacientes severamente afetados que sofrem acessos muito frequentes sem antecedentes facilmente definidos, e tais pacientes talvez precisem ser vistos muitas vezes e cuidadosamente examinados até que se revelem os determinantes de suas enxaquecas. Duas medidas auxiliares podem ser particularmente úteis para esclarecer os padrões e os determinantes de enxaquecas repetidas: a feitura de dois calendários (um calendário da enxaqueca e um diário geral dos eventos cotidianos), que pode revelar circunstâncias ignoradas como provocadoras de acessos, e (se considerado adequado pelo médico) a entrevista de parentes próximos, que podem fornecer informações valiosíssimas.

O médico torna-se para o paciente uma figura terapêutica, diga o que disser, faça o que fizer. Pode atendê-lo uma vez, uma dúzia de vezes ou (se for psiquiatra) mil vezes. Pode dar conselhos, apoio, fazer análise, mas, seja o que for que decida fazer, sua relação com o paciente é primordial. Sua autoridade, sua solidariedade e os incontáveis laços intangíveis e em boa medida inconscientes que se formam em uma relação médico-paciente eficaz são tão importantes quanto o sentido ou a falta de sentido do que ele diz e faz. Essa relação, portanto, é fundamental no tratamento de todos os pacientes com doença funcional.

A questão dos *medicamentos* tende a ser levantada logo de início, com relutância, esperançosa ou peremptoriamente. Inúmeros medicamentos têm sido usados no tratamento da enxaqueca, muitos deles com êxito, e pouquíssimos específicos para esse mal (ver capítulo 15), e as atitudes com respeito a eles, por parte do paciente e do médico, podem ser extremamente variáveis. Minha atitude, em termos muito gerais, é prescrever algum medicamento específico ou sintomático para o tratamento de um acesso agudo, ao atender o paciente em consulta pela primeira ou segunda vez, mas deixar claro para ele, ao mesmo tempo, minha postura com respeito à terapia medicamentosa no tratamento da enxaqueca. Seria cruel e fútil negar medicação a um paciente que sofre agudamente, mas outra coisa totalmente diferente é apregoar qualquer forma de terapia medicamentosa como o único tratamento para enxaquecas severas e frequentemente recorrentes. Por isso, indico os medicamentos como medidas auxiliares e provisórias, a serem empregadas enquanto se procura um entendimento mais completo da situação do paciente e de suas enxaquecas. Existem alguns, é claro, que insistem no tratamento com remédios médios (ou "dessensibilizações" alérgicas ou histamínicas etc.), excluindo qualquer outra abordagem terapêutica, e tais pacientes devem ser tratados nas únicas condições que eles permitem.

As medidas terapêuticas gerais úteis para os pacientes enxaquecosos são de caráter triplo: evitar as circunstâncias que sabidamente provocam os acessos, procurar manter uma boa saúde geral e, finalmente, medidas sociais e psicoterapêuticas. As duas primeiras podem ser examinadas juntas.

MEDIDAS GERAIS E AFASTAMENTO DE CIRCUNSTÂNCIAS PROVOCATIVAS

Um dos papéis tradicionais do médico é dizer ao paciente para não se preocupar, tirar umas férias, exercitar-se o suficiente, não ficar acordado até muito tarde etc., e esse tipo de conselho tem sido dado a pacientes enxaquecosos, com vários graus de êxito, desde o tempo de Hipocrates. Areteus, escrevendo no século II, fez as seguintes recomendações a pacientes epiléticos e enxaquecosos:

> Passeios longos, diretos, sem tortuosidades, em um lugar bem arejado, debaixo de murteiras e loureiros [...]. É bom fazer viagens [...] os exercícios devem ser mais vigorosos, para induzir suor e calor [...] cultivar uma índole entusiástica, sem irascibilidade.

Peters (1853), escrevendo dezessete séculos depois, garantiu que o tratamento "higiênico" das enxaquecas é tão importante quanto o uso de qualquer remédio, e refinou os conselhos de Areteus recomendando:

> Um modo de vida geral revigorante, dieta e exercícios são indispensáveis. Os que apresentam hábitos sedentários, demasiado esforço mental e escassez de sono devem mudar [...] evitar a preocupação excessiva e a perplexidade de cuidados absorventes [...] abster-se do uso de *chá preto* [...]. O banho de chuveiro e o banho de água salgada, seja no mar ou em casa, são com frequência complementos úteis [...] deve-se manter a regularidade dos intestinos [...]. As funções do estômago e do fígado devem ser mantidas no estado mais saudável possível [...]. e as do útero mediante grande cuidado nas regras mensais [...]. Os que se abandonam à dissipação de prazeres, negócios, pesar ou gula excessivos conservarão necessariamente suas dores de cabeça.

Liveing (1873), reconhecendo que a enxaqueca não escolhe classe social, legou imagens memoráveis de dois grupos de pessoas impelidas a ela pelas circunstâncias de suas vidas. Um grupo sofria de

> exaustão que é causada por uma dieta pobre e insuficiente [...] e nas mulheres pela amamentação ou partos demasiado frequentes [...] horas de trabalho excessivas, ou ocupações que requerem um confinamento estrito nas oficinas insalubres e mal ventiladas e nas habitações de nossas cidades apinhadas [...].

Para esses, os pobres de Londres, Liveing recomendaria melhores condições de vida, uma dieta adequada e fortificantes — mas infelizmente isso estava fora de seu alcance, pois a reforma social tem de preceder a medicina. O segundo grupo de propensos à enxaqueca era de uma classe diferente, estudantes e profissionais, cujos problemas eram

> luta por competência e posição profissional [...] a pressão e as responsabilidades dos negócios, a competição e o excita-

mento da especulação comercial [...] ou vergar sob o peso acumulado das preocupações familiares [...].

Para *esses*, Liveing recomendaria menos ambição, menos ímpeto, mais tranquilidade moral e emocional. Conselhos como esses são fáceis de dar, mas nunca seguidos. Alvarez, em nossa época, declarou: "Talvez muito melhor esteja um saudável e alegre fazendeiro do que um catedrático atormentado pela dor de cabeça!" — só que ele próprio continua a ser um catedrático atormentado pela dor de cabeça.

Conscienciosamente exortamos nossos pacientes, com palavras que praticamente não mudaram desde Areteus até Alvarez, e que em sua maior parte devem ser interpretadas como um gasto inútil de saliva. Pisamos em terreno mais firme quando podemos aconselhá-los a respeito de evitar circunstâncias específicas provocativas da enxaqueca. São incontáveis essas circunstâncias (muitas foram listadas no capítulo 8), e é um teste para a perspicácia do médico apontar o maior número possível delas.

Alguns desses pacientes são sensíveis à luz que tremula em determinada frequência, e precisam mandar regular seu televisor. Outros não conseguem tolerar a perda de uma refeição, e há os que não suportam uma refeição pesada. Alguns não podem ingerir mais do que uma única dose de bebida sem arriscar-se a ter uma enxaqueca, outros não suportam perder horas de sono e há também os que, ao contrário, seriam beneficiados se dormissem menos. Nesses casos e em outros semelhantes, o paciente aprende que está diante de uma escolha: evitar a circunstância provocativa ou arriscar-se a ter enxaqueca. Mas na mais importante de todas as categorias, a daqueles para quem a raiva ou outras emoções violentas podem precipitar uma enxaqueca, não há escolha. Como observou John Hunter com respeito a seus próprios acessos de angina, que eram precipitados por esforço ou emoção: "Um homem pode decidir nunca mais sair de sua poltrona, mas não pode resolver nunca mais se zangar".

Wolff (1963), em sua excelente e completa discussão acerca das abordagens psicoterapêuticas para enxaquecosos (uma discussão cujo alcance é limitado apenas pelo fato de que todos os pacientes de Wolff, como ele próprio, possuíam a "personalidade enxaquecosa"), faz três afirmações sobre as quais nos devemos deter em explicações.

> 1. O método preciso a ser usado no tratamento de pacientes enxaquecosos [escreve Wolff] irá, em última análise, depender dos recursos e da experiência pessoal do médico. Várias abordagens produzem resultados aceitáveis. É essencial que o próprio médico esteja a par das vantagens e deficiências do método que emprega como agente terapêutico.

Cabe acrescentar dois comentários com respeito a essa ideia, relacionados a certos perigos que podem solapar a relação do paciente enxaquecoso com seu médico. Primeiro, o perigo de que o médico, com as pretensões aguçadas por leituras sobre psicanálise mas sem experiência como psicanalista, venha a submeter o paciente a "interpretações" de sentimentos reprimidos que serão impertinentes, irrelevantes, irresponsáveis, inoportunas e com frequência incorretas; o paciente em geral reagirá, e com razão, procurando outro médico. O segundo perigo, mais comum e mais sério, é o de o médico deixar de avaliar a magnitude e a gravidade da psicopatologia em certos pacientes que o procuram com enxaquecas irremitentes e impossíveis de atenuar. Já mencionamos que alguns desses pacientes sofrem de distúrbios profundos (capítulo 12), e poucos deles são ominosamente deprimidos ou autodestrutivos. *Esses* pacientes, cujos sofrimentos são desproporcionais à fração que eles representam na população, podem estar muito além do alcance de uma intervenção psiquiátrica superficial, necessitando ser postos sob cuidados mais especializados e intensivos.

Os métodos efetivos que o médico pode escolher, ou os que

terá forçosamente de usar, para tratar seus pacientes são, é claro, infinitamente variados, tanto quanto os próprios pacientes. Neste contexto, pouquíssimas generalizações podem ser consideradas possuidoras de valor didático significativo. Existe apenas uma regra fundamental: é preciso sempre *ouvir* o paciente. Isso porque os enxaquecosos têm uma segunda queixa comum, e legítima, além da enxaqueca: a de que os médicos não os escutam. Olham, examinam, medicam, cobram, mas não escutam.

A entrevista terapêutica, primeiro ligada estritamente ao assunto das enxaquecas do paciente, pouco a pouco passará a abranger outros aspectos da vida deste, sobretudo as tensões, fadigas, raivas e frustrações que podem estar sendo geradas em casa e no trabalho. À medida que ouve, o médico esclarece; ouvindo, ele pode drenar um pouco da força represada das tensões acumuladas, e quem sabe consiga indicar ao paciente como certas tensões podem ser evitadas ou minoradas.

O poder dos conselhos e exortações diretas, nas esferas emocionais, é extremamente limitado. Weiss e English (1957), em seu livro didático sobre medicina psicossomática, apresentam nove "regras simples" para o rearmamento moral do paciente enxaquecoso. Entre elas incluem-se instruções edificantes como: "Satisfaça-se com menos [...]. Deixe de ser tão crítico [...]. Aceite-se [...] Pare de sentir-se tão culpado [...]" etc. Tais máximas podem ser emolduradas e penduradas na parede, mas não podem ser assimiladas emocionalmente só por terem sido pronunciadas.

Wolff ocupa-se sobretudo dos pacientes obsessivos, impelidos pela rigidez de seus próprios padrões e consciências e aprisionados pelos imperativos conscientes reiterativos: preciso fazer isto, preciso fazer aquilo... Ele nota a inquietação e a tensão angustiada que caracterizam tais pacientes, e sua preocupação terapêutica, assim, é com o "repetido afrouxamento da tensão por meio do diálogo [...]" e com "permitir à pessoa tomar consciência de sua tensão [...] fadiga [...] insatisfação [...] frustração e o caráter obsessivo de sua preocupação com o trabalho ou as responsabilidades".

Mas nem todos os pacientes com enxaquecas habituais têm esse tipo de caráter, o que já foi demonstrado e discutido em detalhes (capítulos 9 e 12). Muitos enxaquecosos, longe de apresentar excesso de atividade e preocupação, demonstram demasiada submissão e passividade (combinadas à raiva e à hostilidade profundamente reprimidas, que se expressam em suas enxaquecas). Alguns exibem uma espantosa despreocupação e negação de quaisquer problemas e tensões (os que têm "enxaquecas dissociativas", análogas em sua formação aos sintomas histéricos). Outro grupo de pacientes severamente afetados compõe-se de pessoas flagrantemente deprimidas, masoquistas, que alternam suas enxaquecas frequentes com outras maquinações autopunitivas. São *esses* pacientes em especial que o médico passará a reconhecer, pois eles, ao contrário da maioria dos enxaquecosos, necessitam de cuidados complexos e intensivos para que se obtenha êxito na terapia.

> 2. Para o médico, o tratamento preventivo dos pacientes enxaquecosos demanda muita energia. Não é um método que possa ser usado por quem só dispõe de alguns minutos para uma consulta.

Novamente nesse caso a afirmação de Wolff pode ser ampliada. Existem muitos enxaquecosos que procuram um médico na esperança de obter um diagnóstico correto, a garantia de que seu distúrbio é benigno, uma declaração clara sobre seu prognóstico e tratamento e talvez alguma medicação para os acessos agudos. Nesse grupo estarão incluídos todos os pacientes que apresentam acessos relativamente infrequentes, digamos, dez por ano. Eles precisam de uma ou duas consultas que lhes informem sobre "os fatos", e depois disso, muito espaçadamente, uma ou duas vezes por ano, de uma consulta para verificar se o *status quo* está sendo mantido. Os pacientes mais severamente afetados devem comparecer para consulta com mais regularidade, em intervalos — de aproximadamente duas a dez semanas — adequados para o paciente e para o médico. As primeiras consultas devem ser longas e minuciosas, a fim de revelar ao paciente e ao médico a situação geral e as tensões específicas existentes, além de assentar os alicerces da autoridade do médico e da relação médico-paciente; as posteriores podem ser mais breves e menos abrangentes, voltando-se principalmente para a discussão de problemas correntes do modo como eles estejam sendo vivenciados pelo paciente e expressos em suas enxaquecas. A atenção médica superficial é desastrosa e constitui uma causa importante de enxaquecas alegadamente "intratáveis".

> 3. É preciso ter em mente que a eliminação da dor de cabeça pode exigir, em termos de ajustamento pessoal, mais do que o paciente está disposto a dar. Cabe ao médico salientar com clareza o custo, para o paciente, de seu modo de vida. A pessoa deve então decidir se prefere manter sua dor de cabeça ou procurar livrar-se dela.

A afirmação de Wolff põe em relevo as limitações, do mesmo modo que Groddeck questiona a adequação, do médico que se propõe a tratar de doenças psicossomáticas. Ambos se ocupam, implicitamente, da realidade da "escolha" do paciente — conservar seus sintomas ou abrir mão deles. Chegamos assim, finalmente, à definição do objetivo da terapia.

Essa definição não pode ser dada segundo formas simplistas de "cura", devendo ser concebida como uma estratégia planejada individualmente para cada paciente, uma tentativa de encontrar e assegurar o "melhor" *modus vivendi* para ele. Essa é uma questão sobre a qual pode existir discordância profunda, ainda que inconsciente, entre o paciente e seu médico. Não se pode deixar de mencionar o grau em que determinados pacientes — uma minoria, mas um grupo importante e com frequência acentuadamente incapacitado — podem estar *apegados* a seus sintomas, *necessitando* deles, o grau em que tais pacientes podem *preferir* o modo de vida que contém a enxaqueca, com todos os seus tormentos, a qualquer alternativa que se julgue aberta para eles. Wolff leva em conta essa possibilidade, mas a descarta com uma só frase ("[...] a relutância em mudar pode frustrar todo o esforço terapêutico"); precisamos, entretanto, examinar essa possibilidade mais detalhadamente, em especial no tocante àquele núcleo trágico de pacientes renitentes cujas enxaquecas revelaram-se "incuráveis" a despeito de toda uma vida em busca de auxílio médico.

Mencionamos no último capítulo que a "conversão", ou, em termos mais gerais, o uso de meios físicos indiretos e doenças para expressar impulsos frustrados, deve ser considerada um potencial perpétuo em todos nós, e ressaltamos o judicioso comentário de Deutsch: "[...] os seres humanos seriam extremamente infelizes ou se refugiariam muito mais na neurose se não pudessem adoecer de quando em quando". Os pacientes que apresentam enxaquecas demasiadamente severas e irremitentes enquadram-se em três grupos: alguns se defrontam com situações externas intoleráveis, outros enfrentam situações internas potencialmente intoleráveis e pouquíssimos deles (sobretudo os que têm tido enxaquecas clássicas frequentes desde o início da infância e cuja família também apresenta vários casos semelhantes) parecem possuir algum impulso idiopático, fisiológico para seus acessos, análogos aos da epilepsia. É somente dos dois primeiros grupos que estamos tratando aqui. Já mencionamos que em tais pacientes as enxaquecas severas podem coexistir com graves neuroses ou ocorrer no lugar destas. A tentativa de desalojar enxaquecas habituais severas em uma personalidade patologicamente despreocupada ou histérica (caso 80, p. 239-40) pode forçar o paciente a encarar intensas ansiedades e conflitos emocionais que são ainda menos toleráveis que as enxaquecas. Os sintomas físicos, paradoxalmente, podem ser mais misericordiosos do que os conflitos que eles ao mesmo tempo encobrem e expressam. Podemos supor que esse seja o caso por meio da observação da personalidade e dos sintomas, e podemos comprovar a suposição, às vezes, pela irrupção de ansiedade neurótica e conflito que podem seguir-se a qualquer tentativa terapêutica de perturbar o *status quo*. Nesses casos, as enxaquecas podem desempenhar o mesmo papel paradoxal, e ser investidas da mesma ambivalência inconsciente que severos sintomas neuróticos — elas defendem a personalidade e oferecem certas vantagens e seguranças, e também impedem sua expansão e liberdade de ação: o duplo papel das muralhas de uma cidade. A doença, em tais casos, parafraseando Groddeck, é ao mesmo tempo um amigo e um inimigo, e somente se cura se escolhas radicalmente novas puderem ser oferecidas ao paciente.[1]

15. MEDIDAS ESPECÍFICAS DURANTE E ENTRE OS ACESSOS

MUITOS PACIENTES, e não poucos médicos, estão perpetuamente à espera do surgimento de um *remédio maravilhoso* definitivo para o tratamento específico da enxaqueca, e muitas drogas novas introduzidas no mercado são acolhidas entusiasticamente como tal e promovidas em detrimento de todos os medicamentos existentes. Os leitores que abriram o livro nesta parte podem ter a certeza de que jamais existiram tais remédios maravilhosos e jamais existirão; os leitores que chegaram a esta parte acompanhando a sequência do livro compreenderão as razões disso. O tratamento específico da enxaqueca, assim como o da epilepsia ou da doença de Parkinson, é feito por tentativas e escolha dentre um número considerável de medicamentos que agem sobre mecanismos específicos do sistema nervoso, aliadas ao tratamento sintomático, ao uso de medicamentos auxiliares e — não menos essencial — a importantes medidas além das farmacológicas.

O tratamento dos acessos de enxaqueca sempre atraiu um espantoso conjunto de medidas médicas e cirúrgicas, não poucas delas tão radicais quanto a antediluviana técnica de trepanação do crânio. As medidas para o tratamento da enxaqueca na Idade Média incluíam o uso de todas as drogas disponíveis na época e, quando estas falhavam, em último recurso apelava-se para a sangria.

Talvez a primeira droga especificamente útil descoberta seja a *cafeína*. A ingestão de café bem forte era preconizada por Willis três séculos atrás. Heberden, escrevendo no despontar do século XIX, registrou o uso de "[...] valeriana, assa-fétida, mirra, almíscar, cânfora, ópio, extrato de cicuta, rapé [...]" como remédios em voga em sua época, porém inúteis; ele próprio achava que uma dose de tártaro emético e tintura de ópio eram as prescrições mais indicadas. Liveing, há um século, aconselhava o emprego de brometos e valeriana como medidas sedativas, e de cafeína, beladona e colchicina como medidas específicas a serem usadas no tratamento dos acessos. Gowers, avaliando os tratamentos disponíveis em fins do século passado, recomendou o uso de brometos como medida principal, que podia ser combinada ao ergot. Ele julgava a nitroglicerina excepcionalmente útil, sobretudo se combinada a uma tintura de gelsêmio e noz-vômica. A eficácia dessas misturas era magnificada com a adição de cânhamo-da-índia (ver apêndice III).

Embora o ergot houvesse sido empregado intermitentemente e sem grande entusiasmo desde a década de 1880, entrou em voga somente há uns quarenta anos, com o advento de preparações cristalinas puras, mas desde então tem ocupado um lugar de destaque no arsenal terapêutico contra a enxaqueca. Uma classe de drogas inteiramente diferente foi introduzida no início da década de 1960 em consequência de pesquisas químicas sobre os mecanismos da enxaqueca; a mais conhecida delas é a metisergida, que é preeminente na profilaxia da enxaqueca tanto quanto a ergotamina no tratamento do acesso agudo.

Essa é, muito sucintamente, a ordem em que drogas farmacologicamente específicas para a enxaqueca foram descobertas. Elas são poucas, e sua descoberta foi difícil, não porque pouquíssimas drogas possam vir a ter uso terapêutico na enxaqueca, mas porque toda e qualquer uma delas pode funcionar se o paciente depositar nela fé suficiente. Para cada droga farmacologicamente específica que pode ser empregada no tratamento da enxaqueca, uma centena de outras foram preconizadas: medicamentos patenteados, remédios caseiros, panaceias, remédios maravilhosos, remédios homeopáticos, todos eles placebos, alguns meramente atrativos ou tolos, outros perniciosos e fraudulentos. Uma simples lista de todas as drogas que foram apregoadas para o tratamento da enxaqueca daria para compor um livro de bom tamanho, e seu conteúdo encerraria um conjunto de curiosidades da medicina.

DROGAS ÚTEIS NO TRATAMENTO DE UM ACESSO DE ENXAQUECA

Devemos aqui discorrer sobre três classes de drogas: as que afetam o verdadeiro mecanismo do acesso de enxaqueca, em especial a dilatação das artérias extracranianas que causa a dor de cabeça; drogas sintomáticas para diminuir a dor, a náusea e outros sintomas concomitantes; drogas auxiliares para permitir o relaxamento ou o sono.

TARTARATO DE ERGOTAMINA

O tartarato de ergotamina é a melhor droga disponível para o tratamento de dores de cabeça de enxaqueca *severas*; não é necessário nem aconselhável seu uso no caso de acessos mais brandos. A droga pode ser tomada por via oral, absorção sublingual, supositório, administração em aerossol ou injeção, conforme a rapidez de ação desejada e a tolerância ou preferência do indivíduo. Wolff preferia o emprego de injeção de ergotamina a todos os outros métodos de administração, não havendo dúvida de que esse método é capaz de abortar um acesso quando nenhum outro meio de administração da droga se tenha mostrado útil. Entretanto, não se pode recomendá-lo como medida rotineira ou inicial. Se a ergotamina é útil (o que vale para aproximadamente 80% de todos os acessos de enxaqueca), deve ser administrada com a maior brevidade possível após o início dos sintomas da enxaqueca, pois muitos acessos ganham ímpeto rapidamente e se tornam cada vez menos passíveis de intervenção terapêutica. Um acesso de nevralgia migranosa, por exemplo, pode atingir uma intensidade de clímax em poucos minutos, e nesse caso a ergotamina por via oral é de absorção demasiado lenta para ser eficaz (os comprimidos de ergotamina são absorvidos em meia hora, com o estômago vazio; os supositórios e as preparações sublinguais levam um quarto de hora; a administração parenteral e em aerossol podem fazer efeito em cinco a dez minutos). Uma enxaqueca clássica deve ser tratada com ergotamina enquanto a aura está em progresso, e se a droga for tomada nesse estágio a dor de cabeça e outros sintomas posteriores de um acesso plenamente desenvolvido podem, com sorte, ser evitados por completo. Uma enxaqueca comum deve ser tratada assim que o paciente percebe seu início.

A maioria dos programas terapêuticos aconselha o tratamento com ergotamina durante a primeira hora do acesso; nesse período, pode ser tomada uma dose total de 4 a 8 mg, por via oral ou retal, ou um quarto disso se a droga for administrada por via parenteral. Wolff alerta que a dose oral máxima tomada no decorrer de um acesso não deve exceder 11 mg. É importante que os pacientes sejam dissuadidos de tomar doses repetidas de ergotamina se o acesso persistir apesar do tratamento inicial. Embora uma injeção de ergotamina possa interromper um acesso que já dura várias horas, e valha a pena tentar *se* a ergotamina ainda não houver sido tomada, podemos afirmar, mais ou menos como regra, que ela proporciona um tratamento sem igual que será bem-sucedido, se for, na primeira hora do acesso.

Existem algumas contraindicações importantes para o emprego da ergotamina. Em primeiríssimo lugar, ela nunca deve ser administrada durante a gravidez; porém, como a própria gravidez proporciona certa remissão ou mesmo a total isenção de acessos de enxaqueca em grande parte das pacientes (ver capítulo 9), a abstenção de seu uso nesse período pode não ser tão penosa. Também é essencial assegurar-se de que o paciente não tem a doença de Raynaud, a doença de Buerger ou outros problemas que comprometam a circulação periférica; a presença de qualquer uma dessas doenças também deve ser considerada uma contraindicação absoluta ao uso do ergot. A doença coronária é uma contraindicação relativa, dependendo de sua gravidade; os pacientes com doença coronária severa nunca devem tomar ergotamina.

Os efeitos colaterais da ergotamina são muito pronunciados

em alguns pacientes e insignificantes em outros. Os mais comuns são a náusea e o vômito, e os pacientes afetados dessa maneira podem ver-se no dilema de ter de escolher entre suportar uma violenta dor de cabeça com relativamente pouco enjoo ou eliminar a dor de cabeça à custa de repetidas náuseas e vômitos. Outros pacientes podem sentir tontura ou sonolência depois de tomar ergotamina, em grau suficiente para impedir a atividade, mas não para tornar a droga intolerável. A maioria dos pacientes, nove entre dez, não experimenta efeitos adversos ao tomar a droga.[1]

Os efeitos terapêuticos da ergotamina podem ser potencializados mediante combinação com outras drogas, sobretudo cafeína e beladona, e existem muitos medicamentos comercializados que oferecem essas combinações.

OUTRAS DROGAS ESPECÍFICAS

A *cafeína* é um estimulante, constritor das artérias cranianas e diurético. É simples, não tóxica e agradável ao paladar, e jamais deve ser negligenciada em acessos de enxaqueca que permitem medicação por via oral. Repetidas xícaras de café ou chá forte sempre podem ser recomendadas como válidas nos primeiros momentos de um acesso.

Ressaltamos, em capítulos anteriores, a forte predominância parassimpática que caracteriza os sintomas da enxaqueca, e poderíamos portanto prever que os bloqueadores parassimpáticos ou as drogas simpatomiméticas seriam úteis. Essa suposição é confirmada na prática. Tais drogas são de especial utilidade nos casos em que a ergotamina não é tolerada, é contraindicada ou ineficaz. Tenho prescrito tintura de beladona ou drogas sintéticas afins para vários pacientes que sofrem de enxaquecas relativamente brandas mas muito prolongadas, com resultados satisfatórios. Não posso ter certeza quanto a esses resultados terapêuticos representarem ou não um efeito farmacológico específico ou um efeito placebo; sei apenas que constatei a utilidade da droga. Como complemento à beladona, e às vezes convenientemente combinado com ela, está o uso de *anfetaminas*; tenho prescrito anfetaminas sobretudo para acessos de enxaqueca ou nevralgia migranosa que ocorrem poucos minutos depois de a pessoa acordar de manhã.

As drogas do tipo da beladona e da anfetamina trazem óbvios riscos de efeitos tóxicos, reações de "afrouxamento" e dependência; não obstante, se usadas com prudência nos pacientes certos, têm todo o direito de ser incluídas no arsenal legítimo das drogas especificamente empregadas para neutralizar os mecanismos da enxaqueca.

DROGAS SINTOMÁTICAS

O mais destacado sintoma da enxaqueca comum é a dor de cabeça, ficando a náusea em segundo lugar em frequência e severidade. Drogas analgésicas podem sozinhas ser suficientes para tratar acessos brandos de enxaqueca, e muitos deles, sem dúvida, podem ser adequadamente tratados com aspirina. No caso de dor de cabeça intensa, pode ser necessário administrar codeína ou mesmo morfina. O uso de analgésicos narcóticos ressalta-se no caso de alguns pacientes que têm enxaquecas severas e frequentes, e os problemas de dependência ou vício, para eles, podem acabar sendo um mal adicional aos próprios acessos de enxaqueca, e às vezes mais malignos. Alguns desses pacientes podem ser tirados da dependência de analgésicos mais fortes com o uso de ergotamina, que nunca tiveram oportunidade de tomar.

Se a náusea e o vômito forem severos, pode ser impossível tomar qualquer medicação por via oral; nesses casos, o melhor procedimento (e o único alternativo à injeção) pode ser o da absorção retal. Praticamente todas as drogas analgésicas e antieméticas encontram-se disponíveis em forma de supositórios.

DROGAS COMPLEMENTARES

As enxaquecas mais severas são praticamente incompatíveis com a atividade física, exigindo inatividade e, sobretudo, descanso. Assim, todas as formas de sedativos são importantes como auxiliares no tratamento específico e sintomático de acessos de enxaqueca. Os mais generalizadamente úteis são os barbituratos com duração de ação média, os quais são com frequência combinados a analgésicos em diversos medicamentos comercializados. Os tranquilizantes também têm sua utilidade no acesso agudo, especialmente se ocorrer grande irritabilidade, ansiedade ou depressão.

DROGAS DIVERSAS

Inúmeras outras drogas foram e ainda são usadas no tratamento do acesso agudo de enxaqueca: ácido nicotínico, anti-histaminas, diuréticos etc. Apenas estes últimos merecem um exame atento. Algumas enxaquecas, sobretudo as menstruais, podem ser precedidas ou acompanhadas por intensa retenção hídrica, e constatou-se que *algum* grau de retenção hídrica acompanha pelo menos um terço de todas as enxaquecas comuns (ver capítulo 1). Wolff julgava que essa retenção hídrica não tinha relação causal com a dor de cabeça de enxaqueca, pois esta não podia ser influenciada por diurese ou hidratação experimental.

Houve uma época em que eu frequentemente prescrevia o uso de diuréticos, em especial no contexto de prolongadas enxaquecas menstruais; fazia isso sem contar muito com o êxito, e de fato não obtive êxito com essa medida. Os médicos que *acreditam* realmente nas possibilidades da terapia diurética e comunicam seu otimismo aos pacientes com frequência conseguem resultados gratificantes. Essas considerações levam a crer, sem comprovação, que, se os diuréticos são eficazes no tratamento da enxaqueca, isso acontece principalmente em razão de seus efeitos placebos.

MEDIDAS GERAIS PARA O ACESSO AGUDO

Uma enxaqueca de intensidade branda ou moderada é totalmente compatível com a atividade física normal, e pode ser tratada com medicamentos (ergotamina e analgésicos etc.) enquanto o paciente prossegue em seus afazeres normais. Os acessos severos dificilmente são compatíveis com a atividade normal e podem, em muitos casos, ser exacerbados ou prolongados pela atividade continuada. Isso, entretanto, não é de modo algum invariável, e alguns pacientes podem descobrir que são capazes de manter suas atividades e livrar-se do acesso. Não obstante, a *tendência* é todas as enxaquecas serem acompanhadas por certo grau de letargia, redução do tono muscular e sonolência (embora esses sintomas possam passar despercebidos diante de uma dor de cabeça fortíssima), e o paciente *procurar* repousar. Idealmente, portanto, o paciente deve ser encorajado a garantir o repouso que a doença requer. Nas palavras de Wolff:

> Toda administração de ergotamina deve ser seguida pelo repouso na cama por um período não inferior a duas horas. Nunca é demais ressaltar a importância disso, pois a finalidade biológica do acesso será frustrada se o paciente reiniciar imediatamente suas atividades [...]. Se o adequado relaxamento e repouso na cama for negligenciado após o abortamento de um acesso com ergotamina, as dores de cabeça podem efetivamente ocorrer com maior frequência.

Alguns pacientes preferem sentar-se em uma poltrona, constatando que se deitarem sua dor de cabeça pode se agravar. O uso de pressão sobre as artérias afetadas e bolsas de gelo na fronte são medidas locais úteis. Pode ocorrer intensa irritabilidade sensorial e geral; por isso, o paciente deve abrigar-se contra a luz, o barulho e as atenções intrusas. Tenderá a sentir muita sede, e pode ficar desidratado devido a vômitos repetidos, transpiração profusa e, em alguns acessos, diarreia. Sopas ralas, com a adição de um pouco de sal, podem ser recomendadas para manter o equilíbrio hídrico e salino. Mas não se deve tentar dar alimentos sólidos; o paciente não será prejudicado se ficar sem comer durante um dia, e suas náuseas serão minimizadas se o estômago for mantido vazio.

TRATAMENTO DO "ESTADO ENXAQUECOSO"

O termo *estado* é reservado para a ocorrência de acessos confluentes ou contínuos de doença paroxísmica, seja de natureza epilética, asmática ou enxaquecosa. O verdadeiro estado enxaquecoso deve ser tratado como uma emergência médica. O paciente provavelmente terá sofrido excruciantes dores de cabeça por vários dias sem pausa, estará prostrado ou em colapso devido a vômitos incessantes, e gravemente desidratado. O estado enxaquecoso pode ser *sentido* como uma doença fatal, e o paciente ficar intensamente apreensivo ou deprimido, à beira do suicídio.

As primeiras ações do médico devem ser para assegurar a tranquilização e o isolamento protetor, pois o grau elevado da ansiedade do paciente e a movimentação agitada de parentes bem-intencionados mas muito irritantes rodeando o doente tendem a ser fatores importantes para a perpetuação do estado. Deve ser providenciado tratamento domiciliar intensivo ou, nos casos mais severos, a internação em hospital. O paciente necessitará de medicação em grande escala: barbituratos via parenteral, codeína ou morfina, drogas antieméticas e, com frequência, tranquilizantes fortes como a clorpromazina. Todas as medidas auxiliares devem ser tomadas, dentre as quais uma de crucial importância é a administração intravenosa de fluidos. A ergotamina *não* é indicada nessa situação, tendendo a agravar os sintomas, em vez de atenuá-los.

O uso de esteroides deve ser levado em conta em todo caso de estado enxaquecoso, contanto que não esteja contraindicado por outros motivos.

Quando o estado finalmente estiver terminado e o paciente houver recobrado sua saúde normal, ele deve ser incentivado a manter-se sob contínuos cuidados médicos. Os acessos de enxaqueca, em sua natureza, tendem a ser de duração limitada, mas os acessos de estado enxaquecoso quase sempre estão associados a tensões emocionais intensas, ainda que ocultas, com o caráter desesperado dos sintomas refletindo a intensidade da base emocional subjacente.

PREVENÇÃO DOS ACESSOS DE ENXAQUECA

As drogas empregadas no tratamento profilático da enxaqueca pertencem a duas classes: o primeiro grupo é constituído por drogas que são consideradas modificadoras dos mecanismos e da reatividade específica da enxaqueca; o segundo grupo, não menos importante, destina-se a diminuir a reatividade emocional quando esta é julgada um determinante importante de enxaquecas constantes.

É evidente que apenas uma proporção limitada de enxaquecosos realmente necessita de alguma terapia profilática. Pacientes com acessos isolados ocorrendo em intervalos relativamente infrequentes obviamente não são candidatos à terapia preventiva. O grupo de pacientes de que estamos nos ocupando aqui compõe-se daquelas pessoas que têm acessos frequentes, severos e irremitentes; os mais severamente afetados podem, por exemplo, sofrer até cinco acessos de enxaqueca por semana e ficar seriamente incapacitados de maneira crônica. Outro grupo de pacientes para quem o tratamento profilático é uma necessidade é formado pelos que têm enxaqueca em salvas, acessos terrivelmente dolorosos de nevralgia migranosa, até dez por dia, durante todo o período de duas a oito semanas em que perdura a enxaqueca. Um terceiro grupo de pacientes que precisa de terapia preventiva é o das mulheres com severas e prolongadas enxaquecas menstruais.

As drogas mais potentes com poder profilático específico contra acessos de enxaqueca são a ergometrina e a metisergida

(Sansert nos Estados Unidos, Deseril no Reino Unido). Os compostos de beladona têm alguma utilidade profilática; as anti-histaminas, embora amplamente usadas para essa finalidade, não têm eficácia comprovada. O uso de esteroides, já mencionado no contexto do tratamento do estado enxaquecoso, tem uma aplicação adicional — caso falhe a metisergida — no tratamento da enxaqueca em salvas.

A metisergida (butanolamida do ácido lisérgico) foi introduzida na profilaxia da enxaqueca há quase uma década, depois que os estudos de Sicuteri demonstraram os notáveis efeitos antisserotonina da metisergida. De fato, a droga foi introduzida *como* um agente antisserotonina; no entanto, ela possui propriedades anti-inflamatórias, anti-histamínicas e muitas outras propriedades farmacológicas, e estamos longe de saber se a sua eficácia terapêutica é devida a seu efeito antisserotonina. Seus efeitos positivos iniciais, no princípio da década de 1960, pareceram espantosos, e afirmou-se que se poderia esperar uma notável melhora em mais de 90% dos casos de enxaqueca severa para as pessoas que tomassem a droga. Acreditava-se amplamente que o remédio maravilhoso para a enxaqueca finalmente surgira em cena; a expectativa quanto a seus poderes curativos sem dúvida contribuiu para concretizá-los. Porém, a eficácia da droga e sua reputação declinaram ao longo dos anos; com unanimidade se pode agora declarar que a metisergida beneficia não mais do que um terço de todos os pacientes com enxaquecas severas e frequentes. Não obstante, ela continua a ser o mais poderoso dos agentes profiláticos disponíveis, e deve-se tentar seu emprego em todos os casos de enxaqueca "intratável" desde que ela não esteja contraindicada por razões médicas e que se faça um controle adequado, pelo médico e pelo paciente, a fim de evitar efeitos colaterais ou tóxicos.

A metisergida é apresentada em comprimidos de 2 mg, e houve uma época em que se prescreviam aos pacientes doses diárias de até 20 mg. Hoje em dia, a dose máxima considerada adequada é de 8 mg por dia, pois além dessa dose não há benefício adicional, ao passo que *ocorre* um acentuado aumento dos efeitos tóxicos. Os efeitos colaterais comuns no início são náusea, sonolência ou um estado de alerta anormal; esses efeitos tendem a ser toleráveis e transitórios, minimizando-se quando a dose terapêutica total de metisergida é administrada gradualmente, ou seja, no decorrer de uma semana a dez dias. Esse tempo é comumente necessário para que se manifeste todo o poder terapêutico da droga, o que também deve ser esclarecido aos pacientes. Os outros efeitos colaterais da metisergida, mais graves, enquadram-se em diversas categorias: distúrbios da função cerebral superior, problemas vasomotores, insuficiência vascular e problemas fibróticos.

Os distúrbios possíveis da função neurológica são numerosos e inusitados; a maioria dos médicos que possuem uma experiência considerável com essa droga já deparou com alguns desses distúrbios em pacientes que tomam metisergida, mas pelo que eu saiba nunca se fez uma pesquisa sistemática sobre os mesmos. Pode ocorrer persistente insônia ou sonolência; alguns pacientes podem tornar-se significativamente deprimidos enquanto estão sob os efeitos da droga (a metisergida, em estudos preliminares, foi empregada no tratamento de mania); um número reduzido pode apresentar estranhos distúrbios do movimento voluntário — estados de catalepsia, fascinação e imobilidade estatuesca, ou estados de excitação psicomotora e movimento compulsivo; esses sintomas são mais comuns em certas formas de parkinsonismo, catatonia e algumas intoxicações (fenotiazinas, bulbocapnina, LSD, levodopa etc.); pouquíssimos pacientes podem apresentar sonhos incomumente vívidos ou estados oníricos enquanto despertos, com estranhas alterações perceptuais ou alucinações (a metisergida é uma substância química extremamente aparentada com o "LSD", dietilamida do ácido lisérgico).

Os efeitos vasomotores e vasoconstritores da metisergida podem ser responsáveis por elevações da pressão sanguínea (sobretudo nos pacientes previamente hipertensos) e, de modo mais grave, por comprometer o suprimento de sangue nas extremidades ou nos órgãos internos. O comprometimento da circulação nos braços ou nas pernas pode ser sentido como um adormecimento, frio ou formigamento nos dedos das mãos e dos pés; raramente pode ocorrer isquemia de todo o membro, com consequências desastrosas se não for tratada. Todas as principais artérias internas podem ser afetadas, em particular as coronárias e mesentéricas.

A terceira categoria de problemas tóxicos verifica-se apenas em relação ao uso muito prolongado da droga; ela consiste em endurações fibróticas dos espaços pleurais ou pericardíacos, raramente, e em fibrose retroperitoneal, da qual foram registrados quase cem casos associados à administração de metisergida. As endurações fibróticas podem apresentar-se na forma de falta de fôlego ou dor pleurítica, e a fibrose retroperineal pode manifestar-se como dor nas costas, dor na região lombar, hematúria etc. É fundamental ressaltar que a fibrose retroperineal induzida pela metisergida pode ser clinicamente silenciosa, desenvolvendo-se sem sintomas até uma severa hidronefrose unilateral.

Essa formidável lista de efeitos colaterais potenciais não implica que a droga não deve ser usada; *implica, isso sim, a necessidade de minucioso exame periódico do paciente, aliado à realização de certos exames de rotina.* Os pacientes tratados com metisergida devem comparecer para consulta em intervalos de um mês ou no máximo seis semanas; devem ser questionados atentamente com respeito a qualquer sintoma incômodo (dor no peito, falta de fôlego, frio e adormecimento dos dedos etc.), enquanto o exame clínico incluirá auscultação do peito, medida da pressão sanguínea e cuidadoso exame de todos os pulsos periféricos. A manutenção do manguito do aparelho de medir pressão acima da pressão sistólica pode induzir o formigamento dos dedos em poucos segundos se houver um comprometimento significativo mas ainda assintomático da circulação periférica; um manguito isquêmico normalmente pode ser tolerado pelo menos por sessenta segundos sem causar parestesia. Os exames de laboratório mais importantes a ser realizados são: contagens sanguíneas trimestrais, raios X do tórax e eletrocardiogramas. Deve ser feito um sucinto pielograma intravenoso no início de uma administração prolongada de metisergida (por exemplo, após um mês de tratamento, se este obtiver êxito o suficiente para indicar a continuidade da administração da droga ao paciente), seguido por outros pielogramas em intervalos de seis meses (Elkind *et al.*, 1968).

Dedicamos um espaço considerável à discussão dos efeitos colaterais e do modo de evitá-los porque o maior perigo no uso da metisergida está na *negligência* por parte do paciente ou do médico. Essa droga nunca deve ser usada com descuido. Isso posto, cabe salientar que a metisergida, quando empregada adequadamente, é de destacada eficácia na profilaxia da enxaqueca em muitos doentes que se mostraram refratários a todas as demais medidas terapêuticas específicas, e seu uso deve sempre ser levado em conta no caso desses pacientes. Mantive mais de duzentos pacientes em tratamento com metisergida por até dois anos sem constatar um só efeito danoso, e alguns daqueles que atendo vêm tomando a droga há mais de oito anos, com resultados muito satisfatórios.

É aconselhável que os pacientes tratados com metisergida por período prolongado façam uma pausa no uso da droga durante um a seis meses, pois isso reduz manifestamente a probabilidade de efeitos colaterais. Nesses períodos a redução da dose deve ser gradual, já que a interrupção abrupta pode causar um violento fenômeno de rebote, um estado enxaquecoso análogo ao estado epilético que pode ocorrer se os pacientes subitamente pararem de tomar drogas anticonvulsivas.

O uso profilático de drogas com ergot já era posto em prática muito antes do surgimento da metisergida, mas caiu em desuso com a ascensão desta última. Tive alguns pacientes que tomaram medicamentos com ergot profilaticamente durante muitos anos com efeitos bastante satisfatórios, mas nunca tive a oportunidade de fazer uma comparação adequada da eficácia relativa dos medicamentos com ergot e a metisergida. Essa comparação foi feita muito recentemente por Barrie *et al.* (1968), que compararam a eficácia do tartarato de ergotamina (0,5 a 1 mg diário), do maleato de ergometrina (1 a 2 mg diários) e da metisergida (3 a 6 mg diários). Constatou-se pouquíssima diferença terapêutica nesse experimento; as drogas com ergot revelaram-se quase tão eficientes quanto a metisergida, e seu uso foi associado a menos efeitos colaterais e menos disparidades na pesquisa. Em todos os casos, as dosagens elevadas foram mais eficientes do que as reduzidas.

As contraindicações ao uso da metisergida são essencialmente as que já mencionamos para a ergotamina; vale a pena reiterar que a droga *nunca* deve ser prescrita a um paciente com a doença de Raynaud ou o fenômeno de Raynaud.[2] Alguns pesquisadores consideram a metisergida contraindicada na presença de doença do colágeno coexistente; não há dúvidas de que *se* ocorrer o desenvolvimento de fibrose retroperineal ou outras fibroses durante o tratamento com metisergida (elas são potencialmente reversíveis quando não estão em estágio avançado), a droga não deve ser tomada novamente.

Existe um grupo numeroso de pacientes que apresentam diversos acessos de enxaqueca relativamente brandos todo mês e necessitam de alguma medicação profilática, mas não de metisergida ou ergotamina em altas doses. Minha experiência ensinou-me que a beladona pode constituir uma medicação profilática específica de eficácia adequada para muitos deles, e que sua melhor combinação talvez seja com pequenas quantidades de ergotamina e fenobarbital; existem no mercado muitas preparações desse tipo.

Não se justifica o emprego de esteroides por tempo prolongado na prevenção da enxaqueca, exceto no caso especial da enxaqueca em salvas. Esta é a forma menos suportável de todas no decorrer de um agrupamento de acessos severos, pois o paciente pode ser levado ao desespero por sofrer até doze ataques individuais por dia, cada um deles de intensidade excruciante.

Os acessos individuais podem ser tratados com uma forma de ergotamina de rápida absorção, com eficácia, variável, mas é imprescindível uma complementação com tratamento profilático. Sempre é válido usar a metisergida nesses casos, porém isso apenas interromperá a série de acessos em uma parte deles. Se o agrupamento de acessos continuar com intensidade não diminuída após duas semanas de administração de metisergida, vale a pena suplementá-la com um dos esteroides fluorados em altas dosagens; e a ambos pode-se adicionar um tranquilizante, com bons resultados.

TRATAMENTO MEDICAMENTOSO NÃO ESPECÍFICO NA PROFILAXIA DA ENXAQUECA

A observação clínica dos padrões da enxaqueca indica que a maioria dos pacientes com enxaquecas extremamente frequentes, severas e intratáveis estão presos a uma situação de grave tensão ou conflito emocional (da qual podem ou não ter consciência), e que isso impulsiona a enxaqueca como uma expressão psicossomática de seus problemas emocionais básicos. Já mencionamos que existe uma reduzida proporção de pacientes que sofre com enxaquecas incessantes desde tenra idade (em geral a variedade clássica), parecendo ter uma forma verdadeiramente idiopática da doença; este último grupo também tende a ser emocionalmente perturbado, embora o distúrbio em seu caso possa ser secundário à enxaqueca intratável, e não a causa desta. Ambos os grupos podem necessitar de medicação profilática *adicional* à metisergida, ergotamina etc. A escolha dessa medicação, obviamente, depende da severidade e do tipo de sofrimento emocional que pode ocorrer, das verdadeiras reações do paciente a um ou outro medicamento, da presença de contraindicações médicas e das preferências individuais do médico.

Alguns pacientes podem ser "mantidos" com medicações brandas como o fenobarbital (1/4-1/2 gr. [grão] ao dia) ou meprobamato; outros necessitarão de compostos do tipo clordiazepóxido (librium, valium etc.), e aqueles com distúrbios mais severos precisarão de tranquilizantes de fenotiazina ou antidepressivos (Tofranil etc.). No caso de pacientes com distúrbios mais severos, pode ser indicada ou indispensável alguma forma de psicoterapia, desde uma simples terapia de apoio e atenção médica regular até a psicoterapia intensiva.

DROGAS DIVERSAS NO TRATAMENTO DA ENXAQUECA

Já mostramos que uma variedade ilimitada de drogas foi preconizada para o tratamento da enxaqueca em épocas diversas, e que muitas delas obtiveram um êxito notável, apesar da improbabilidade de qualquer fundamento químico para sua ação, ou de fato na ausência de qualquer atividade química. A enxaqueca é (felizmente) de uma suscetibilidade marcante à sugestão terapêutica, e a avaliação da verdadeira atividade farmacológica torna-se dificílima em razão da ocorrência de destacadas reações de placebo em muitos pacientes. Podemos mencionar muito sucintamente algumas dessas drogas.

"DESSENSIBILIZAÇÃO" À HISTAMINA

Horton introduziu a técnica da "dessensibilização" à histamina para a nevralgia migranosa sob a suposição (posteriormente refutada) de que tais acessos representavam uma reação anormal à histamina produzida endogenamente. O tratamento alcançou um êxito excepcional nas mãos carismáticas de seu criador, mas não na de outros. A mística (e talvez também a gratificação masoquista) de repetidas injeções de histamina, combinada à atenção de um médico entusiasmado, constitui sem dúvida o segredo do sucesso quando a dessensibilização à histamina se mostra útil. Essa técnica pode ser recomendada como um inócuo procedimento placebo, em especial para pacientes que ouviram falar sobre a técnica e imploram pelas injeções.

"DESSENSIBILIZAÇÃO" ALÉRGICA

Também esta, tal qual a dessensibilização à histamina, foi promovida com base em uma teoria errônea, mas é, com frequência, útil para determinados pacientes. Os mais adequados, como se poderia prever, são os que negam a possibilidade de algum sofrimento ou impulso emocional em suas enxaquecas e acreditam implicitamente na origem alérgica de seus acessos. Eles podem apresentar extraordinários progressos nas mãos de um alergista atencioso que compartilhe suas convicções e combine as injeções com o contato emocional terapêutico de que o paciente precisa.

TRATAMENTOS COM HORMÔNIO

O tema geral dos hormônios em relação às enxaquecas já foi tratado em detalhes (capítulo 8), e nesta seção precisamos apenas recordar as conclusões a que chegamos: a maioria dos estudos nessa área foi conduzida sem controles adequados, e seus resultados, consequentemente, dão margem a muitas interpretações. Observamos, também, que certas preparações hormonais podem *agravar* a enxaqueca, além de expor o paciente a vários efeitos colaterais indesejáveis e incalculáveis.

Por essas razões, não se deve julgar que os hormônios são placebos inofensivos, comparáveis ao ácido nicotínico, comprimidos de glucose ou injeções de histamina. Todo o tema necessita com urgência de elucidação experimental e deve ser considerado *sub judice* no presente momento. Essas ponderações predispõem-me contra qualquer tentativa de empregar preparações de hormônios que não no contexto de um experimento controlado, e para meus pacientes tenho evitado e desaconselhado o uso de preparações de hormônio.

PROCEDIMENTOS CIRÚRGICOS

Enxaquecosos crédulos e desesperados têm sido um eterno alvo de procedimentos cirúrgicos bem-intencionados que, na melhor das hipóteses, podem ser inúteis ou trazer uma remissão transitória dos sintomas ou, na pior, ser altamente fraudulentos ou mutilantes.

Foram preconizados, e ainda são, alguns procedimentos *locais*, como a ligadura ou desenervação de uma artéria temporal em casos de enxaqueca severa e persistentemente unilateral. Esses e outros procedimentos foram discutidos minuciosamente por Wolff (1963), e não podemos fazer mais do que reafirmar a avaliação desse autor a respeito deles, a saber: produzem apenas benefícios transitórios.

Um problema diferente e absolutamente mais aterrador é o dos procedimentos cirúrgicos *gerais* que podem ser realizados com vistas ao tratamento da enxaqueca, os quais podem variar da simples remoção de todos os dentes ou das amígdalas até quase a evisceração do paciente: vesícula biliar, útero e ovários constituem os sacrifícios usuais ao bisturi do cirurgião. Uma vítima particularmente comum é a mulher enxaquecosa de meia-idade, que foi submetida à histerectomia na esperança de eliminar enxaquecas frequentes. Caracteristicamente, muitas dessas operações são seguidas por um período de remissão da enxaqueca, mas os acessos tendem posteriormente a retornar no mesmo padrão ou em algum outro. *Se* a enxaqueca deixar de ocorrer permanentemente, devemos crer que a cirurgia fez o papel de um placebo particularmente monstruoso ou satisfez alguma necessidade intensamente masoquista. Embora alguns pacientes continuem a clamar por operações e alguns cirurgiões venham a atender tais pedidos, nunca é demais asseverar que os procedimentos cirúrgicos não têm lugar no tratamento da enxaqueca.

Podemos pensar se não existiria uma base *moral* implícita (masoquista ou punitiva) subjacente à realização de operações cirúrgicas mutiladoras nesse contexto, e recordar certos tratamentos da era vitoriana para a epilepsia, nos quais a existência dessa base é mais francamente admitida:

> A castração foi proposta como uma medida curativa [...] a circuncisão, se executada eficazmente, é em geral bem-sucedida e deve ser adotada em todos os casos nos quais existe uma razão para associar a doença [epilepsia] à masturbação. (Gowers, 1881)

CONCLUSÕES

Existe apenas uma regra fundamental: sempre se deve ouvir o paciente; e, isso posto, o pior de todos os erros é não ouvir, não fazer caso. Antes de qualquer abordagem específica, tem de haver essa abordagem geral, o estabelecimento de uma relação, uma comunicação com o paciente, para que este e o médico entendam um ao outro. Um relacionamento, ademais, no qual o paciente não seja inteiramente passivo e submisso, acreditando no que lhe dizem, fazendo o que mandam e tomando o que lhe prescrevem; um relacionamento que se caracterize, essencialmente, pela colaboração.

A história dos "tratamentos" para a enxaqueca é, em boa medida, uma história de "exagero" médico e exploração do paciente, e a primeira coisa que este deve compreender, quando e se chegar a hora de procurar auxílio médico, é que deve insistir para que exista uma *discussão* minuciosa e atenta entre ele e seu médico, uma discussão que leve em conta o conhecimento especializado e a habilidade do médico, mas que mesmo assim constitua um diálogo entre um adulto e outro. O médico sagaz *desejará* ser moderado, conhecendo como conhece a sabedoria do corpo e a tendência natural à resolução que se verifica na enxaqueca — e em distúrbios assemelhados. Ele será *contra* uma "intervenção" maciça e contra muito "estardalhaço", sabendo (como sabia Hipócrates) que isso não só é fútil, mas também contraproducente, podendo complicar a situação e *retardar* sua resolução.

A grande maioria dos acessos de enxaqueca, devido ao fato de progredirem em direção à resolução depois de seguir seu curso durante um número determinado de horas, nada requer além das medidas mais simples para tornar essas horas suportáveis, ou seja: chá (ou café) forte, repouso, escuridão e silêncio. O mais simples analgésico — aspirina ou algum outro assemelhado — atenuará a dor na maioria dos acessos; e, com a diminuição da dor, a náusea e outros sintomas, quando presentes, tendem a diminuir (aparentemente por "simpatia" no interior do corpo, de modo que o retorno à saúde ou "valescença" de um órgão afetado abrirá o caminho para a "convalescença" de todos).

Por esse raciocínio, qualquer medida, tomada com respeito a qualquer um dos sintomas, pode ajudar a dissipar todos eles. Se a náusea for intensa, um antiemético será útil; e útil *não só* contra a náusea, mas contra a dor de cabeça também. Um sedativo muito brando — uma pequena dose de fenobarbital, librium ou valium (o equivalente dos brometos de Gowers) — tenderá a aliviar *todas* as excitações patológicas — a cabeça latejante, a irritabilidade, a inquietação, a ansiedade — e permitir a resolução mais rápida possível dos acessos.

Na edição original deste livro, falei muito sobre a ergotamina e outras drogas capazes de *abortar* um acesso, tanto quanto da existência de medidas fisiológicas (exercício, sono etc.) que podem ter o mesmo efeito. Hoje em dia, estou menos seguro quanto a ser aconselhável abortar acessos, e em vez de preconizar o uso imediato dessas drogas aconselho o paciente a ponderar os prós e os contras de deixar que o acesso se desenvolva naturalmente. A descrição de caso a seguir ilustrará meu argumento:

> *Caso 75* Um professor universitário de meia-idade, de temperamento irascível, que tende a ser acometido por enxaquecas clássicas nas tardes de sexta-feira, depois de suas inspiradas e arrebatadoras aulas. Ele mal tem tempo de correr para casa depois das aulas antes que os escotomas e outros sintomas apareçam, seguidos em poucos minutos

por violenta hemicrania, náusea e vômito. Quando ele *aguenta* os sintomas, estes seguem seu curso e se resolvem em três horas, deixando uma sensação maravilhosa de alívio, quase de renascimento. Se, por outro lado, eles são *abortados* (como podem ser por ergotamina, exercício ou sono), ocorre um persistente mal-estar durante todo o fim de semana. Assim, o paciente vê-se perante uma *escolha*: sentir-se terrivelmente mal por três horas e depois ficar perfeitamente bem ou sentir-se vagamente doente e mal por dois ou três dias. Depois de perceber essa situação, o paciente desistiu de todas as medidas abortivas, achando que uma enxaqueca severa mas breve era de modo geral preferível a uma enxaqueca branda mas muito prolongada.

A medicina demonstra tendências diferentes em épocas diferentes — e em lugares diferentes. Hoje em dia, fazemos um estardalhaço em volta do paciente, tratando-o com injeções e intervenções, de um modo que teria horrorizado Liveing ou os vitorianos, e é precisamente esse tipo de estardalhaço que faz a enxaqueca piorar, de modo que, paradoxalmente, a própria intensidade e ininterrupção do "tratamento", agora, pode servir para agravar, e não aliviar, o mal que se propõe a curar. Na melhor clínica para enxaquecosos que já vi, o paciente, sem um movimento ou palavra desnecessários, era conduzido a um cubículo escuro para deitar-se e descansar, recebendo um bule de chá e duas aspirinas.

Os resultados desse regimento simples e natural, mesmo com acessos clássicos de grande severidade, eram muito mais notáveis do que qualquer coisa que eu vira em outras clínicas, e me levaram a perceber e acalentar a fortíssima convicção de que, para a vasta maioria dos pacientes e dos acessos, a resposta não está em drogas cada vez mais poderosas e na ousadia da medicação, mas em uma percepção sensível do sofrimento e da natureza, em uma ideia profunda do poder curativo da própria natureza (*vis medicatrix naturae*) e em uma humildade que procura seduzir a natureza, mas nunca maltratá-la.

Isso porque, embora a enxaqueca seja um evento fisiológico, não é só isso, mas sim um evento que tende a estar fortemente associado ao indivíduo afetado, e ser determinado por ele — seu caráter, suas "necessidades", circunstâncias e modo de vida. Portanto, não é suficiente buscar remédios puramente fisiológicos quando o que talvez se tenha de remediar, se puder ser remediado, é todo um estilo de vida, uma vida inteira.

Esse foi sempre o lema principal e a mensagem de Hipócrates, o Pai da Medicina: deve-se tratar não a doença, mas o doente; embora o médico possa ser versado e especialista em doenças, remédios, fisiologia e farmacologia, sua preocupação suprema deve ser com o próprio indivíduo.

O médico não deve dominar o paciente ou ser dogmático, não deve bancar o conhecedor, afirmar "sou eu quem sabe"; ele deve ouvir o paciente, ouvir além das palavras; ouvir suas necessidades especiais, não pronunciadas; voltar-se para suas disposições, seus padrões de vida; ouvir o que sua doença, sua enxaqueca, está "dizendo". Só então o caminho da cura se tornará claro.

16. AVANÇOS RECENTES NO TRATAMENTO DA ENXAQUECA

O FATO DE OS ACESSOS DE ENXAQUECA poderem ser provocados por emoções súbitas, estarem relacionados aos tipos de vida, às tensões ou à personalidade do indivíduo induziu com frequência à ideia de que a enxaqueca é "funcional" ou "psicossomática" — mas isso indica que se deixou de levar em conta que os fenômenos da enxaqueca são extraordinariamente específicos e devem ter um mecanismo e uma base também específicos. Temos, desde a Antiguidade, uma noção das circunstâncias *gerais* que podem provocar enxaquecas e das medidas *gerais* por meio das quais podemos alterá-las. Mas faz relativamente pouco tempo — foi sobretudo nos últimos vinte anos — que começamos a nos ver a braços com alguns dos mecanismos *específicos* da enxaqueca e com as medidas também específicas que podem ser empregadas para modificá-los.

Essa mudança de perspectiva, de nosso modo de pensar sobre a enxaqueca, pode ter seu marco inicial fincado precisamente no ano de 1960, quando pela primeira vez se usou a droga metisergida. Neil Raskin (1990) escreveu:

> Eu estava ainda em treinamento quando a metisergida foi introduzida, em 1960. Foi espantoso o modo como essa droga mudou o pensamento médico com respeito à natureza da enxaqueca. Antes dessa época [...] julgava-se que a enxaqueca era predominantemente psicossomática [...]. De repente, tornou-se possível pacientes tomarem alguns comprimidos de metisergida e em uma semana se verem livres da dor de cabeça. Nenhuma mudança em seu meio interno. Curados [...].[1]

As drogas usadas antes dessa época (as ergotaminas foram introduzidas na década de 1920) suprimiam os sintomas específicos da enxaqueca; não havia uma droga capaz de "reajustar" o mecanismo básico, pois não se tinha ideia, até a década de 1950, do que poderia ser o mecanismo básico. Nos anos 1950, descobriu-se que os acessos de enxaqueca podiam estar associados a anormalidades da serotonina neurotransmissora, e a metisergida foi concebida como antagonista da serotonina. Nessa época imaginava-se um "sistema de serotonina" único e simples no cérebro, cujas anormalidades podiam acarretar, por um lado, a enxaqueca e por outro, ansiedade, depressão e distúrbios do sono.

A ideia singela que se tinha naquela época desapareceu. Sabemos agora que existem mais de quarenta neurotransmissores no cérebro e que todos os sistemas neurotransmissores são de uma complexidade extrema; há três famílias principais de receptores de serotonina, com muitos subtipos em cada uma delas. Mas foi somente na década de 1980 que se tornou possível dissecar esse complicado sistema e desenvolver drogas muito seletivas para atuar sobre determinadas partes do mesmo.

Mas tais progressos estão relacionados a apenas um aspecto da enxaqueca, o químico. E quanto aos demais, o vascular e o elétrico, que antes pareceram, mesmo a Liveing, ser igualmente importantes? E quanto à fisiologia da aura de enxaqueca — e quanto à dor de cabeça, à hemicrania? Lashley, medindo a margem de avanço de sua própria aura de enxaqueca, inferiu que esta deve refletir uma onda de atividade de excitamento seguida de depressão no córtex cerebral, avançando através deste a uma velocidade de dois a três milímetros por minuto. Nenhum processo como esse fora observado no homem, mas algo talvez semelhante, denominado "depressão de propagação", fora visto por Leão no córtex exposto de animais de laboratório (ver p. 267). No início da década de 1970, Olesen, na Dinamarca, usando uma nova técnica de medição do fluxo sanguíneo cerebral com traçadores radiativos, descobriu uma onda de fluxo sanguíneo reduzido propagando-se lentamente no córtex cerebral, avançando através do córtex visual exatamente na mesma velocidade. Isso era um forte indício de que tal processo de fato ocorria no cérebro humano, embora continuasse em aberto a questão de se a depressão de propagação era causa ou efeito dessa mudança que se propagava na microcirculação. Apenas há um ou dois anos tornou-se possível medir os campos magnéticos do cérebro através do crânio, e isso mostrou que uma onda magnética, com espículas excitadas nas suas bordas de expansão e ondas lentas deprimidas em seu curso, move-se através do córtex visual a uma velocidade de dois a três milímetros por minuto durante as auras visuais de enxaqueca — finalmente, a confirmação de que a "depressão de propagação" de fato ocorre no homem e é a causa imediata dos singulares fenômenos corticais da aura.[2]

Porém, como parecia claro mesmo para Liveing e Gowers, embora a aura pudesse ser cortical, a origem da enxaqueca não era; parecia, em vez disso, ocorrer devido a alguma atividade ou reatividade neural anormal profunda no tronco cerebral. Essa era também a ideia que eu tinha, fundamentado em dados clínicos e biológicos gerais — devia haver potenciais grandes, lentos que emanavam do tronco cerebral e dali se projetavam "a montante" e "a jusante" no sistema nervoso. Os bizarros, imensos potenciais de longa duração registrados pela magnetoencefalografia fornecem a primeira evidência direta disso, a primeira evidência direta de que, sejam quais forem as alterações vasculares ou outras que possam ocorrer, a enxaqueca é antes de mais nada um fenômeno neural, gerado pela atividade anormal de neurônios nas profundezas do cérebro. Esses neurônios são detectáveis no cérebro? A sua participação na origem das enxaquecas pode ser realmente documentada? As respostas a essas questões foram dadas por muitos pesquisadores, destacando-se Neil Raskin, da Universidade da Califórnia, San Francisco, e James Lance, da Universidade de Nova Gales do Sul, em Sydney, Austrália.

Os pesquisadores de San Francisco e Sydney estavam estudando a dor e seu mecanismo de "abertura de comportas", sobretudo por um recém-definido sistema de modulação da dor que descia do tronco cerebral ao cordão espinhal. Neurocirurgiões haviam descoberto que às vezes podiam reduzir bastante a dor na região inferior das costas ou nos membros (embora não na cabeça ou no pescoço) implantando eletrodos no tronco cerebral e estimulando neurônios na matéria cinzenta ao redor do aqueduto do cérebro. Muitos desses pacientes, quando os eletrodos eram ativados, começavam a desenvolver enxaquecas típicas, com dores de cabeça unilaterais fortes e pulsantes (geralmente do mesmo lado que os implantes), vômitos e distúrbios visuais. O fato de que se tratava realmente de enxaquecas típicas foi demonstrado por sua sensibilidade à diidroergotamina intravenosa. *Mas aqueles pacientes nunca tinham tido uma enxaqueca.* Esse constituiu o primeiro exemplo claramente demonstrado de uma enxaqueca *adquirida* ou experimental — uma enxaqueca adquirida em consequência da eletrificação artificial dos chamados neurônios da rafe do tronco cerebral por um eletrodo implantado. O eletrodo estimulador causou disparos desses neurônios, mas os disparos acarretaram uma enxaqueca típica. Imediatamente surgiu a indagação: as enxaquecas espontâneas ou que ocorriam normalmente teriam uma gênese semelhante em um disparo crescente desses neurônios da rafe?

Estudos adicionais realizados por Lance com macacos e gatos revelam que a estimulação elétrica ou química direta desses núcleos pode produzir as alterações vasculares típicas da enxaqueca. Esses núcleos do tronco cerebral, Lance demonstrou ainda, além de se projetarem para cima em direção ao córtex cerebral, também o fazem para baixo em direção a um sistema de "abertura de comportas" da dor que desce do tronco cerebral para o cordão espinhal, e cujos três segmentos superiores podem formar um "centro de dor" para a cabeça. Os pacientes com frequência passam por um período de excitação emocional — ansiedade, às vezes elação —, um pródromo, durante várias horas *antes* da aura, e isso leva a crer que mecanismos de ordem superior, no hipotálamo ou diencéfalo, podem ter algum papel como iniciadores da sequência global.

Como, então, todos esses mecanismos encaixam-se para produzir a sequência de uma enxaqueca clássica? A hipótese mais geral é a de Lance (ver Lance, 1982, pp. 178-80), que concebe o início dos acessos no hipotálamo, seja com base em uma periodicidade incorporada ou em resposta a estímulos sensoriais provenientes do córtex cerebral. Uma vez iniciados, os impulsos descem no hipotálamo para a matéria cinzenta periaquedutal, dali para os núcleos da rafe e ali, como vimos, podem afetar a microcirculação cortical, constringindo-a, iniciando a "depressão de propagação" no córtex (e assim produzindo a fase da aura do acesso), e ao mesmo tempo reduzindo a percepção da dor ao fechar a "comporta" (encefalinérgica) do cordão espinhal.

Essa fase, que depende de hiperatividade dos sistemas noradrenérgico e serotonérgico do tronco cerebral, é sucedida por uma etapa de reduzida transmissão de monoamina, e com isso a "comporta da dor" no cordão espinhal abre-se, inundando a cabeça com a dor previamente inibida; simultaneamente, abre-se a comporta aferente dos sentidos especiais, produzindo a característica e intolerável intensificação das visões, sons e odores.

Diversos círculos viciosos também entram em ação. A convergência, no cordão espinhal, de fibras aferentes dos três nervos cervicais superiores com o trato descendente do nervo trigêmeo significa que a dor pode transmitir-se do pescoço às têmporas e fazer o caminho inverso. Os impulsos do trigêmeo, adicionalmente, por um reflexo neurovascular, aumentam ainda mais o fluxo sanguíneo extracraniano. Isso causa mais dor e ainda mais vasodilatação, de modo que a enxaqueca pode ficar presa a um círculo vicioso que piora constantemente — a autoperpetuação que é tão característica dos acessos (ver p. 229). Assim, deter ou aliviar a dor de uma enxaqueca não implica meramente aliviar o sofrimento, mas impedir sua autoperpetuação *pela* dor por meio desse reflexo trigeminal-vascular.

Com esse trabalho, temos a identificação, em princípio, de todos os elementos fundamentais participantes da gênese da enxaqueca — e vemos como eles podem trabalhar em uníssono para produzir um acesso. Vemos também como pode ser possível, interferindo em uma ligação crítica — ou seja, no processo patogênico primário no tronco cerebral —, impedir uma enxaqueca ou modificar consideravelmente seu curso.

Voltemos, agora, ao papel dos neurotransmissores. Existem pelo menos meia dúzia de neurotransmissores envolvidos na produção de uma enxaqueca — noradrenalina, acetilcolina, dopamina, histamina, gaba, encefalinas — e 5-hidroxitriptamina, ou serotonina. Há evidências de que todos eles podem ser influenciados por diferentes drogas, e é por isso que, até bem pouco tempo atrás, muitas vezes era necessário utilizar três ou quatro drogas simultaneamente — usar, para pacientes severamente afetados, o que Lance denomina uma "polifarmácia frenética".

O alcance e a segurança dessa polifarmácia aumentaram significativamente desde a publicação da primeira edição deste livro, quando se contava, basicamente, com a ergotamina para acessos agudos e a metisergida, sendo que esta última, por seus efeitos colaterais, fazia-nos hesitar em usá-la livremente.

Se os pacientes têm um acesso por mês ou menos, os acessos individuais podem ser tratados à medida que surgem; a medicação para preveni-los só deve ser tomada por aqueles que apresentam dois ou mais acessos por mês. Às vezes, pode-se utilizar mais de um agente em combinação. Todos eles só devem ser usados com supervisão médica.

A droga recentemente descoberta mais conhecida e mais importante é o propanolol, que foi introduzido na década de 1970. O *propanolol* pertence à recém-desenvolvida categoria de agentes beta-adrenérgicos, que bloqueiam os receptores beta-2 nas paredes arteriais e em outras partes (além de serem antagonistas da serotonina). O propanolol é tão eficaz quanto a metisergida para uso prolongado na prevenção de enxaquecas — e notavelmente mais seguro. Além de seus efeitos na prevenção da dilatação incontinente das artérias extracranianas que ocorre na enxaqueca, o propanolol tem vários efeitos autônomos gerais (sobre a pressão sanguínea, a frequência e o ritmo cardíacos etc.) Estes, de fato, podem ser terapêuticos, e o propanolol é especialmente útil para o enxaquecoso hipertenso, embora deva ser evitado se houver alguma tendência à hipotensão ou ao broncoespasmo.

Os agentes alfa-adrenérgicos, como a *clonidina*, também foram introduzidos na década de 1970 — a clonidina hoje em dia é amplamente empregada como droga contra a enxaqueca na Grã-Bretanha, mas não teve boa acolhida nos Estados Unidos. Um ou outro paciente, porém, pode dar-se muito bem com ela.

Mais seguro que o propanolol, porém (em consequência) mais brando e menos eficaz, é o *pizotifeno*, que sem dúvida reduz a severidade e a frequência das enxaquecas na maioria dos pacientes, mas não com tanta eficácia quanto o propanolol ou a metisergida. O pizotifeno bloqueia a atuação vasodilatadora da histamina e tem uma ação um tanto complexa sobre os efeitos vasculares da serotonina.

Entre outros novos agentes com eficácia definida na redução da frequência dos acessos de enxaqueca e da severidade de acessos individuais encontra-se a classe das drogas anti-inflamatórias não esteroides (*non-steroidal anti-inflammatory drugs* — NSAIDS): *naproxeno*, ácido tolfenâmico e ácido mefenêmico são provavelmente as mais eficazes dessa classe. Talvez caiba mencionar aqui que a *aspirina* tem se mostrado um novo agente preventivo da enxaqueca; ela reduz a agregação das plaquetas e a síntese de prostaglandina (ambas podem ser mecanismos subsidiários na patogênese das enxaquecas). As NSAIDS e a aspirina, se forem toleradas (podem produzir efeitos gástricos perniciosos e outros efeitos), ocupam um lugar distinto na profilaxia da enxaqueca.

A erva *matricária* (camomila-dos-alemães) tornou-se um remédio que granjeou a simpatia do público como agente de prevenção de enxaquecas; até agora não está claro se ela produz algo além de efeitos placebos (mas ver Johnson *et al.*, 1985).

Outra categoria inteiramente nova de droga são os bloqueadores dos canais de cálcio, que podem ter uma série de efeitos autônomos importantes. Essas drogas podem prevenir a enxaqueca (bem como o vasoespasmo periférico e a angina); o *verapamil* é em geral considerado uma das mais eficazes dentre elas.

Um recurso inesperado nos últimos vinte anos foi o uso de vários antidepressivos, embora o efeito antienxaqueca destes seja, manifestamente, bastante independente de seus efeitos antidepressivos. Entre os antidepressivos tricíclicos, a *amitriptilina* é o mais potente — ela parece bloquear a reabsorção da serotonina em sinapses centrais. A amitriptilina tem os mesmos efeitos fisiológicos que todos os tricíclicos e deve ser empregada com cautela, se chegar a ser usada, na presença de um histórico de convulsões ou sintomas cardiovasculares, glaucoma de ângulo agudo ou retenção urinária.

Outra, e muito potente, categoria de antidepressivos — os inibidores da monoaminoxidase (MAO) — pode ser altamente eficaz para a prevenção da enxaqueca em pacientes que apresentam resistência a outros tratamentos; a *fenelzina* é especialmente usada nesse contexto. Mas existem riscos consideráveis associados ao emprego de inibidores da MAO, devendo ser observadas as mais rígidas precauções em face das reações entre esses agentes e vários alimentos (e drogas) que podem causar crises hipertensivas perigosas (ou até fatais). Os pacientes devem evitar rigorosamente o queijo, extratos de carne, vinho vermelho, favas, arenques em conserva, fígado de galinha etc. (assim como ópio, anfetaminas, tranquilizantes, sedativos, descongestionantes nasais, broncodilatadores etc.). Os inibidores da MAO não devem ser tomados simultaneamente com qualquer um dos antidepressivos tricíclicos. Porém, adotadas essas precauções, os inibidores da MAO podem ser administrados com segurança durante anos.

Em geral, obviamente, começa-se com os medicamentos mais brandos (e seguros), e somente se estes não forem eficazes passa-se aos mais potentes (mas que por isso mesmo requerem mais precauções). Lance, por exemplo, pode prescrever inicialmente o pizotifeno a um paciente, e, se depois de um mês não houver ocorrido melhora, passar para o propanolol; falhando este, receitar metisergida; se esta não surtir efeito, recomendar a fenelzina; e se também esta não funcionar, como última medida, ele pode tentar procaína ou lignocaína intravenosa. Outro médico poderia adotar uma linha bem diferente, preferindo bloqueadores de cálcio, clonidina ou amitriptilina. Um terceiro talvez adote outro regime. São vários os caminhos, e nenhum isoladamente é o melhor; cada médico, cada paciente descobrirá o que é melhor para si.

Essa lista poderia ser muito ampliada. O que invariavelmente se destaca é a imprevisibilidade da reação, como observou Gowers há um século ("[...] as medidas que surtem bom efeito em um caso falharão em outro aparentemente muito semelhante"). Isso significa que não se pode tratar os pacientes mecanicamente; que não existe um esquema ou fórmula que sirva para todos; que deve haver, para os que sofrem vários acessos por mês, uma experimentação paciente e minuciosa de todas as drogas e todas as combinações de drogas disponíveis, na esperança de encontrar alguma que seja apropriada para aquele indivíduo.

Entretanto, será que poderia haver, ao menos em princípio, alguma coisa além disso — um caminho farmacológico para alterar a primeira ligação, a ligação crítica? Poderia existir uma droga "ideal" contra a enxaqueca? Em caso positivo, que tipo de droga poderia ser?

Desde a década de 1950 a atenção tem se voltado para o papel dos sistemas serotonérgicos do cérebro na enxaqueca. A princípio, os dados eram muito confusos — a enxaqueca parecia refletir uma *deficiência* de serotonina, e no entanto ser minorada com a metisergida, um *antagonista* da serotonina. O paradoxo foi resolvido com a descoberta de diferentes famílias de receptores serotonérgicos (conhecidos na área como receptores 5-HT^{1}, 5-HT^{2}, 5-HT^{3}) que podem, elas próprias, ter papéis antagônicos mas reciprocamente associados. A metisergida, e na verdade todas as drogas até então usadas contra a enxaqueca, são "sujas" — no sentido de que suas ações não são específicas, de que afetam vários sistemas. A metisergida, descobriu-se na década de 1980, é um poderoso bloqueador dos receptores 5-HT^{2}, que são antagônicos em função aos receptores 5-HT^1. Haveria, então, alguma forma de estimular esses receptores 5-HT^1; de encontrar um antagonista "puro" da serotonina que poderia ativar *apenas* esta? Essa busca — muito diferente do tipo de experimentos "indiscriminados" com drogas das épocas anteriores — finalmente conduziu, em fins da década de 1980, à síntese de um agente denominado *sumatriptan*. Os primeiros experimentos de excelentes resultados com essa nova droga vieram a público em fins de 1988.

Os receptores 5-HT^1 são especialmente distribuídos na circulação carotídea, mas a ação do *sumatriptan* parece muito específica, constringindo apenas a microcirculação e os canais arteriovenosos específicos que são tão numerosos e importantes na circulação carotídea. (Era precisamente a abertura desses canais, supôs Heyck em 1969, que desviava o sangue do córtex cerebral na enxaqueca.) Mas Lance demonstrou que o *sumatriptan* não só afeta a microcirculação dessa maneira, mas também tem um efeito direto sobre os núcleos da rafe. Assim, se ele for colocado diretamente nas células do *nucleus raphe magnus*, inibirá fortemente o disparo dessas células — "desligará" essas células e sua reatividade.

Existe sempre uma tentação, e sempre um perigo, na enganadora ideia das drogas "maravilhosas". Discorro sobre isso no início do último capítulo deste livro (e este é um tema importante de outro livro, *Awakenings*, 1973). Nesse capítulo, esboçado originalmente em princípios de 1967, escrevi:

> Os leitores que abriram o livro nesta página [...] podem ter certeza de que nunca existiram remédios maravilhosos contra a enxaqueca e nunca existirão [...]. O tratamento específico da enxaqueca, assim como o da epilepsia ou do parkinsonismo, é uma questão de experimentar e escolher entre um número considerável de drogas que atuam sobre mecanismos específicos do sistema nervoso, aliadas ao tratamento sintomático, ao uso de drogas auxiliares.

No mês seguinte àquele em que escrevi isso, foi anunciada uma nova droga para o tratamento do parkinsonismo, a levodopa — um agente de efeitos tão admiráveis e fundamentais que transformaria, dali por diante, a vida dos pacientes com mal de Parkinson. Tive de me retratar sobre o que dissera quanto ao parkinsonismo; será que terei de fazer o mesmo com relação à enxaqueca?

Na época em que escrevi a primeira versão de *Enxaqueca*, estava certo de que não seria possível encontrar uma droga assim:

> Podem existir tantas maneiras de preparar uma enxaqueca quantas de fazer uma omelete. Se determinada ligação intermediária, um mecanismo, for eliminada, todo o sistema pode ser reorganizado [...]. Fazendo-se a excisão de uma artéria temporal, de um órgão terminal, outro será posto em uso; procurando-se bloquear os acessos com, digamos, um inibidor de serotonina, os acessos provavelmente recorrerão utilizando um mecanismo intermediário diferente.

Acredito agora ter cometido um erro ao julgar que as enxaquecas possuíam uma complexa estrutura "plástica" análoga à das tarefas ou ações motoras (como sugerido nas páginas 302-4). Seja qual for o uso estratégico das enxaquecas — e continuo a achar que, às vezes, esse uso pode ser muito importante para alguns pacientes —, não podemos dizer que a enxaqueca tem uma *tática*; a enxaqueca possui um mecanismo, mas um mecanismo que pode ser compreendido e, em princípio, consideravelmente modificado.

Nos últimos vinte anos, vimos chegando cada vez mais perto de descobrir o trajeto comum final da enxaqueca, um disparo anormal de neurônios nos núcleos do tronco cerebral com base em algum excesso intrínseco (mas provavelmente químico) de sensibilidade. Se esse for, de fato, o trajeto final comum (*se* a enxaqueca possuir um trajeto final comum) — apesar da enorme abrangência e variedade de seus fenômenos e desencadeadores —, podemos estar finalmente prestes a descobrir drogas suficientemente específicas que nos permitam renunciar à "polifarmácia frenética" que há décadas tem caracterizado o tratamento da enxaqueca e oferecer a nossos pacientes um agente específico potente e inofensivo.

Em minha conclusão da primeira edição, perguntei-me se não estaria sendo "indevidamente pessimista" com respeito ao tratamento da enxaqueca. Os avanços dos últimos vinte anos tornaram-me menos pessimista, porém permanece comigo certo ceticismo cauteloso: não acreditarei em uma grande descoberta, em um remédio maravilhoso, em uma droga específica antes de ver seu efeito com meus próprios olhos.

À orientação acentuadamente "química" dos anos 1960 sucedeu-se, nas décadas seguintes, uma guinada em direção a outras formas de medicina — às noções holísticas de redução de tensão, relaxamento, meditação, ioga e às noções de autoajuda pelo uso da vontade ou da mente, aliadas às recém-desenvolvidas técnicas de *biofeedback*. "Não se pode querer", escreveu Nietzsche, "pode-se apenas querer *alguma coisa*." A essência do *biofeedback* era transformar em "alguma coisa" algo que normalmente era invisível, tornar algum parâmetro fisiológico normalmente invisível acentuadamente visível e presente na consciência, de modo que a vontade pudesse apreendê-lo e, esperava-se, mudá-lo. Um dos primeiros usos do *biofeedback* relacionava-se à visualização de ondas cerebrais para pacientes epiléticos — o que foi, e ainda é, altamente benéfico para muitos deles. Será que técnicas semelhantes poderiam ser aplicadas a enxaquecosos? Que parâmetros desses pacientes podem ser trazidos para a esfera do controle voluntário?

O fator correlato mais óbvio da dor de cabeça de enxaqueca é a pulsação dos ramos frontais das artérias temporais superficiais, e tais pulsações são facilmente medidas e mostradas em um monitor. A dor de cabeça vascular é geralmente acompanhada por algum grau de cefaleia de tensão, e é fácil monitorar a tensão do couro cabeludo e dos músculos do pescoço por meio da eletromiografia. Também é fácil medir as temperaturas da pele na enxaqueca — seja do rosto ou das têmporas, seja das mãos (a ideia de monitorar a temperatura das mãos, que parece estranha, surgiu da auto-observação de muitos pacientes enxaquecosos, os quais notaram que suas mãos tornavam-se frias durante um acesso e voltavam a aquecer-se quando este passava).

Usando esses aparelhos para *feedback* (pulsômetros, termômetros, eletromiógrafo etc.), o paciente concentra-se no que lhe está sendo mostrado e tenta mudá-lo pela força de vontade. Assim, uma pessoa pode aprender a diminuir a pulsação de suas artérias temporais — isso pode produzir um efeito notável na redução da dor de cabeça de enxaqueca e, com tal redução, atenuar muitos outros sintomas que dependem da intensidade da dor. Pode-se aprender a elevar a temperatura da pele das mãos voluntariamente e, com isso, por um reflexo, conseguir a restauração do tono das artérias dilatadas pela enxaqueca.

Hoje em dia está absolutamente comprovado que uma pessoa pode aprender a interferir dessa maneira e modificar suas respostas erradas ou anômalas. Não está claro se esses métodos poderão constituir um modo de terapia revolucionário, abrangente e útil como às vezes apregoam seus proponentes.

Em alguns casos, o *biofeedback* pode ter uma eficácia crucial. Uma paciente escreveu-me contando que era totalmente refratária a todas as medicações — como a paciente de Willis (p. 409), "surda aos encantos de todos os remédios". Essa mulher, atormentada por suas constantes enxaquecas comuns, muitas vezes se perguntava se conseguiria suportar a vida, até que, embora duvidando, tentou o *biofeedback* e desde então se viu praticamente livre das enxaquecas. Por outro lado, também conheço pacientes que obtiveram pouco ou nenhum êxito com o *biofeedback*, e outros — a maioria — que conseguiram sucesso limitado. Também nesse caso, como no das drogas, existe muita variação entre os indivíduos; é difícil prever, porém sempre vale a pena tentar, e a maioria das clínicas de enxaqueca hoje em dia possui equipamentos de *biofeedback*.

Com respeito a algumas dessas técnicas de *biofeedback* que

de fato funcionam, somos levados a indagar o que exatamente está acontecendo — se a pessoa está inteiramente concentrada em um parâmetro específico como a temperatura da pele ou o volume do pulso ou se está alcançando, auxiliada por um recurso de *biofeedback*, um relaxamento geral com a redução de todas as excitações somáticas e psíquicas excessivas.

A tensão e os distúrbios psicossomáticos tornaram-se mais comuns em nossas vidas, e a necessidade de reduzir a tensão, de relaxar, é cada vez mais premente. Isso inegavelmente se aplica ao autocontrole da enxaqueca, seja com respeito a atravessar um acesso agudo, seja na prevenção dos acessos, o que não é menos importante. Duas técnicas que ganharam popularidade na década de 1970 foram a ioga e a meditação transcendental (que é pouco mais do que a repetição de um mantra auto-hipnotizador). Nem todo mundo se sente inclinado a esses regimes e meditações, mas sem dúvida eles podem ser úteis para alguns pacientes.[3]

A acupuntura tem desempenhado um papel tradicional na medicina chinesa há mais de 2 mil anos, mas só foi introduzida nas práticas ocidentais — um pouco a sério, um pouco por moda nesses últimos vinte anos. Alguns pacientes melhoram com ela — um estudo não controlado afirmou que um terço dos enxaquecosos tratados conseguiu beneficiar-se —, mas não está claro se essa melhora representa um efeito específico da acupuntura ou, tal qual o aparente sucesso de tantos outros tratamentos, um efeito placebo relacionado à atenção terapêutica. Carecemos de estudos rigorosamente controlados que usem o princípio do duplo cego, mas não é fácil quando o que deve ser testado é a aplicação de agulhas e não uma droga. Há evidências de que a acupuntura pode ter efeitos fisiológicos, sobretudo no que respeita aos sistemas opiáceos endógenos do corpo — e talvez ela possa vir a ter algum papel benéfico no tratamento da enxaqueca. Lance observou que, embora os pacientes melhorem enquanto estão em tratamento, têm uma recaída logo depois; isso, naturalmente, pode valer também para um efeito específico ou um efeito placebo.

* * *

Finalmente, retornamos ao enxaquecoso individual, à *pessoa* que sofre de enxaqueca. Existe de fato um mecanismo, talvez diversos mecanismos da enxaqueca, mas estes estão incorporados em uma vida, em uma pessoa. As enxaquecas são claramente eventos fisiológicos, mas podem tornar-se (e como poderiam não fazê-lo?) também eventos históricos, parte da intricada constituição de uma vida, do padrão de toda uma vida, de (nas palavras do dr. Gooddy) "características e fatores em eterna transformação que o paciente enxaquecoso sofre e cria". Podemos abstrair acessos específicos, mecanismos específicos, mas eles são partes desse contínuo espaço-tempo enxaquecoso.

O primeiro problema, o problema puramente médico, consiste em esclarecer os fenômenos, fazer um diagnóstico, entender o que está acontecendo — compreender, por exemplo, que uma aura de enxaqueca *não é* um derrame (ideia que ocorre a muitas pessoas quando têm uma aura pela primeira vez), e, igualmente, que não se trata de uma "somatização" ou histeria (o ônus de muita acusação e autoacusação), mas um evento real e moralmente neutro, que é orgânico, sim, mas essencialmente benigno. Uma abordagem médica simplista, tendo esclarecido isso — o que, por si só, já pode tranquilizar muito o paciente —, passará então a prescrever medicação.

Mas um paciente enxaquecoso não está apenas queixando-se de uma disfunção recorrente — ele está nos contando, se nos dispusermos a ouvir, a história de sua vida, de seus padrões de vida, de seus padrões de reação e (talvez) de padrões profundos dos quais ele não tem consciência, fatores esses que, individualmente ou em conjunto, podem ser relevantes para suas enxaquecas. Não podemos saber de antemão, antes de conhecer o paciente, o que é relevante ou irrelevante. É crucial indagar minuciosamente sobre todas as circunstâncias dos acessos — quando eles são mais comuns, quando são mais raros, quais os seus padrões e agentes provocadores. Mas, em um nível mais profundo, é preciso conhecer a "economia" de uma vida, as "necessidades" psicológicas e fisiológicas de um indivíduo. E isso não é algo que pode ser determinado de modo rápido ou casual — requer um relacionamento entre paciente e médico, bem como um *insight* por parte do enxaquecoso, que não se pode obter com rapidez, a respeito das ligações entre seus padrões de vida e suas enxaquecas. Requer, em certa medida, tornar consciente o inconsciente ou, nas palavras de Freud, substituir um "impessoal" por um "Eu".

Assim, com o paciente 18 (p. 49) — um dos primeiros que atendi, e em uma época em que eu raciocinava em termos puramente fisiológicos — ocorreu uma singular "substituição" das enxaquecas por asma. *Naquele momento*, ele e eu tivemos uma conversa estranha: "O senhor acha", perguntou o paciente, "que *preciso* ficar doente aos domingos, que *preciso* ter enxaquecas, asma ou qualquer coisa?". Essa foi para mim uma pergunta espantosa — eu não tinha pensado nesses termos, embora houvesse observado, como ele próprio, que quando suas enxaquecas eram tratadas ele ficava "entediado" aos domingos, sentindo que não tinha "nada para fazer". Nessa altura, então, o "tratamento", o diálogo e o relacionamento entre nós tornaram-se um pouco diferentes — as questões sobre "economia" e necessidade tornaram-se centrais, tomando o lugar da ênfase anterior sobre o aspecto puramente fisiológico. Com a discussão adicional e minuciosa sobre a pergunta que ele fizera — a suposta "necessidade" de doença em sua vida, o suposto papel que suas enxaquecas dominicais estavam desempenhando —, suas enxaquecas (e asma) desapareceram por completo, e isto sem o uso de mais medicamentos. Ele se tornou capaz de *desfrutar* os domingos e perdeu a necessidade de ficar doente.

Considerações sobre "economia" também se impuseram à minha atenção com outro paciente, o matemático enxaquecoso (paciente 68, p. 60), que também foi um dos primeiros que tive sob meus cuidados. No caso desse paciente, continuando a história, foi fácil encontrar drogas eficazes contra a enxaqueca. O ergot funcionou, e muito bem; mas quando eu o curei das enxaquecas, "curei-o" também de sua matemática — ele parecia, por mais paradoxal que isso fosse, necessitar de uma por causa da outra. Nesse momento do tratamento, ele declarou: "Prefiro ficar com minhas enxaquecas — acho melhor deixarmos tudo como está". Essa experiência também reduziu minha própria necessidade impaciente de "tratar" e me inclinou a ouvir com mais atenção os pacientes, a prestar atenção a todo o padrão das "características e fatores em eterna transformação que o paciente enxaquecoso sofre e cria".

Tais considerações não vêm à tona, ou vêm em menor grau, quando a enxaqueca é ocasional — quando o acesso ocorre, por exemplo, uma vez por mês ou menos. Mas se a enxaqueca é severa, se interfere mais na vida, então fatalmente ocorrem interações complexas, e o tratamento não deve ser "puramente fisiológico". É claro que não se deve negar o tratamento fisiológico — deve-se procurar com todo o empenho descobrir qual a droga, quais as outras medidas que ajudarão o paciente. Porém, ao mesmo tempo, cabe procurar mais profundamente; tanto o paciente como o médico precisam procurar mais a fundo; pois a enxaqueca, quando frequente, não é apenas uma doença, mas todo um modo de ser que força o organismo a adaptações e identidades especiais.

Observamos isso frequentemente em pacientes que toda a vida sofreram de epilepsia e de repente se veem, graças à descoberta de algum novo medicamento, "privados" dos ataques. Depois de ter sido "um epilético" por tantos anos, o indivíduo não pode perder instantaneamente as adaptações especiais que desenvolveu; pode ainda conservar, a despeito da ausência de ataques, uma "identidade epilética".[4] Foi exatamente isso — ou algo parecido, uma "identidade enxaquecosa" — que meu paciente das "enxaquecas dominicais" teve de perceber, de "trabalhar" e renunciar.

Paradoxalmente, não é assim tão fácil sentir-se bem — é mais fácil, sob alguns aspectos, levar uma vida limitada, ser doente. Com enxaquecas frequentes, com sintomas absolutamente perturbadores, a pessoa se adapta, aprende, de um modo paradoxal, a ser doente. Quando são desenvolvidas novas drogas e novas medidas, quando o sofrimento fisiológico começa a regredir, a pessoa precisa convalescer, passar por um período intermediário para recuperar-se — ela precisa, agora, *aprender* a sentir-se bem. Só assim, e gradualmente, com percepção e atenção, a sombra da outrora assoberbante doença finalmente é deixada para trás, abrindo-se para a pessoa as possibilidades da total recuperação.

Parte V

A ENXAQUECA COMO UM UNIVERSAL

17. AURA DE ENXAQUECA E CONSTANTES ALUCINATÓRIAS

Em coautoria com Ralph M. Siegel, Ph. D.*

O que *são esses Espectros Geométricos? E como, em que departamento da economia física ou mental eles se originam?*

Herschel, On sensorial vision (*1858*)

INTRODUÇÃO

Os distúrbios visuais da enxaqueca são comuns — afetam pelo menos 10% da população — e muitas vezes espantosos, atraindo por isso a atenção e curiosidade desde a Antiguidade. Areteus, no século II, observou que os acessos podiam ser acompanhados ou precedidos por "centelhas de cores púrpura ou preta na frente da vista, ou todas misturadas, exibindo a aparência de um arco-íris expandido no céu".

Descrições detalhadas — e sobretudo autodescrições — vieram à luz em grande número nos séculos XVIII e XIX, tendo como autores cientistas (George Airy, os Herschel, Arago, Brewster, Wheatstone etc.) e médicos (Hubert Airy, Wollaston, Parry, Fothergill etc.). Às vezes até ficamos com a impressão de que todos os cientistas e médicos de renome daquela época tinham enxaqueca e que todos se empenharam em tentar descrevê-la e explicá-la.

De especial interesse são as belas descrições e ilustrações deixadas por Hubert Airy em 1870, descrevendo o mais carac-

* Center for Molecular and Behavioral Neuroscience, Rutgers University, Newark, New Jersey.

terístico dos fenômenos, o arco cintilante em zigue-zague que se expande, o qual Areteus comparou a um arco-íris:

> Quando no ápice, parecia uma cidade fortificada com bastiões em toda a volta, bastiões do mais esplêndido colorido [...]. Todo o interior da fortificação, por assim dizer, estava em ebulição e rodopiando de um modo fascinante, como se fosse um líquido espesso cheio de vida.

A aparência dessas "fortificações" brilhantes e luminosas como uma percepção ou alucinação invariável em todos os acessos levou Airy a achar que elas constituíam uma "fotografia" de alguma estrutura igualmente invariável do cérebro. O jovem Herschel, embora claramente os mesmos fenômenos ocorressem também com ele ("um padrão de formas angulares de linhas retas, de aspecto geral muito parecido com [...] uma fortificação, com ângulos salientes e reentrantes, bastiões e revelins"), sentiu-se movido a procurar um tipo de explicação mais complexo. O movimento da fortificação, julgava ele, era incompatível com qualquer "possível regularidade de estrutura na retina ou nervo óptico". Evidentemente, as fortificações surgiam em um nível mais elevado — no cérebro ou na mente. No entanto, elas eram bem diferentes da imaginação ou das imagens mentais como são normalmente concebidas, "[...] o exercício de evocar representações [...] de pessoas ou cenas", ou de imaginar "rostos em manchas casuais ou [...] desenhos no fogo". Isso porque as representações são pessoais, ao passo que os espectros geométricos (como ele gostava de denominá-los) são abstratos, e a imaginação (como normalmente concebida) depende de associações, da memória, enquanto os espectros geométricos parecem surgir de novo. Viriam da "mente" esses espectros, esses padrões? Em caso afirmativo, argumenta Herschel, eles devem provir de uma parte impessoal e inconsciente da mente — uma parte elementar, "geometrizante" do cérebro ou da mente, "funcionando dentro de nossa organização [mas] distinta da organização da nossa personalidade". Talvez, conclui Herschel, fazendo uma analogia com o modelo óptico mais natural, "exista um poder caleidoscópico no sensório para formar padrões regulares mediante a combinação simétrica de elementos casuais". E com a ideia desse poder de permutação, de sintetização, ele encerra sua discussão.

Assim, enquanto Airy imagina uma *estrutura* fixa, Herschel raciocina em termos de uma *atividade*, um mecanismo ou inteligência organizadora, geometrizante. As alucinações de enxaqueca, para Airy, permitiam à pessoa enxergar, de maneira muito direta ou literal, dentro da estrutura do cérebro, e para Herschel, enxergar o funcionamento da mente. Ambos julgavam que os fenômenos iluminavam algo fundamental.

TIPOS OU NÍVEIS DE ALUCINAÇÃO

Gowers fascinou-se com as "Sensações Visuais Subjetivas" (como intitulou seu artigo de 1895), e escreveu sobre elas muitas vezes ao longo de sua vida. Contrastando as auras sensoriais da enxaqueca e da epilepsia, ele salientou que as primeiras consistiam, quase exclusivamente, em alucinações "elementares" — glóbulos, estrelas e fortificações luminosas, bem como de formas geométricas variáveis, mais complexas —, enquanto na epilepsia havia menos tendência para as formas geométricas, mas uma inclinação muito maior às alucinações dramáticas de eventos e cenas complexos. Era mais comum, julgava Gowers, a descarga epilética tender a "subir" dos centros sensitivos inferiores do cérebro para os mais elevados, "ideacionais", com alucinações sensoriais, caso ocorressem, muito breves e simples — terminando em segundos e sendo um mero prelúdio para as formas mais complexas de aura. Assim, em um paciente epilético,

> primeiro era sentida a batida do coração [...] depois ela parecia tornar-se audível como um som [...] a seguir apareciam duas luzes na frente dos olhos [...] [e então] a figura de

uma velha com um manto vermelho, que oferecia alguma coisa cujo cheiro era o de fava-da-índia; [a seguir, o paciente perdia a consciência].

Na enxaqueca, por sua vez, a descarga não tinha a tendência de subir da mesma maneira, mas sim de "alojar-se" nos centros inferiores — nas regiões visuais e táteis primárias do córtex sensitivo. Essa diferença, pensava Gowers, talvez tivesse alguma relação com o curso temporal das descargas — a ligeira aura epilética durava apenas alguns segundos, ao passo que as lentas excitações da aura de enxaqueca podiam prosseguir por meia hora, provocando um distúrbio mais complexo, ainda que "elementar", limitado aos centros inferiores.

Alucinações complexas "pessoais" *ocorrem* na enxaqueca muito ocasionalmente, simultâneas com as sensações elementares ou, com o decorrer do tempo, transformando-se nestas últimas, como no caso descrito por Kinnier Wilson:

> [...] um amigo meu, no início, via uma sala grande com três janelas altas e arqueadas e uma figura vestida de branco (de costas para ele) sentada ou em pé ao lado de uma mesa comprida vazia; durante anos essa foi a aura invariável, mas pouco a pouco ela foi sendo substituída por uma forma menos complexa (círculos e espirais), que, passado ainda mais tempo, ocorria de vez em quando sem ser seguida por dor de cabeça.

Mas são as formas mais "brutas" da aura que requerem nossa atenção e que precisamos agora classificar melhor para fins de análise. Podemos distinguir, para finalidades práticas, três níveis de alucinose geométrica.

A primeira consiste, coloquialmente, em "ver estrelas" (fosfenos); a segunda, no clássico espectro ou escotoma que se expande, com sua orla de fortificações; a terceira — menos descrita porém não menos comum — compõe-se de intricados padrões geométricos em rápida mudança. Existe certa tendência de esses três níveis ocorrerem nessa ordem, iniciando-se a sequência com fosfenos:

> A alucinação mais simples assume a forma de uma dança de estrelas brilhantes, faíscas, centelhas ou formas geométricas simples através do campo visual. Os fosfenos desse tipo são em geral brancos, mas podem apresentar brilhantes cores espectrais. Podem aparecer às centenas, enxameando rapidamente pelo campo visual.

Às vezes ocorre apenas essa dança de fosfenos, embora para alguns pacientes isso possa ser mais do que uma aura, perdurando (juntamente com outros sinais de extrema excitabilidade visual) por todo o acesso. Pode, eventualmente, haver "elaborações" dos fosfenos, como em um caso mencionado por Gowers em que o paciente via "um disco luminoso que subia, fragmentava-se em um objeto de quatro folhas e depois desaparecia".

Alguns pacientes (não todos) podem passar dos fosfenos ao segundo estágio — fortificações ou escotomas cintilantes (há pacientes para quem estes ocorrem de imediato, sem o estágio anterior dos fosfenos). Esse estágio, como mostrado nas descrições e ilustrações de Airy, inicia-se com uma espécie de explosão, uma luz cegante nas proximidades do ponto de fixação, movendo-se então no campo visual para fora, em forma de um gigantesco crescente ou ferradura. A excitação é muito intensa — a margem do escotoma que está avançando brilha tanto quanto uma superfície branca ao sol do meio-dia. Seu trânsito pelo campo visual demora cerca de vinte minutos, e sua frequência de cintilação é de aproximadamente dez por segundo.

A maioria das descrições de aura de enxaqueca restringem-se a estes dois elementos — fosfenos e escotomas —, mas existem outros fenômenos, mais complexos, que são igualmente característicos:

> [...] uma forma de tumulto ou delírio visual na qual predominam motivos de treliça, facetados e marchetados — ima-

gens que lembram mosaicos, favos de mel, tapetes persas [etc.] [...] ou padrões em *moiré* [...] essas ficções e imagens elementares tendem a ser [de uma luminosidade brilhante, colorida] [...] altamente instáveis e sujeitas a súbitas transformações caleidoscópicas.

Formas poligonais — quadradas, romboides, trapezoides, triangulares, hexagonais, ou formas mais complexas, às vezes contendo minúsculas réplicas de si mesmas — podem dominar o quadro nesse terceiro estágio. Essas últimas elaborações não foram de início observadas por Herschel, mas tornaram-se mais evidentes ao longo dos anos, como ele indica em uma carta a Airy:

> Desde que lhe escrevi, tenho sido acometido com frequência pelo fenômeno [...] e ele assumiu algumas características novas, que são manchas de uma espécie de xadrez colorido em alguns dos cantos das formas de fortificação [...].
>
> Eis o que encontrei registrado em uma anotação de 22 de julho passado: "O padrão de fortificação duas vezes em meus olhos hoje [...]. Também uma espécie de enxadrezado aparecendo em manchas retangulares, um padrão semelhante ao de tapetes no resto da área visual". (Carta de 17 de novembro de 1869, citada em Airy, 1870)

Aqui os padrões de treliças e tapetes são descritos no contexto de auras de enxaqueca como surgindo especialmente, às vezes, perto dos ângulos ativos das fortificações.[1] Mas Herschel não se contentou com isso; ele nos deixou fascinantes descrições de complexos padrões geométricos que viu graças à "abençoada influência" do clorofórmio (precisou submeter-se a algumas pequenas cirurgias): "uma espécie de ofuscação nos olhos, seguida imediatamente pelo aparecimento de um belíssimo padrão de 'tapete persa', perfeitamente regular e simétrico, formado pela interseção mútua de numerosos círculos externos e tangentes a um círculo central"; deixou também descrições pormenorizadas de vários acessos "espontâneos", cuja etiologia não esclareceu:

> Na grande maioria das vezes, o padrão apresentado é o de treliça, com os eixos maiores dos losangos na vertical. Algumas vezes, porém, os eixos grandes são horizontais. Ocasionalmente, em suas interseções, aparece um motivo padronizado miúdo, denso e aparentemente complexo [...] [às vezes] o padrão de treliça é substituído por um retangular, e dentro dos retângulos eventualmente aparece um trecho com padrões de treliça menores, uma espécie de losango decorado com filigranas [...]. Ocasionalmente também, mas muito mais raramente, surgem padrões complexos e coloridos como os de um tapete, mas não de algum tapete de que me lembro ou que tenha visto recentemente; e em duas ou três ocasiões em que isso ocorreu, os padrões não permaneceram constantes, mudando a cada instante, mal permitindo que eu percebesse sua simetria e regularidade e já sendo substituídos por outro; este outro, porém, não era uma súbita transição para algo totalmente diferente, e sim uma variação do primeiro.

Uma descrição atual é a apresentada por Klee (1968):

> A paciente do caso 10 informa ter visto triângulos vermelhos e verdes que pareciam mover-se em direção a ela enquanto se tornavam maiores. Com frequência havia um círculo brilhante no interior dos triângulos. Ela também via às vezes figuras hexagonais com um anel brilhante dentro e ainda um brilho vermelho e amarelo parecido com um cobertor xadrez tremulante.

Mais comumente, os polígonos juntam-se para formar as "tramas" que os pacientes comparam com teias de aranha, favos de mel, mosaicos, redes, treliças. Essas treliças também são caracteristicamente móveis — as tramas tendem a mudar de forma (de quase circulares para romboides, trapezoides etc.) e de escala, em segundos ou frações de segundos, de um modo que parece espontâneo e autônomo, independente do pensamento ou da vontade.

Quando as treliças poligonais não são muito acentuadas, parecem sobrepostas àquilo que a pessoa está vendo no momento, como uma teia ou grade muito tênue, delicada e sempre em mudança. Quando a grade é muito acentuada, ela efetivamente fragmenta a imagem em pedaços irregulares, cristalinos e angulosos, um fenômeno bizarro às vezes denominado "visão em mosaico". Quando a fragmentação é graúda, os pacientes podem comparar seu efeito ao das pinturas cubistas; quando é muito miúda, a um quadro pontilhista. Tipicamente, ocorre um movimento — uma contínua mudança de escalas — e com frequência, simultaneamente, uma mistura de várias escalas.

Novamente, os pacientes podem perceber, durante uma aura, formas arredondadas complexas de vários tipos, como o paciente de Kinnier Wilson, que via círculos e espirais. Também essas tendem a ser mutáveis e instáveis e a apresentar rápidas modulações de forma, tamanho e movimento: círculos podem girar, fazer rotações em espiral, uma espiral pode aprofundar-se e se transformar em um vórtice, um vórtice grande pode fragmentar-se em pequenas volutas ou redemoinhos. Todo o campo visual — ou metade dele — pode ser tomado por uma violenta e complexa turbulência, envolvendo as formas percebidas dos objetos em uma espécie de tumulto topológico; bordas retas de objetos podem ser vistas como curvas, pedaços de cenas podem ser magnificados ou distorcidos como se fossem esticados por sobre um lençol de borracha. Klee, nesse contexto, fala em *metamorfopsia* — alteração e modulação dos contornos dos objetos. "Para uma paciente", escreveu ele, "partes lineares da máquina em que ela trabalhava pareciam recurvar-se em ondas".

Finalmente, o mundo perceptivo, em tais estados, parece ficar completamente maluco, com tudo se movendo e vivo, num estado de tremenda distorção e perturbação. Pode-se ter a sensação de ventos, ondas, redemoinhos e turbilhões, a sensação de que o próprio espaço — normalmente neutro, sem textura, imóvel e invisível — torna-se um campo distorcedor violento e intruso.[2] Entretanto, de um modo fascinante, esses distúrbios gritantes e torrenciais podem ficar totalmente limitados a uma metade do campo visual, com a outra permanecendo calma e imperturbável, ou restringir-se a uma ou mais áreas pequenas dentro da metade do campo. O arco luminoso de um escotoma cintilante, em contraste, embora possa sobrepor-se a parte do cenário para o qual se está olhando, obscurecer esse cenário ou ainda margear um objeto com agulhas iridescentes, não distorce o espaço, não distorce o campo perceptivo dessa maneira. As distorções ocorrem apenas nesse terceiro nível de distúrbio.

A instabilidade dos distúrbios desse terceiro nível é extraordinária; ocorrem não só rápidas modulações, mas flutuações rapidíssimas (que parecem ser instantâneas); uma rotação reverte-se de repente, aparentemente sem uma desaceleração ou "parada intermediária"; um padrão de espirais ou losangos pode ser substituído por outro de maneira abrupta, caleidoscópica. E contudo, depois de um tempo, apesar da intensa e contínua excitação sensorial, o tumulto da aura tende a modificar-se em direção a um todo mais calmo, mais organizado, mais geométrico. Volutas regulares podem espalhar-se pelo campo visual, treliças completas podem aparecer e reaparecer; às vezes, elas podem ser numerosas e sobrepostas, criando uma interferência complexa e padrões em *moiré*. Também podem surgir formas geométricas de ordem superior, que parecem elaborações de redes poligonais e podem ser comparadas a casquinhas de sorvete, ouriços-do-mar ou às complexas formas "entalhadas" dos radiolários.

Às vezes, essas redes têm uma aparência aciculada ou cristalina, e podem crescer visivelmente, até mesmo com movimentos súbitos, "como geada em uma vidraça" ou "plantas primitivas". Outras vezes, aparecem formas radialmente simétricas como flores ou pinhas, desdobrando-se continuamente em uma constante revelação de si mesmas. Ou "mapas", "paisagens", pseudogeografias de grande complexidade que criam constantemente a si mesmas perante o olho interior, aumentando interminavelmente em uma autossemelhança. Esses padrões "geográficos" nunca são de lugares verdadeiros ou específicos; são geografias sintéticas ou imaginárias, por assim dizer, criadas pelo cérebro excitado. Também elas atenuam-se com o tempo, e tudo retoma sua aparência original. A aura chega ao fim, pode ou não ocorrer uma dor de cabeça. Mas terá ocorrido talvez, no espaço de vinte minutos, uma revelação tão complexa e desnorteante (e talvez bela) que a mente jamais será capaz de esquecer.

A mente que observa em geral permanece lúcida em uma enxaqueca, mesmo na mais tempestuosa aura. Ela continua capaz de prestar atenção e observar, de descrever, analisar, representar, recordar. Assim, contrariando todas as expectativas, temos notáveis pinturas representando alguns desses profundos estados de aura, pinturas que, se não são "fotografias" ou reproduções exatas, podem ao menos ser consideradas reconstruções pormenorizadas.[3] E, como ficará evidente na próxima seção, não dispomos apenas de descrições, mas também de análises detalhadas de fenômenos análogos em diversos outros estados neurais.

CONSTANTES ALUCINATÓRIAS

Formas geométricas muito semelhantes às da enxaqueca também podem ocorrer no caso de diversas intoxicações. Isso foi cuidadosamente documentado com relação ao mescal por Kluver (1928) e à *Cannabis* por Ronald K. Siegel (1975, 1977). A semelhança dessas experiências com as da enxaqueca pode ser evidenciada por alguns dos casos citados por Kluver:

> Bem diante de meus olhos [afirmou uma pessoa, depois de uma injeção de 0,2 g de sulfato de mescalina] há um grande

número de anéis, aparentemente feitos de arame de aço finíssimo, todos girando constantemente na direção dos ponteiros do relógio; os círculos são dispostos concentricamente, com o mais interno de um tamanho infinitamente pequeno, quase um pontinho, e o mais externo com quase um metro e meio de diâmetro. [...] Enquanto observo, o centro parece recuar para o fundo da sala, deixando a periferia parada, até que o todo assume a forma de um funil profundo de arames de aço. Os arames agora achatam-se em faixas ou fitas, com indícios de estriamento transversal. [...] Essas faixas movem-se ritmadamente, em uma direção ascendente e ondulante, lembrando uma lenta e interminável progressão de pequenos mosaicos subindo pela parede em fila indiana. Todo o quadro subitamente recuou, o centro muito mais do que os lados, e agora, num momento, logo acima de mim, há uma cúpula com belíssimos mosaicos. [...] A cúpula não tem um padrão discernível. Mas agora há círculos formando-se sobre ela; os círculos estão se tornando angulosos e alongados [...] ora são romboides, ora oblongos; e agora estão sendo formados todos os tipos de ângulos estranhos; e figuras matemáticas correm umas atrás das outras pelo teto.

Eis uma das experiências pessoais de Kluver:

Meia hora após uma segunda dose de botões de mescal. [...] Cauda de um faisão (no centro do campo) transforma-se em estrela amarela brilhante; a estrela, em centelhas. Parafuso cintilante móvel; "centenas" de parafusos. [...] Centelhas com a aparência de conchas explodindo e se transformando em flores estranhas [...]. Formas de várias cores. Chuva dourada caindo verticalmente [...] joias girando e em rotação em torno de um centro. E então, com um certo solavanco, ausência total de movimento. Formas regulares e irregulares de cores iridescentes lembram-me os radiolários, ouriços-do-mar, conchas etc. [...] Movimentos lentos, majestosos ao longo de curvas de formas variadas simultaneamente com movimentos "loucos". Sensação de que há movimento *per se* [...].

Com base em sua própria experiência e em relatos sobre intoxicação por mescal singularmente semelhantes apesar de origens culturais e contextos muito diferentes, Kluver extrai certos *universais* da experiência alucinatória, ou, como ele os denomina, "constantes de forma". "Uma dessas constantes de forma", escreveu ele, "é sempre mencionada por meio de termos como *padrão gradeado, de treliça, de arabescos, de filigrana, de favo de mel ou de tabuleiro de xadrez.* [...] Estreitamente relacionada está a figura da teia de aranha." Uma segunda constante de forma, continua Kluver, "é designada por termos como *túnel, funil, corredor, cone ou vaso.* Uma terceira constante de forma é a *espiral*". Com esta, assim como em outras constantes de forma, a alucinação pode ser experimentada pelo toque tanto quanto pela visão, como no seguinte relato citado por Kluver:

> [...] Uma espiral luminosa forma-se por meio do movimento ativo de uma listra. Essa espiral em rápida rotação move-se para a frente e para trás no campo visual. Ao mesmo tempo [...] uma de minhas pernas assume forma espiral. [...] A espiral luminosa e a espiral háptica fundem-se psicologicamente [...] tem-se a impressão de unidade somática e óptica.

Fusões semelhantes foram descritas no caso de alucinações de treliça, que não só podem ser vistas e projetadas sobre a superfície do corpo, mas cortá-lo em pedaços ou substituí-lo, de modo que o próprio corpo é sentido como um mosaico ou treliça. Novamente, Kluver cita uma descrição: "O indivíduo afirma que viu arabescos diante dos olhos, que seus braços, mãos e dedos transformaram-se em arabescos e ele se tornou idêntico a um arabesco".

Essas ocorrências simultâneas de alucinações complexas nas esferas visual e háptica não são incomuns na aura de enxaqueca

— havia várias pinturas, na exposição recente intitulada "Visão em mosaico" (no Exploratorium de San Francisco), sobre treliças que se tornavam somáticas e visuais, sendo sentidas como "redes" ou "teias de aranha" sobre o corpo. Isso nos mostra, notavelmente, que não se trata apenas de fenômenos visuais, mas de constantes de forma *sensoriais*; ou, em termos mais gerais, de formas de organização, presumivelmente fisiológicas, que podem tornar-se perceptíveis por qualquer sentido com extensão espacial.

Alguns anos depois de concluir *Mescal*, Kluver retomou um tema que ele claramente julgava importantíssimo, escrevendo um abrangente ensaio sobre "Mecanismos da alucinação", em 1942. Nessa obra, ele explora a "geometrização" expressa nessas constantes de forma, uma tendência que não para com a produção dos padrões principais (treliça, espiral etc.), mas prossegue em direção a uma multiplicação ou reiteração destes, às vezes em escalas cada vez menores, até mesmo "microscópicas":

> A tendência à geometrização como expressa nessas constantes de forma também se evidencia das duas maneiras seguintes: a) as formas são frequentemente repetidas, combinadas ou elaboradas em desenhos ornamentais e mosaicos de vários tipos; b) os elementos constituintes das formas têm bordas que consistem em formas geométricas.

Essa "estrutura ornamental geométrica", como a denomina Kluver, pode ampliar-se no decorrer de uma intoxicação ou aura, em vários graus de magnitude, mas ao fazê-lo reproduz-se interminavelmente (pois é composta de estruturas semelhantes que diferem sobretudo em escala).

É essa interminável geometrização — essa geometrização até o infinito — que Herschel menciona com respeito aos seus próprios Espectros Geométricos, e que Louis Wain, o artista psicótico, ilustra em seu gato "de mosaico" (figura 5C). (E é essa interminável geometrização e autossemelhança, obviamente, que distingue os padrões de fractais como eles são gerados.)

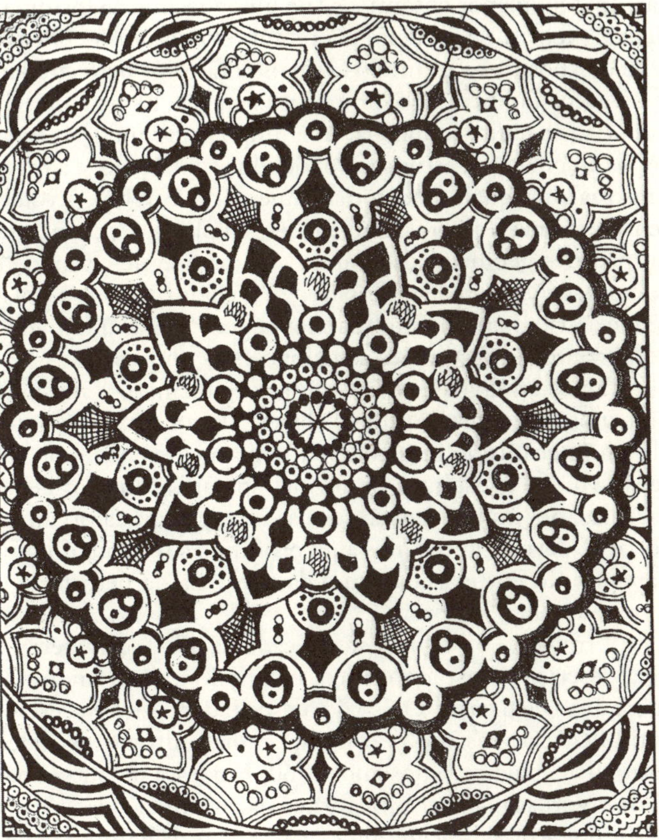

Figura 10. Padrão de formas caleidoscópicas geometrizadas (cortesia do dr. Ronald K. Siegel).

Um padrão de formas caleidoscópicas geometrizadas como esse, induzido pela *Cannabis*, é mostrado em uma bela ilustração (figura 10) do livro *Hallucinations*, de Siegel e West (1975).

Kluver chama a atenção para o fato de que alucinações semelhantes, constantes de forma semelhantes, podem aparecer em diversas outras condições: em certas alucinações hipnagógicas, em fenômenos entópticos,[4] na hipoglicemia da insulina, em delírios febris, na isquemia cerebral, em algumas epilepsias e com a exposição a estímulos visuais rotatórios ou tremulantes. Esse autor também não omite a enxaqueca. (A lista de Kluver poderia ser muito ampliada; uma importante indução "negativa" às alucinações, estudada em detalhes por Hebb, é a privação sensorial, na qual, caracteristicamente, o cérebro privado do sentido começa a gerar alucinações simples — "pontos, linhas ou padrões geométricos simples" —, prossegue criando "algo como padrões de papel de parede", a seguir "objetos isolados, sem cenário de fundo", e finalmente gera "cenas integradas em geral contendo distorções semelhantes às oníricas".)[5]

Tantas etiologias, tantas causas produzindo os mesmos fenômenos; deve haver, infere Kluver, algum caminho comum, algum "mecanismo fundamental" em funcionamento no córtex sensitivo. As constantes de forma, apesar de suas origens tão variadas, devem ser constantes da estrutura ou da organização cortical, devem revelar-nos algo profundo a respeito do funcionamento do córtex sensitivo e da natureza da percepção e do processamento sensorial.

O trabalho de Kluver, na década de 1920, caracterizou-se pela descrição e estudo crítico, coligindo e analisando relatos sobre ação de drogas. O uso de mescalina era raro e secreto nos anos 1920, ao passo que o da maconha e drogas psicodélicas tornou-se epidêmico nos anos 1960. Era hora de outra análise, mais rigorosa — e ela foi fornecida, no início da década de 1970, por Ronald Siegel, da UCLA. A abordagem de Siegel foi experimental e quantitativa, em contraste com a de Kluver, mais descritiva e qualitativa. Percebendo, quase de saída, que os indivíduos que usavam *Cannabis* (e dimetiltriptamina) tinham alucinações essencialmente semelhantes às descritas por Kluver, Siegel armou uma rede maior que a de Kluver, analisando não só as "constantes" de forma (usando nove categorias, enquanto Kluver empregara quatro), mas também constantes de movimento (concêntrico, rotatório, pulsante etc.). Assim, emergiu um quadro mais claro do *fluxo* de alucinações e mudanças perceptivas na experiência, de sua dinâmica e complexa organização no espaço e no tempo.

É importante salientar a instabilidade, as flutuações explicitadas na análise de Siegel — o uso do termo "constantes de forma" por Kluver, com suas conotações puramente espaciais, dá uma impressão enganosa de estabilidade e invariabilidade ao longo do tempo. Não se trata de um estado estável, de equilíbrio, mas de um estado altamente instável, longe do equilíbrio, que continuamente se reorganiza. Existe um movimento incessante nesse estágio da alucinose, não só concêntrico, rotatório e pulsante — alguma forma de oscilação é quase invariável —, mas também com súbitas flutuações, repentinas substituições de uma imagem por outra, que Herschel, um século antes, denominara "caleidoscópicas". Essas mudanças caleidoscópicas, estimou Siegel, podem ocorrer à razão de dez por segundo. Ele, ademais, estendeu sua análise a níveis mais elevados que a de Kluver, preocupando-se não apenas com os padrões da alucinose no tempo e no espaço, que são abstratos, independentes da experiência e de contexto, mas com a formação de *imagens* nos indivíduos estudados.

Kluver propusera como possibilidade — sendo também sugerido por aquelas raras experiências de enxaquecosos nas quais a visão de padrões geométricos progride para alucinações de cenas e imagens — que os padrões geométricos formariam uma "tela" ou "matriz" sobre a qual, ou dentro da qual, poderiam surgir verdadeiras imagens — com frequência, minúsculas imagens de pessoas e lugares *dentro* dos interstícios ou ligações do padrão de treliça.[6] Isso foi amplamente confirmado pelos estudos de Siegel, e as publicações desse autor (1975, 1977) trazem belas ilustrações a respeito. Tais imagens, como todas, sempre têm uma qualidade pessoal, exibem a particularidade da imaginação e da memória do indivíduo e devem ser concebidas em níveis mais elevados do que o córtex sensitivo primário.

Mas o superior não pode ocorrer sem o inferior. Sabe-se que o córtex visual primário, embora não seja capaz de gerar imagens mentais complexas por si mesmo, é um pré-requisito para a geração destas — os pacientes com lesões extensas nas áreas visuais primárias ou ablação das mesmas não apenas são cegos, mas também incapazes de evocar imagens visuais interiores. O curso das alucinações nas intoxicações, tanto quanto na enxaqueca, apontava para esse tipo de atividade de "pré-processamento" que talvez precisasse ocorrer no córtex sensitivo a fim de prepará-lo para imagens mentais mais complexas. A atividade cortical claramente assumia uma forma notavelmente patológica em tais condições — tornava-se visível, alucinatória, irrestrita, autônoma —, e no entanto podia elucidar também os mecanismos normais. Essa, com efeito, é a utilidade da patologia.

MECANISMOS DA ALUCINAÇÃO

As alucinações mais simples da enxaqueca, como dissemos, são os fosfenos — luzes simples, quase sem estrutura, que se movem pelo campo visual. Fosfenos praticamente idênticos a esses são provocados de imediato por estimulação elétrica direta do córtex visual, seja na área primária (a área 17 de Brodmann), seja no córtex de associação visual ao redor. Essa estimulação provocava, segundo os estudos de Penfield,

> [...] luzes tremulantes, luzes dançantes, cores, luzes brilhantes, estrelas, rodas, discos coloridos azuis, verdes e vermelhos, luzes castanho-claras e azuis, bolas coloridas rodopiando [etc.] [...].

Parece provável, então, que as enxaquecas comecem com uma excitação semelhante do córtex visual, gerada internamente (e existem evidências fisiológicas diretas disso, fornecidas pela eletroencefalografia e com medição dos potenciais visuais evocados dessa estimulação ocorrendo em enxaquecas). Mas *nada além* de centelhas e fosfenos simples pode ser provocado por estimulação direta do córtex visual primário. Nunca se observam formas mais complexas ou que evoluem ao longo de um intervalo de tempo considerável. Penfield e Rasmussen salientaram, eles próprios, que "os detalhados contornos em zigue-zague das imagens de enxaqueca não nos foram descritos". E a isso Kluver acrescenta que as constantes de forma vistas nas intoxicações por mescalina também não são provocadas por estimulação do lobo occipital. Ambas as alucinações, fica evidente, requerem outra explicação, fazem-nos visualizar um distúrbio cortical mais complexo e de duração mais longa.

Qual será, então, a natureza desse processo cortical irradiador, prolongado e específico? Gowers, há quase um século, escreveu:

> O processo é muito misterioso. [...] Existe uma singular forma de atividade que parece propagar-se, como as ondas em um lago onde foi jogada uma pedra [...] [e] nas regiões por onde passaram as ondulações ativas persiste um estado como o de distúrbio molecular das estruturas.

Quarenta anos mais tarde, Lashley fez um estudo minucioso de seus próprios escotomas de enxaqueca, representando graficamente o contorno e a ampliação destes enquanto atravessavam o campo visual. Ele observou que o escotoma sempre permanecia com *forma* constante à medida que se expandia, como se houvesse algum processo regular, uniforme, centrífugo que o fundamentasse. A tendência entre os neurologistas na época caracterizava-se pela ânsia de localizar, de ver o cérebro como um mosaico de inúmeros centros minúsculos. Lashley, ao contrário, de longa data vinha pensando que devia haver em funcionamento outros processos, mais globais, capazes de integrar áreas grandes do cérebro (e talvez muito separadas). Refletira cuidadosamente a respeito dessa ideia em um artigo inicial (1931), quando concebeu uma "difusão" ou propagação, semelhante a uma onda, de impulsos nervosos através de uma rede celular homogênea, uma propagação com elementos análogos aos do movimento físico de ondas ou à difusão química e, como estes, produzindo padrões de interferência característicos de um tipo complexo.

A propagação de seus próprios escotomas de enxaqueca parecia a Lashley um exemplo dessa excitação "ondulatória" propagando-se através de uma camada de matéria cortical — uma propagação que, nesse caso, tinha um curso lento e uniforme. Representando graficamente a taxa de aumento de seus escotomas e comparando-a com as dimensões conhecidas do córtex estriado, Lashley pôde então calcular que a onda de excitação, a partir de seu surgimento perto da mácula, devia propagar-se pelo córtex a aproximadamente três milímetros por minuto.

Quando Gowers, em 1904, escrevera sobre "ondas encapeladas" no lago cerebral, tratava-se apenas de uma metáfora. E quando Lashley especulou a respeito de movimentos ondulatórios em seu artigo de 1931, teve o cuidado de dizer que concepções como "ação de massa" e ação ondulatória no córtex só podiam parecer "acentuadamente metafóricas", acrescentando porém: "e, no entanto, os fatos demandam alguma coisa desse tipo". Já em 1941, com base nas suas auto-observações, ele podia sentir mais confiança de que tais movimentos ondulatórios de fato existiam — as "ondas encapeladas" de Gowers haviam se tornado mais do que uma metáfora; eram já um fato quantitativo, mensurável.

Mas e quanto à organização dessa onda, seus padrões de ativação — como deviam ser entendidas as fortificações? Lashley observou que, quando havia fortificações, estas mantinham seu padrão característico em cada área, sendo tipicamente mais finas e menos complicadas nos quadrantes superiores e mais graúdas e complexas nos quadrantes inferiores do campo visual. Notou que não aumentavam segundo o tamanho crescente do escotoma — em vez disso, surgiam fortificações adicionais à medida que crescia a área ativada. As cintilações, acrescentou ele, "parecem passar rápido pela figura, em direção à margem que avança, e são constantemente renovadas na margem interna, como a ilusão de movimento de um parafuso que gira". Sua frequência de cintilação (cerca de dez por segundo) e padrões (de linhas e ângulos) pareciam ser iguais para todos os indivíduos que as experimentavam.

Lashley observou que tais padrões repetitivos de atividade ocorriam também em outras condições patológicas — citou os estudos de Kluver sobre o mescal — e portanto pareciam representar não só um processo específico da enxaqueca, mas um universal de reação e atividade cortical. Esses padrões repetitivos, concluiu Lashley, "deveriam ter sido preditos a partir da livre propagação de excitação através de um campo neural uniforme (tendo a disposição estrutural dos circuitos reverberatórios sido descrita por Lorente de Nó) [...] o padrão representa o tipo de organização em que se enquadra a atividade cortical como resultado de propriedades inerentes da estrutura arquitetônica".

Lashley foi duramente criticado e com frequência menosprezado por seus contemporâneos, que não conseguiam compreender por que ele não se mostrava satisfeito com as noções aceitas de localização nem podiam entender a fantástica (no julgamento deles) invocação de "ação de massa" e "ondas". Mas o alcance e a presciência de seu raciocínio são notáveis — estamos em melhor posição para percebê-lo do que seus contemporâneos — e é uma pena ele não ter vivido para ver algumas das confirmações empíricas e aplicações de suas ideias. Pois, logo em seguida ao artigo de 1941 de Lashley, Leão conseguiu demonstrar que, após danos corticais em animais, poderia ocorrer uma "depressão de propagação" que se difundia lentamente no córtex, com propriedades e taxa de propagação exatamente iguais às que Lashley calculara com base em seus escotomas. E, muito recentemente, usando novas técnicas de magnetoencefalografia, confirmou-se que precisamente essa onda lenta de excitação e inibição, propagando-se vagarosamente através do córtex estriado, podia de fato ser visualizada no decorrer de auras de enxaqueca (Welch, 1990).

Nada se pôde afirmar a respeito das estruturas arquitetônicas que poderiam estar organizando essa excitação até 1960, quando Hubel e Wiesel conseguiram demonstrar a existência de diversos "detectores de características" dentro do córtex visual — detectores que eram, tipicamente, organizados em pequenas "colunas". Isso permitiu uma nova abordagem para o problema das fortificações na enxaqueca e, em 1971, essa abordagem foi feita por Richards, usando — como haviam feito Lashley, Herschel e Airy antes dele — seus próprios escotomas como um campo de observação.

O que há de tão notável nas fortificações — e isso nos vem à mente a cada descrição de Herschel a Lashley — é a *orientação* de suas partes constituintes ("formas angulares em linha reta [...] com ângulos salientes e reentrantes, bastiões e revelins"), e isso sugere que os neurônios do córtex que estão sendo ativados têm, eles próprios, essa orientação (se existir uma correspondência literal entre padrões corticais e padrões alucinatórios), ou são sensíveis a orientações diferentes. Esta segunda alternativa, é claro, é exatamente a que Hubel e Wiesel conseguiram demonstrar em 1963. Mas as dimensões das colunas dos detectores de orientação de Hubel e Wiesel são de 0,2 milímetro, ao passo que o tamanho das serrilhas, calculou Richards, correspondia, cada um, a cerca de um milímetro de distância cortical. Portanto, argumenta Richards, a onda em avanço não ativa colunas individuais, mas grupos ou agregados delas que respondem à mesma orientação. Assim (como explica Lance), uma onda de excitação, avançando pelo córtex, poderia colocar em atividade um grupo após outro e, causando uma estimulação elétrica direta desses grupos, fazer o paciente "ver" barras de luz em diferentes ângulos, brilhando conforme coluna após coluna fosse sendo estimulada. "Desse modo", escreve Richards, "a fortificação de enxaqueca é um excelente experimento natural: as ondas de distúrbio em avanço traçam sulcos contínuos através do córtex e em menos de meia hora revelam parte do segredo da organização neuronial deste."

Escrevendo naquela época, em 1970, julguei que a teoria de Lashley-Richards sobre os escotomas e fortificações, embora (talvez) necessitando de correção em alguns detalhes, poderia ser adequada para explicá-los. Mas um esquema como esse — de padrões citoarquitetônicos sendo ativados por uma onda excitadora — não me parecia aplicável ao terceiro nível, o "kluveresco", de alucinose na enxaqueca — o aparecimento de padrões marchetados e treliças, continuamente modulando-se em escala e forma, de formas de organização recurvadas, como espirais e cones, e de formas geométricas de ordem superior, como tapetes persas e radiolários, com sua tendência a súbitas transformações caleidoscópicas. "É evidente", escrevi na primeira edição de *Enxaqueca*, em 1970, "que devemos postular aqui alguma forma de esquematização funcional *acima* dos padrões citoarquitetônicos anatomicamente fixos." Apresentei diversas teorias, inclusive a de unidades perceptivas ("unidades gnósicas") capazes de variar de tamanho (p. 279), mas sentia-me insatisfeito com todas elas. Na verdade, não era possível avançar mais em 1970, prosseguir além da intuição de que se precisava de um princípio ou teoria radicalmente novos, pois os avanços empíricos e conceituais necessários ainda estavam para acontecer. Carecíamos de uma compreensão mais profunda da anatomia e da fisiologia funcional do córtex visual, do desenvolvimento de uma teoria matemática para a propagação de ondas complexas em um meio excitável e, não menos, de um modo de simular ou criar um modelo de grandes números de neurônios interconectados. Talvez também precisássemos de um modo radicalmente novo de ver no tempo sistemas complexos e sua auto-organização — a então incipiente ciência dos sistemas dinâmicos não lineares ou (em resumo) a teoria do caos.

SISTEMAS AUTO-ORGANIZADORES

O problema que se apresentava era de *morfogênese*, a origem e o crescimento de formas biológicas, ainda que de um tipo geométrico muito simples. Tal preocupação, seja nesse nível simples, seja em níveis muito mais complexos, remonta a Aristóteles e foi uma obsessão de D'Arcy Thompson, o singular matemático, biólogo e estudioso dos clássicos cuja obra *Growth and form* é uma longa meditação sobre o tema. Um enxaquecoso, ou qualquer indivíduo com experiência pessoal nas constantes de Kluver, não abrirá *Growth and form*, não verá as ilustrações ali mostradas de radiolários e heliozoários, de estrelas-do-mar e ouriços-do-mar, de pinhas e girassóis, ou de espirais, treliças, túneis e simetrias radiais, sem deixar escapar um grito surpreso de identificação.

Essa foi uma ideia que me influenciou bastante ao esboçar pela primeira vez a parte V de *Enxaqueca*, em 1968, mas a abordagem puramente topológica usada por D'Arcy Thompson, a meu ver, embora pudesse explicar as lentas transições de formas ou padrões uns em outros — por exemplo, de uma treliça plana em uma treliça curva —, não era capaz de explicar as mudanças, flutuações, transições caleidoscópicas súbitas e globais tão características da aura de enxaqueca. Por esse motivo, deixei de lado a parte V.

Para explicá-las, havia necessidade de um tipo diferente de abordagem — que não estava disponível para D'Arcy Thompson na época em que ele escreveu (nem para mim, quando escrevi *Enxaqueca*). A primeira alusão a tal abordagem veio, talvez, embora em forma totalmente teórica, do matemático Alan Turing quando, em um de seus trabalhos mais recentes, examinou problemas de morfogênese e como estes poderiam ser moldados ou iniciados por uma onda, como as ondas ou padrões de concentrações químicas que, demonstrou ele, podiam ser gerados em um ponto crítico de um sistema químico complexo em um meio propagador (Turing, 1952).

Tal sistema seria descoberto alguns anos depois por Belousov, e independentemente por Zhabotinski, examinando misturas complexas de sulfato de cério, ácido malônico e bromato de potássio dissolvidos em ácido sulfúrico. Se esses reagentes fossem dispostos em uma fina camada e não fossem mexidos, várias formas onduladas geométricas apareciam espontaneamente e cresciam — ondas circulares expandindo-se concentricamente a partir de um centro fixo, espirais que se enrolavam para fora, em sentido horário ou anti-horário etc. Se os reagentes fossem mantidos em movimento e mexidos, não se veriam padrões espaciais, mas padrões temporais igualmente notáveis, súbitos giros ou oscilações, toda a mistura tornando-se azul por um minuto, em seguida vermelha, depois novamente azul, com uma regularidade capaz de constituir (nas palavras de Prigogine) um relógio químico.

Muitos outros sistemas químicos desse tipo já foram descobertos ou criados; eles são capazes de gerar as mais complexas geometrias no espaço e no tempo, mas todos contêm certas formas básicas assemelhadas às constantes alucinatórias de Kluver, ou ainda aos elementos combinados no caleidoscópio sensorial de Herschel. Muller *et al.* (1989) afirmam:

> Por mais complexos que possam ser os padrões químicos observados [...] é óbvio que se pode extrair deles certo número de tipos de estrutura básicos. [...] Estes são pontos singulares, pontos que se ramificam com geometria frequentemente triangular, faixas angulosas, listras difusas, círculos, manchas com grau variado de regularidade, espirais e hélices. Deslocamentos, polígonos ou broquéis já são composições desses elementos. [...] Com frequência, estes são implementados em diferentes escalas espaciais.

Essas organizações espontâneas de matéria em padrões complexos poderiam parecer, e de fato pareciam, meras singularidades, caprichos da natureza, até que Ilya Prigogine percebeu a importância literalmente cósmica (ou cosmogenética) desses sistemas, e de uma só tacada resolveu um dilema científico e filosófico que estimulara intelectuais desde os tempos dos gregos.

Aristóteles julgava que a produção de formas orgânicas era consequência de um Propósito, um Plano; Demócrito, de uma justaposição fortuita de átomos. Idealismo e materialismo disputaram por mais de 2 mil anos, mas nenhum, está claro, é capaz de explicar a Natureza (ou, na verdade, coisa alguma).

Herschel, com efeito, vacilou entre essas explicações para seus Espectros Geométricos, considerando-os ora expressões de "um Pensamento, uma Inteligência", ora o resultado de um Dispositivo puramente mecânico, o então muito popular caleidoscópio das salas de visita vitorianas. Ele claramente não se satisfez com nenhuma dessas explicações teleológicas — e, de fato, nenhuma funcionaria.[7] É preciso recorrer a um princípio completamente diferente, um princípio de emergência ou evolução, um princípio que não implica um padrão ou esquema preexistente, e sim uma emergência espontânea de ordem e forma.

A esse novo princípio Prigogine chamou "auto-organização"; ele o concebe como um poder criativo universal na natureza, criador de ordem, criador de complexidade, criador da "seta do tempo", uma auto-organização espontânea emergente na natureza em todos os níveis, do cósmico ao físico-químico, do biólogo ao cultural. Esse princípio torna-se uma visão inteiramente nova da natureza — ou de Deus.

O princípio da auto-organização, da complexidade que emerge espontaneamente, abre para nós uma nova e fascinante visão da natureza — uma perspectiva criativa ou evolucionista, em vez das (ou suplementando as) perspectivas de "mecanismo de relógio" ou de "calor-morte". Os sistemas auto-organizadores são, com efeito, a regra na natureza, e no entanto, paradoxalmente, só foram "descobertos" há trinta anos e só foram alvo de uma extensa análise matemática com o desenvolvimento da teoria do caos, anos depois. Hoje percebemos, como nos alerta Prigogine, que a natureza "raciocina" em termos de equações diferenciais não integráveis, "raciocina" em termos de caos e auto-organização, "raciocina" em termos de sistemas dinâmicos não lineares. ("O universo", afirma Prigogine, "é como um cérebro gigante.") Esses sistemas tendem a pairar longe do equilíbrio, e é essa posição longe do equilíbrio que lhes confere suscetibilidade, caráter crítico, capacidade de mudar de maneira radical e imprevisível, de gerar, de desenvolver novas estruturas e formas. Esses sistemas, com seus "comportamentos universais" — como os denominam os teóricos do caos —, embora tão disseminados, ficam em sua maior parte ocultos, não são vistos, não são adivinhados no decorrer de nossa vida diária.

Paul Davies, o cosmólogo, escreveu:

> Por três séculos, a ciência foi dominada pelos paradigmas newtonianos e termodinâmicos, que apresentam o universo ou como uma máquina estéril, ou como um estado de degeneração e decomposição. Agora existe o novo paradigma do universo criador, que reconhece o caráter progressivo, inovador dos processos físicos (1988).

Se perguntarmos por que essa nova visão não emergiu antes na ciência (em certo sentido, ela sempre foi óbvia para a intuição), encontraremos uma resposta parcial na qualidade *ideal* da ciência, qual seja, o uso de modelos ideais, simplificados, que raramente correspondem à complexidade da realidade. A dinâmica clássica fundamenta-se nessas simplificações — analisa-se o movimento de um pêndulo (sem fazer caso da fricção) ou o movimento de dois corpos celestes (sem fazer caso de todos os demais). Esses sistemas simplificados ou ideais estão em eterno equilíbrio; não há perturbações, não há a "seta do tempo".

Mas os sistemas naturais em geral não são fechados, e sim abertos para o ambiente — são parte do mundo, com todas as suas vicissitudes. Essa abertura para o ambiente acarreta flutuações imprevisíveis, as quais forçam o sistema cada vez mais para longe do equilíbrio. Logo chega um ponto crítico — estes são os pontos singulares mencionados por Clark Maxwell (p. 201) — e nesse ponto crítico ocorre uma mudança brusca, a chamada bifurcação, na qual as flutuações agora imensamente ampliadas impelem o sistema para uma nova fase, que pode, por sua vez, mover-se para um novo ponto de bifurcação. Assim, ocorre uma rápida divergência, com a abertura de inúmeros caminhos alternativos. Em sistemas fechados clássicos, as flutuações são rapidamente refreadas e suprimidas. Em sistemas abertos, reais, tende a valer o inverso, e as flutuações tornam-se o "ímpeto", o "motor" de todo o processo. Prigogine denomina esse fenômeno "ordem pelas flutuações", e o considera um princípio organizador fundamental na natureza.

Evidentemente, não foi Prigogine quem sozinho encabeçou essas novas descobertas, essa nova linha de pensamento. Na verdade, houve descobertas independentes, e contudo concorrentes, em uma dúzia de áreas não relacionadas, e só agora vemos o quanto todas estão relacionadas, no nível mais profundo. Um sistema aberto complexo que sempre frustrou previsões de longo prazo é o clima. Até o começo da década de 1960, imaginava-se que se dispuséssemos de suficientes informações e capacidade de computação, seríamos capazes de fazer previsões de longo prazo exatas. Edward Lorenz demonstrou que isso não é possível, pois os sistemas em questão comportam-se de modo não linear, e as equações diferenciais parciais que os representam não convergem para uma solução única, divergindo e bifurcando-se em inúmeras alternativas.

Essa esfera evoluiu para um campo inteiramente novo — o da teoria do caos ou dinâmica não linear. E a teoria do caos, cada vez mais constatamos, fornece uma chave importantíssima para compreendermos as complexidades e irreversibilidades em toda a natureza.[8]

Outra abordagem é a de Benoit Mandelbrot, que descobriu as periodicidades e dimensões fracionárias ("fractais"). Em seu livro, *The fractal geometry of nature*, Mandelbrot apresenta padrões de computador que têm uma espantosa semelhança com nuvens, árvores, flocos de neve, cadeias montanhosas etc., um mundo inteiro de paisagens "naturais", variando da escala geológica à microscópica. É característico das formas naturais existir simultaneamente em muitas escalas, preservar suas formas e ser isomórficas, independentemente da escala. Assim, o famoso "conjunto de Mandelbrot", quando é magnificado ou analisado em um computador, produz uma interminável sucessão de padrões semelhantes entre si, todos, por assim dizer, presentes ali desde o início. Ele se parece com as "estruturas ornamentais geométricas" mencionadas por Kluver, as quais têm uma sucessão potencialmente infinita de autossemelhanças em escalas cada vez mais reduzidas. Tais fenômenos são inintelígíveis da perspectiva da visão convencional de um mundo euclidiano "normal", mas parecem perfeitamente naturais, e de fato inevitáveis, perante a ideia das dimensões fracionárias ou fractais.

Assim, uma nova revolução tem estado em marcha nos últimos vinte anos, reunindo os conceitos e descobertas de muitos campos e disciplinas, e agora, na frase de Feigenbaum, começamos a ver "comportamentos universais" funcionando em todos os níveis, do cósmico ao neural (Feigenbaum, 1980). A enorme complexidade desses comportamentos universais é uma réplica àqueles que acham que a realidade tem de ser "simples" — e esses comportamentos universais exigiram, para sua ilustração ou solução formal, o desenvolvimento não só de novas vertentes da matemática, mas também de supercomputadores imensamente poderosos.

UM NOVO MODELO DE AURA DE ENXAQUECA

Esses empolgantes desenvolvimentos levaram-nos a reexaminar o antes intratável problema das formas complexas e em evolução da aura e das constantes de forma alucinatórias em geral, de uma maneira que não era possível na época em que a primeira edição deste livro foi escrita. Igualmente importante foi o novo poder de simulação — ou seja, de arquitetar modelos de redes de neurônios dotados com pelo menos algumas das propriedades do córtex verdadeiro e visualizar com um supercomputador seu comportamento quando estimuladas, para verificar se, quando impelidas para condições críticas, longe do equilíbrio, elas realmente geram padrões espaciais e temporais semelhantes aos da aura. Isso nós estamos atualmente tentando fazer.

Simplificar é uma característica dos modelos; não podemos dar ao nosso modelo o que tem o próprio córtex — 100 milhões de células de vinte tipos diferentes, seis camadas e uma infinidade de conexões intrínsecas e extrínsecas. Mas podemos simular algumas realidades, sobretudo a do tempo (Siegel, 1991). Os neurônios do córtex têm potenciais de ação que resultam do movimento de íons para dentro e para fora da célula de uma maneira complicada, dependente do tempo. Com efeito, esses potenciais de ação constituem a própria base da função neural — eles são o único meio de comunicação entre neurônios. Os potenciais de ação não se propagam instantaneamente através de uma rede; levam tempo para propagar-se através do axônio e da sinapse. Esse fator temporal não pode ser ignorado: as auras de enxaqueca ocorrem no tempo, evoluem no tempo, desenvolvem-se no tempo; não consistem em padrões espaciais independentes do tempo. Assim, nosso modelo, embora consista em apenas quatrocentos "neurônios" (dispostos em uma formação quadrada de vinte por vinte) e apenas um "tipo de célula" (excitatória), é, não obstante, dotado das propriedades relacionadas ao tempo que a fisiologia demonstra serem cruciais: potenciais de ação, retardamentos de propagação (isto é, o tempo necessário para um potencial de ação passar de um neurônio para o seguinte) e sinapses, que fazem a vez de uma "anatomia funcional", uma capacidade de conexão semelhante à do córtex verdadeiro. Todos esses parâmetros podem ser separadamente variados, assim como, obviamente, o próprio estímulo.

Quando essa rede é analisada em um pequeno supercomputador, podemos observar três tipos de comportamento muito diferentes, dependendo dos parâmetros usados. Um estímulo focalizado em um único ponto pode fazer ondas propagarem-se para longe do ponto estimulado, até que (com a qualidade de tudo ou nada dos potenciais de ação) elas subitamente se extinguem, deixam de existir. Essas ondas, em seu início, podem ser consideradas análogas aos fosfenos, e em sua propagação posterior através da rede nervosa, análogas às ondas corticais que se disseminam simetricamente subjacentes ao aumento uniforme dos escotomas. Cabe ressaltar que essas ondas, em nosso modelo, são criadas pela excitação e propagação de potenciais de ação; não são difusões ou radiações puramente físicas.

Com parâmetros diferentes, a onda de atividade primária pode levar à produção de ondas secundárias e terciárias — cada neurônio excitado, potencialmente, pode ser uma fonte dessas ondas subsidiárias — e as ondas secundárias e terciárias podem então colidir com interferência construtiva e destrutiva, aparentemente de modo aleatório, produzindo uma fervilhante massa de excitação. Isso pode ser considerado análogo ao distúrbio e ao tumulto violentos vistos nas turbulentas fases iniciais do terceiro estágio, antes de sua auto-organização em treliças e outras formas.

Mudando novamente os parâmetros, ocorre um fenômeno inteiramente novo e extraordinário: a emergência e evolução, de modo totalmente espontâneo, de complexos padrões geométricos no espaço e no tempo. Alguns deles são relativamente simples, correspondendo às treliças, formas radiais e espirais vistas na enxaqueca; outros são mais complexos e lembram as formas "ornamentais" mais elaboradas descritas por Kluver.

Os três comportamentos distintos e característicos mostrados por nossa rede podem ser provocados variando-se um único parâmetro — por exemplo, a força da capacidade conectiva da sinapse. Mas os padrões não são apenas dependentes da força sináptica; eles podem, igualmente, ser encontrados com variações no retardamento de propagação. É como se o próprio sistema tivesse apenas um certo conjunto de comportamentos e esses comportamentos fossem "universais" do sistema, resultantes de uma "auto-organização" espontânea na rede. Como se um campo inteiro de neurônios estivesse sendo excitado, e se organizasse e comportasse como um todo coerente; como se esse campo, uma vez excitado, embarcasse em um curso livre próprio, determinado apenas por suas propriedades globais e capacidade de conexão. Nossa hipótese é a de que os neurônios do córtex visual primário também formam um "campo" assim — um "campo" na acepção de Lashley —, no qual eventos e integrações neuroniais complexos são determinados menos por considerações locais de microanatomia, núcleos, colunas e centros e mais por considerações globais de ações e interações de ondas em um meio neuronial vivo, espontaneamente ativo e imensamente complexo.

Esses paradigmas de campo globais foram de enorme utilidade para o entendimento dos ritmos cardíacos, da "compleição" elétrica do coração e suas geometrias no espaço e no tempo e, em especial, da patologia dessas ativações quando os padrões normais de auto-organização e caos podem tornar-se gigantescamente ampliados e destrutivos. Decerto poderíamos esperar que eles fossem igualmente úteis para a compreensão da atividade cerebral, e mais ainda porque muitos dos mecanismos "clássicos" revelam-se limitados, na verdade inúteis, quando tentamos nos debruçar sobre padrões de atividade complexos, em evolução ou em rápida mudança. Essa limitação é muito evidente em níveis "superiores"; mas também se evidencia no nível do córtex visual primário, onde os espectros geométricos elementares da enxaqueca e outras afecções são gerados e desenvolvidos.

Um raciocínio semelhante inspirou Ermentrout e Cowan, que já vinham trabalhando com o sistema visual, quando entraram em contato com o trabalho de Kluver sobre as constantes de forma alucinatórias — de fato, dedicaram a ele sua obra de 1979. Ermentrout e Cowan também pensaram na possibilidade de uma análise de propagação de onda no córtex visual primário explicar as constantes de forma vistas na enxaqueca e em outras afecções. O modelo que empregaram não foi demasiado realista — a propagação de onda era instantânea, não havia considerações de tempo —, e no entanto, quando passaram à análise de suas equações com a matemática da teoria de grupos e bifurcações, também eles encontraram soluções das equações em estados estacionários duplamente periódicos, como "rolos" e "grades" espaciais que, se projetados sobre a retina, seriam percebidos como as constantes de forma descritas por Kluver.[9] Existe, assim, uma convergência entre os resultados de Ermentrout e Cowan e os nossos, entre os resultados de uma análise matemática formal e uma verdadeira simulação por computador.

Existe, obviamente, a possibilidade de que isso seja mera coincidência — de que estejamos gerando padrões geométricos de tipo "cortical" de um modo que nada tem a ver com o verdadeiro funcionamento do córtex, imitando o cérebro, mas não realmente trabalhando com um modelo dele. Mas parece improvável que o cérebro deixasse de servir-se de um mecanismo tão simples e natural — um mecanismo, de fato, de tipo universal em toda a natureza — e empregasse em vez dele outro mecanismo necessariamente mais complicado e desajeitado (para produzir o mesmo resultado).

E, assim, voltamos ao ponto de partida, quase um século e meio depois de Herschel, meditando sobre seus Espectros Geométricos, pensando se não haveria um "poder caleidoscópico no sensório". Hoje, quando vai chegando ao fim o século XX, somos capazes de imitar o caleidoscópio sensorial deixando que uma rede neural auto-organizadora crie seus próprios padrões; podemos imaginar um "caleidoscópio" espontâneo e dinâmico no cérebro. Nossa rede-modelo — e o próprio cérebro — cria essas geometrias com base em energia e tempo. Sherrington designou o cérebro como "um tear encantado", tecendo padrões em eterna mudança, em dissolução, mas sempre significativos. Mas ele estava se referindo a pensamentos e imagens, ao passo que nós tratamos aqui de alguma coisa mais elementar e primária — a criação, a atuação de padrões puros, de formas puras.

Não se deve imaginar que essa atividade auto-organizadora, os complexos padrões de ordem e caos, seja capaz de ocorrer apenas em condições patológicas. Existem evidências crescentes de que os processos caóticos e auto-organizadores ocorrem normalmente no córtex e são de fato um pré-requisito para o processamento e a percepção sensoriais, além de serem por estes restringidos. Um dos sinais mais claros disso é sua emergência de forma gritantemente exagerada quando não há *input* sensitivo para restringi-los (ver p. 381). Mas os processos do caos e auto-organização no córtex são normalmente locais, microscópicos, e, assim, invisíveis — é somente em condições patológicas que eles se combinam, sincronizam-se, tornam-se globais, fazem-se visíveis, assumem o controle e se impõem à percepção como alucinações padronizadas. Nosso modelo foi planejado para representar a atividade normal, os processos normais de auto-organização, e foi só quando alteramos certos parâmetros que estes se tornaram patológicos — que nosso modelo, por assim dizer, teve uma enxaqueca.

Nossa visão da natureza mudou nos últimos vinte anos — passamos a reconhecer processos dinâmicos não lineares, processos caóticos e auto-organizadores em um vasto conjunto de sistemas naturais, e a perceber que esses processos têm um papel essencial na evolução do universo. Mas não precisamos ir muito longe em busca de exemplos — da agregação dos fungos do mofo aos movimentos de Plutão —, pois temos um laboratório natural, um microcosmo em nossa cabeça. É nesse sentido, finalmente, que a enxaqueca é fascinante, pois ela nos mostra, na forma de uma vitrine alucinatória, não só uma atividade elementar do córtex cerebral, mas todo um sistema auto-organizador, um comportamento universal em funcionamento. Revela-nos não apenas os segredos da organização neuronial, mas o coração criativo da própria natureza.

Apêndice I
AS VISÕES DE HILDEGARDA

A LITERATURA RELIGIOSA de todas as épocas é repleta de descrições de "visões" nas quais sentimentos sublimes e inefáveis foram acompanhados pela sensação de radiante luminosidade (William James fala em "fotismo" nesse contexto). É impossível comprovar, na grande maioria dos casos, se a experiência consiste em um êxtase histérico ou psicótico, em efeitos de intoxicação ou em uma manifestação epilética ou enxaquecosa. Uma exceção é o caso de Hildegarda de Bingen (1098-180), freira e mística de excepcional inteligência e capacidade literária, que teve incontáveis "visões" desde tenra infância até o fim da vida e deixou sobre elas relatos e figuras primorosas nos dois códices manuscritos que foram preservados até nossos dias — *Scivias* e *Liber divinorum operum simplicis hominis*.

Um exame cuidadoso desses relatos e figuras não deixa margem a dúvida com respeito à sua natureza: eram indubitavelmente enxaquecosos, e de fato ilustram muitas das variedades de aura visual já discutidas neste livro. Singer (1958), no decorrer de um extenso ensaio sobre as visões de Hildegarda, seleciona os seguintes fenômenos como sendo os mais característicos dessas visões:

> Em todas, uma característica proeminente é um ponto ou um grupo de pontos de luz que bruxuleiam e se movem, geralmente de maneira ondulante, e são, o mais das vezes, interpretados como estrelas de olhos flamejantes [figura 11B]. Em um número bastante grande de casos, uma luz, maior do que o resto, exibe uma série de figuras circulares concêntricas de formas tremulantes [figura 11A]; e com frequência são descritas nítidas figuras de fortificação, irra-

diando-se, em alguns casos, de uma área colorida [figuras 11C e 11D]. Com frequência, as luzes dão a impressão de *funcionamento*, fervura ou fermentação descrita por tantos visionários [...].

Hildegarda escreveu:

As visões que eu tive, não vi no sono nem em sonhos, nem na loucura, nem com meus olhos carnais, nem com os ouvidos do corpo, nem em lugares ocultos; mas acordada, alerta, e com os olhos do espírito e os ouvidos internos, eu as contemplei com a visão desimpedida e conforme a vontade de Deus.

Uma dessas visões, ilustrada por uma figura de estrelas caindo e se apagando no oceano (figura 11B), significa, para ela, "A queda dos anjos":

Vi uma grande estrela, do maior esplendor e beleza, e com ela uma imensa multidão de estrelas cadentes com as quais a estrela seguia em direção ao sul [...]. E de súbito foram todas aniquiladas, transformadas em carvão negro [...] e atiradas no abismo, de modo que não mais as pude ver.

Essa é a interpretação alegórica de Hildegarda. Nossa interpretação literal é a de que ela teria visualizado uma chuva de fosfenos em trânsito pelo campo visual, com sua passagem sendo sucedida por um escotoma negativo. Visões com figuras de fortificação são representadas em seus desenhos *Zelus Dei* (figura 11C) e *Seden Lucidus* (figura 11D), com as fortificações irradiando a partir de um ponto de luminosidade brilhante (no original), colorido e tremulante. Essas duas visões foram combinadas em uma visão composta (folha de rosto), na qual ela interpreta as fortificações como o *aedificium* da cidade de Deus.

Essas auras eram sentidas com um intenso êxtase, sobretudo nas raras ocasiões em que um segundo escotoma ocorria em seguida à cintilação inicial:

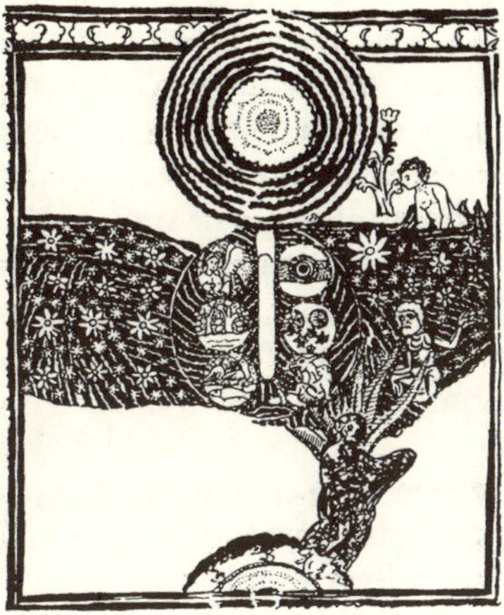

A

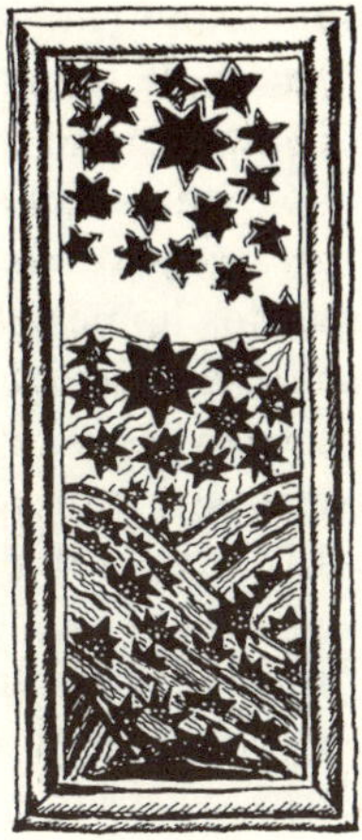

B

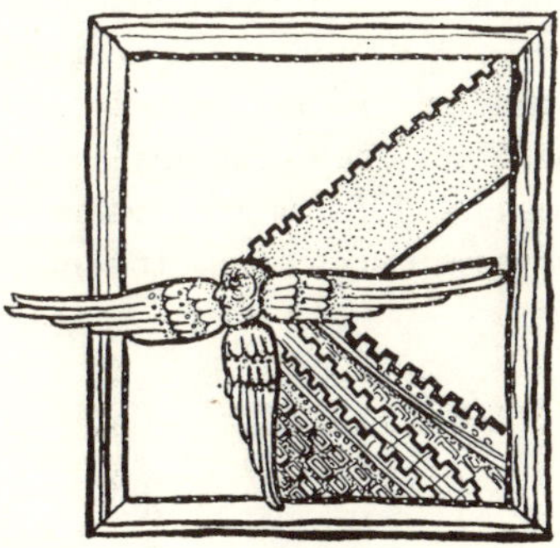

C

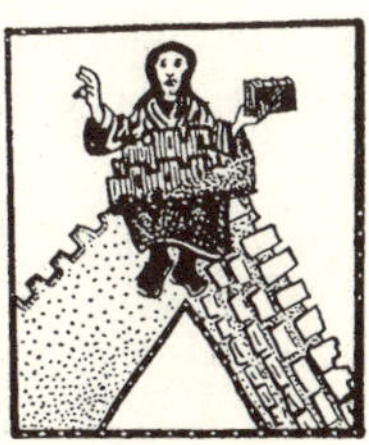

D

Figura 11. Variedades de alucinação de enxaqueca representadas nas visões de Hildegarda

Representações de visões causadas por enxaqueca, de um manuscrito de Hildegarda, *Scivias*, escrito em Bingen por volta do ano 1180. Na figura 11A, o fundo é formado por estrelas bruxuleantes sobre linhas concêntricas que tremulam. Na figura 11B, uma chuva de estrelas brilhantes (fosfenos) passa e se extingue — uma sucessão de escotomas positivos e negativos. Nas figuras 11C e 11D, Hildegarda representou figuras de fortificação típicas de enxaqueca irradiando a partir de um ponto central, o qual, no original, tem luminosidade brilhante e é colorido (ver texto).

> A luz que vi não é localizada, sendo porém mais brilhante do que o sol; não sou tampouco capaz de observar sua altura, comprimento ou largura, e a chamo de "a nuvem da luz viva". E enquanto sol, lua e estrelas vão sendo refletidos na água, assim também os escritos, as palavras, as virtudes e obras dos homens brilham nela diante de mim [...].
>
> Às vezes enxergo dentro dessa luz uma outra, que designo por "a própria Luz Viva" [...]. E quando a vejo, toda tristeza e dor desaparecem-me da memória, tornando-me de novo uma simples donzela e não uma velha.

Imbuídas dessa sensação de êxtase, fulgurando com profunda significância filosófica, conducente a Deus, as visões de Hildegarda serviram para abrir-lhe caminho para uma vida de santidade e misticismo. Essas visões constituem um exemplo excepcional da maneira como um evento fisiológico banal, detestável ou sem significado para a grande maioria das pessoas, pode tornar-se, em uma consciência privilegiada, a base de uma inspiração extática suprema. Para encontrarmos um paralelo histórico adequado, devemos citar Dostoiévski, que ocasionalmente tinha auras epiléticas extáticas às quais atribuía enorme importância.[1]

Apêndice II
VISÕES DE CARDANO (1570)

Dentre as primeiras autobiografias "clínicas" que do passado vieram ter às nossas mãos está o fascinante *Livro de minha vida*, escrito aos setenta anos de idade pelo médico italiano Jerônimo Cardano. No capítulo 37 ("Sobre certas excentricidades naturais; e maravilhas, entre as quais, sonhos"), Cardano descreve os estranhos acessos visionários que teve entre os três e os seis anos de idade. Nesses acessos, ele via inúmeras criaturas e cenas minúsculas, movendo-se em semicírculo, com as pequeninas imagens dispostas ou projetadas sobre um padrão de pequenos anéis entrelaçados. Essas visões eram seguidas por persistente frio dos joelhos para baixo. Embora não seja mencionada dor de cabeça nem um escotoma bem definido, pode muito bem tratar-se de visões causadas por enxaqueca (ver p. 152):

> Eu via, por assim dizer, imagens diversas de etérea insignificância de corpo. Pareciam consistir em anéis muito pequenos como os que há nos gibões de cota de malha — embora até então eu ainda não houvesse visto uma couraça encadeada. Essas imagens emergiam do canto inferior direito da cama e, ascendendo em semicírculo, desciam lentamente pela esquerda e desapareciam de imediato. Eram imagens de castelos, de casas, de animais, de cavalos com cavaleiro, de plantas e árvores, de instrumentos musicais e de teatros; havia imagens de homens com trajes e modos de vestir os mais diversos; imagens de flautistas, até, com suas flautas como que prestes a tocar, porém não se ouvindo voz ou som algum. Além dessas visões, eu via soldados, multidões fervilhantes de pessoas, campos e formas como de corpos que até hoje recordo com aversão. Havia bosques, florestas e outros

fantasmas dos quais já não me lembro; às vezes eu via um verdadeiro caos de inúmeros objetos arremessando-se vertiginosamente à frente, em massa, sem confusão entre si, e contudo em terrível velocidade. Essas imagens eram, ademais, transparentes, mas não em tal grau que fosse como se não existissem, nem entretanto tão densas de modo a serem impenetráveis ao olho; os minúsculos anéis eram, mais exatamente, opacos, e os espaços, transparentes.

Não era pouco o meu encantamento com minha visão, e eu fitava tão enlevado aquelas maravilhas que minha tia certa vez indagou se eu estava vendo alguma coisa. E eu, embora ainda menino, ponderei: "Se eu contar, ela se desagradará com seja lá o que for que provoca esse soberbo cortejo, e porá um fim ao meu festival fantasmagórico". Até mesmo flores de muitas variedades, e criaturas de quatro patas, e pássaros diversos apareciam em minha visão; mas em todo aquele cortejo primorosamente formado não havia cor, pois as criações eram de ar. Por isso, eu, que nem na juventude nem na velhice fui dado a mentiras, permaneci quieto por longo tempo antes de responder.

Com isso, ela perguntou: "O que te leva a olhar assim tão absorto?". Já não recordo o que lhe respondi; acho que disse "Nada".[1]

[...] Em seguida a esse período de visões, quase até o romper da aurora, eu praticamente ficava sem calor algum dos joelhos para baixo.

Apêndice III
REMÉDIOS RECOMENDADOS POR WILLIS (1672), HEBERDEN (1801) E GOWERS (1892)

É mais do que mero interesse histórico examinar os remédios usados no passado. Citamos abaixo, em parte, relatos sobre tratamento de enxaqueca encontrados em três textos famosos: os de Willis (1672), Heberden (1801) e Gowers (1892).

"REMÉDIOS DE TODA ESPÉCIE PARA A CURA DESTA DOR DE CABEÇA, TENTADOS EM VÃO

Para a obtenção de uma cura, ou antes para uma tentativa, muitos remédios foram administrados, durante todo o processo da doença, pelos mais hábeis médicos, tanto de nosso país como prescritos por outros d'além-mar, sem nenhum êxito ou alívio; também grandes remédios de todos os tipos e formas ela tentou, porém ainda assim em vão. Alguns anos antes, ela suportara, devido a um unguento de mercúrio, uma longa e incômoda salivação, que a pôs em risco de vida. Depois de duas vezes tentada a cura (embora em vão) borrifando-se na boca um pó de mercúrio que o ilustre Emperick Charles Hues costumeiramente administrava, dado o provável êxito com outras pessoas, ela tentou os banhos e as águas minerais de quase todos os tipos e origens; consentiu em sangrias frequentes e também uma vez na abertura de uma artéria; também fez no corpo diversos drenos, ora na parte posterior da cabeça, ora na anterior e em outras partes. Ela também procurou os ares de vários condados além do seu próprio, foi para a Irlanda e para a França; não houve tipo de remédios cefálicos, antiescorbúticos, histéricos, todos os famosos específicos que ela não tomasse, dados por entendidos e leigos, por charlatões e velhas; e não obstante ela asseverou não ter obtido, de nenhum remédio ou método de cura, nenhuma cura ou alívio, com a contumaz e rebelde doença recusando-se a ser dominada, sendo surda a todos os encantos da Medicina."

Willis, *De anima brutorum*

"Nas tentativas de curar esse mal, as evacuações mostraram-se não só inúteis, mas danosas; e o sangramento, em especial, foi bastante prejudicial. Cataplasmas não foram muito bem suportados, tendo, ao contrário, aumentado muito o sofrimento dos pacientes. A quina foi tentada em vão, com grande frequência, o mesmo acontecendo com a raiz da valeriana, a assa-fétida, mirra, almíscar, cânfora, ópio, extrato de cicuta, rapé, cataplasmas, cáusticos fortes, eletrificações, fricções feitas com decocção de cicuta, pedilúvios mornos, epítemas de éter, bálsamo anódino, vinhos especiais, linimento saponáceo e óleo de âmbar, abertura da artéria temporal, extração de alguns dentes; nem mesmo um ataque posterior de gota produziu uma só alteração nessa obstinada moléstia. Mas ainda assim a quina vez por outra é benéfica, sendo sempre aconselhável recomendá-la antes de tudo; uma onça, ou não muito menos, deve ser administrada todos os dias durante uma semana. Cataplasmas atrás das orelhas parecem atenuar a violência dos ataques, e não faltam exemplos do efeito salutar da maior quantidade de extrato de cicuta que puder ser tolerada sem tonturas. Em alguns casos, quando tudo o mais houver falhado, uma dose de um quarto de grão de tártaro emético e quarenta gotas de tintura de ópio, tomada na hora de dormir durante seis noites, produziu uma cura duradoura."

Heberden, *Capitis dolores intermitentes*

"O tratamento especial consiste, primeiro, na administração contínua de drogas durante os intervalos, com o objetivo de tornar os acessos menos frequentes e menos severos;

em segundo lugar, na atenuação dos próprios acessos. Via de regra, as medidas que são benéficas quando empregadas durante os intervalos não têm influência sobre os acessos [...]. Como já mencionado, *as medidas que são benéficas em um caso falham em outro, aparentemente muito semelhante* [...].

"[...] A influência do *brometo* na epilepsia naturalmente nos leva a recorrer primeiro a ele como um possível elemento benéfico para um mal que tem tantas características em comum com essa doença [...]. Ele tem maior probabilidade de ser eficaz nos casos em que não há alteração na cor do rosto ou nos quais o rosto fica ruborizado durante todo o acesso. O *ergot* pode, então, com frequência, ser proveitosamente combinado ao brometo. Na maioria dos casos, porém, e sobretudo nos que apresentam destacada palidez no estágio inicial, a droga mais influente é a *nitroglicerina*. Dada regularmente durante os intervalos, assim como o brometo é administrado para a epilepsia, ela tem um efeito notável em muitos pacientes [...]. Uma combinação muito útil faz-se com tintura de noz-vômica, tintura de gelsêmio e ácido fosfórico diluído, ou com citrato de lítio e o xarope ácido de limões. Às vezes se obtêm mais benefícios combinando-se este ao brometo [...]. Constatei serem essas combinações da preparação líquida de nitroglicerina com outras drogas mais úteis do que a administração de nitroglicerina em comprimidos. Não é bom continuar sua administração durante um acesso; bem no início, pode ser tomada uma dose, mas se esta não surtir efeito, o medicamento deve ser suprimido até passar o acesso; ele raramente traz alívio dos sintomas, e ocasionalmente os agrava [...]

"Durante o acesso é essencial o repouso absoluto [...]. Todas as impressões sensoriais fortes devem ser evitadas [...]. Consegue-se aliviar a dor com uma dose completa de brometo, e os efeitos deste são ampliados adicionando-se de cinco a dez mínimos de tintura de *cânhamo-da-índia*; isso pode ser repetido a cada duas ou três horas [...]. Drogas que causam contração das artérias quase não têm eficácia; tudo o que uma dose completa de ergotina faz é diminuir a intensificação latejante da dor mencionada por alguns pacientes. Chá e café fortes são remédios populares, e ocasionalmente proporcionam um nítido alívio, o qual também se pode obter com alguns grãos de *cafeína*.

"A repetida galvanização do simpático tem sido recomendada como uma medida curativa [...]. O valor desse tratamento é, no mínimo, raramente perceptível."

Gowers, *A manual of diseases of the nervous system*

NOTAS

INTRODUÇÃO HISTÓRICA [pp. 26-34]

1. O *Oxford English Dictionary* apresenta uma lista completa dessas transliterações e seus usos. Eis uma pequena amostra: *mygrane*, *megryne*, *migrane*, *mygrame*, *migrym*, *myegrym*, *midgrame*, *midgramme*, *mygrim*, *magryme*, *maigram*, *meigryme*, *megrym*, *megrome*, *meagrim*. O primeiro uso de um desses termos em inglês ocorreu aparentemente no século XIV: "The mygrame and other euyill passyons of the head" [A enxaqueca e outras afecções perversas da cabeça]. O termo francês *migraine* já se encontrava em uso um século antes.

As auras visuais de enxaqueca eram geralmente designadas (assim como outras alucinações visuais elementares) pelo termo *suffusio* e qualificadas por termos descritivos específicos: *suffusio dimidans*, *suffusio scintillans*, *suffusio scotoma*, *suffusio objecta emarginans* etc.

2. Uma variação da teoria humoral atribuía as enxaquecas ao baço e aos humores esplenéticos. Pope (ele próprio um enxaquecoso inveterado) preservou esse conceito em sua descrição da Caverna do Baço: "There screen'd in shades from day's detested glare,/ Spleen sighs for ever on her pensive bed,/ Pain at her side, and *megrim* at her head" [Ali resguardado em sombras do detestado fulgor do dia/ Suspira eternamente o baço em seu leito melancólico./ Dor do lado e enxaqueca na cabeça].

3. Um pródromo raro da enxaqueca é a bulimia, e Willis observou este fenômeno em uma paciente:

> No dia anterior ao acesso espontâneo dessa doença, sentindo-se faminta à noite, ela fazia uma ceia fartíssima, com um apetite voraz, e eu poderia dizer até que com gula, pressentindo por esse sinal que a dor de cabeça com toda certeza sobreviria na manhã seguinte; e o evento jamais deixava de concretizar o presságio.

4. Willis escreveu em outra obra (*De morb. Convuls*, 1670): Quod si *explosionis* vocabulum, in Philosophia ac Medicina insolitum, cuipiam minus arrideat; proinde ut pathologia *σπασμῶδης* huic basi innitens, tantum *ignoti per ignotius explicatio* videatur; facile erat istiusmodi effectus, circa res tum naturales, tum artificiales, instantias et exempla quamplurima proffere; ex quorum analogia in corpore motuum in corpore animato, tum regulariter, tum *αυῶμαΛος* peractorum, rationes aptissimae desumuntur.

1. A ENXAQUECA COMUM [pp. 38-64]

1. Na literatura mais antiga são citados vários exemplos de cefaleias lancinantes, "de rachar a cabeça". Tissot (1790), por exemplo, menciona em seu tratado: "C. Pisson (um médico) sofria acessos tão violentos de enxaqueca que acreditava estarem realmente rachando as estruturas de seu crânio[...]. Stalpart van der Viel via as estruturas de seu crânio verdadeiramente partir-se em um acesso de enxaqueca, cuja causa era a esposa do jardineiro[...]".

2. A canção do "pesadelo" em *Iolanthe* fornece uma esplêndida descrição não de um pesadelo, mas de um delírio de enxaqueca (a canção menciona outros onze sintomas de enxaqueca). Como observam Gilbert e Sullivan: "Sua sonolência é prenhe de tantos sonhos horríveis que é muito melhor ficar acordado".

3. Tive uma paciente, uma mulher inteligente em cujo testemunho sinto-me inclinado a acreditar, que afirmou desenvolver um peculiar odor de fruta nos períodos de retenção hídrica que inauguravam suas enxaquecas ocasionais. Infelizmente, porém, ela não teve acessos durante o período de seis meses em que a atendi, e por isso não houve oportunidade de identificar a natureza ou causa desse odor.

4. Essa questão — e uma resposta um tanto inesperada — salientou-se quando tive a oportunidade de indagar a um paciente (caso 12), um célebre escritor, sobre o início de suas enxaquecas. Ele me respondeu: "Você fica insistindo comigo para dizer se os acessos começam com este ou aquele sintoma, este ou aquele fenômeno, mas não é assim que eu os sinto. Não começa com um sintoma, começa como um todo. Sente-se a coisa toda, primeiro muito de leve, no início. [...] É como vislumbrar um ponto, um ponto conhecido no horizonte, gradualmente se aproximando, e vê-lo ficar cada vez maior; ou vislumbrar nosso local de chegada de longe, num avião, e vê-lo ficar cada vez mais claro à medida que descemos através das nuvens". Ele acrescentou: "A enxaqueca *vai avultando*, mas é apenas uma mudança de escala — tudo já está ali desde o início".

Esse aspecto do "avultar", de enormes mudanças de escala, nos dá uma ideia diferente do que poderíamos denominar a paisagem da enxaqueca; ele nos faz vê-la em termos dinâmicos, temporais — os termos da teoria do caos —, e não da perspectiva estática, clássica.

5. Pavlov comentou a frequência com que um estado hipnótico em um cachorro poderia ser interrompido pelo ato de comer. Este, em geral seguido pelo ato de coçar-se e espirrar, serve para despertar o cão de seu estado de transe, e por isso Pavlov denominou-o reflexo "autocurativo".

3. AURA DE ENXAQUECA E ENXAQUECA CLÁSSICA [pp. 89-150]

1. A derivação e o significado original do termo foram descritos por Gowers da seguinte maneira: "A palavra *aura* foi usada pela primeira vez por Pélopes, mestre de Galeno, que se surpreendeu com o fenômeno que dá início a muitos acessos — uma sensação que começa na mão ou pé, e parece subir à cabeça. Como os pacientes descreveram-lhe a sensação como um vapor frio, ele supôs que poderia ser isso mesmo que percorria os vasos, os quais, segundo se acreditava na época, continham ar. Por isso, ele a denominou πνευματικὴ αὐρα, vapor espirituoso".

2. Essa descrição de caso também ressalta a capacidade específica da luz para provocar várias formas de aura de enxaqueca, assunto que será exposto com mais detalhes no capítulo 8.

3. Hughlings Jackson fez o seguinte comentário sobre a tendência de elaborar imagens a partir de alucinações elementares quando ocorrem estados fisiologicamente anormais: "Um homem sadio vê moscas volantes devido a manchas intraoculares; elas lhe parecem pontos e filamentos em movimento à sua frente. Mas suponhamos que o homem sofra de desintegração (como em casos de *delirium tremens*) e que ocorra o primeiro nível de desintegração: então ele vê camundongos e ratos. *Grosso modo*, a seu ver as moscas volantes 'transformam-se' nesses animais".

4. Gowers, referindo-se aos escotomas negativos centrais, afirma: "Essa perda central, de simetria tão perfeita, parece impossível de explicar por um suposto distúrbio da função de um hemisfério. Ela só pode ser explicada [...] por uma inibição funcional simultânea (de ambos os hemisférios), perfeitamente simétrica".

5. Uma descrição pessoal extremamente detalhada de visão em mosaico e cinematográfica sofrida durante um severo ataque de enxaqueca é apresentada em meu livro *A leg to stand on*, pp. 95-101.

6. Uma exposição recente intitulada "Visão em mosaico" — pinturas feitas por enxaquecosos sobre suas próprias experiências visuais nos acessos — indica que a visão em mosaico, pelo menos em certa medida, não é rara durante severas auras de enxaqueca. Essas pinturas parecem indicar que primeiro pode surgir algo como uma treliça poligonal sobre uma parte do campo visual ou sobre todo ele, e a seguir a própria imagem torna-se "poligonal". A ruptura de tempo e espaço nesses distúrbios de percepção muito flagrantes parece relacionar-se à emergência de dimensões fracionárias, ou "fractalidade", no campo perceptual/cortical (ver capítulo 17, "Aura de enxaqueca e constantes alucinatórias").

7. Uma descrição particularmente minuciosa de alucinações visuais complexas na enxaqueca encontra-se em Klee (1968); infelizmente, ela só me veio às mãos depois de completado meu livro. Klee descreve muitas formas de *me-*

tamorfopsia que ocorrem durante auras de enxaqueca: distorção de contornos, monodiplopias, discriminação de contraste reduzida (acarretando, às vezes, a cegueira de fato), tremor de componentes lineares em imagens visuais e formação de halos concêntricos (compare com a figura 5B) etc. Esse autor menciona ainda exemplos de alterações de cores em imagens visuais e deslocamentos excêntricos no campo visual não referentes a micropsia e macropsia. Os escotomas clássicos, positivos e negativos, são relativamente raros na série de Klee. Tanto as alucinações simples como as complexas, observa ele, são muito mais comumente difusas do que unilaterais em sua distribuição; essa constatação coaduna-se com minha própria experiência, mas não com a maioria dos outros trabalhos publicados.

8. Recentemente, atendi um paciente que descreveu com muita clareza esse tipo de agnosia visual que se segue a um escotoma cintilante. Quando nesse estado, ele tem muita dificuldade, por exemplo, para saber as horas olhando no relógio. Precisa primeiro fitar um ponteiro, depois o outro, depois todos os números, um por vez, e desse modo, laboriosamente e com enorme lentidão, ele "decifra" a hora que o relógio está marcando. Se ele simplesmente olha o relógio, como faz normalmente, este lhe parece absolutamente ininteligível. Efetivamente, o relógio perde sua fisionomia, sua "face". Não pode mais ser percebido como um todo orgânico, sinteticamente, precisando ser fragmentado, analisado, característica por característica, parte por parte. Essa perda de percepção qualitativa ou "sintética" pode ocorrer com bastante frequência na enxaqueca e ser bem desconcertante. Uma forma particularmente espantosa e constrangedora desse distúrbio é a súbita incapacidade de reconhecer um *rosto*, de vê-lo como familiar, como um todo, e de fato como um *rosto*. Esse distúrbio singular (aterrorizador e às vezes cômico) é denominado *prosopagnosia*. (Eu o descrevo em detalhes na história principal de *O homem que confundiu sua mulher com um chapéu*.) Rupturas semelhantes na percepção sintética podem ocorrer também na esfera da audição. As vozes podem parecer perder sua qualidade característica, tornar-se inexpressivas e sem modulação, nada parecidas com "vozes". A música, analogamente, pode parecer destituída de tonalidade e qualidade musical, tornando-se um mero barulho *ininteligível*, durante uma *amusia* de enxaqueca. Nessas ocasiões, a própria ideia de *música* se perde, assim como na prosopagnosia perde-se a própria ideia de "rosto" e, em nosso paciente, confuso perante o relógio, a ideia de um mostrador de relógio que indica a hora.

9. Estamos descrevendo certos sintomas sensoriais, motores e conceituais da aura de enxaqueca em suas formas mais severas a fim de esclarecer o tipo de distúrbio cerebral envolvido. Com frequência, porém, tais sintomas podem ocorrer apenas como um distúrbio muito tênue, em particular como uma tendência a *erros* de vários tipos: ouvir errado, colocar um objeto em lugar errado, ler errado as palavras, lapsos verbais, ligeiros lapsos de memória etc. Freud, que sofria de enxaquecas clássicas, comentou a respeito desses erros:

"Os lapsos verbais de fato ocorrem mais frequentemente quando se está cansado, ou se tem uma dor de cabeça ou se pressente a chegada de um acesso de enxaqueca. Esquecer nomes próprios acontece muitas vezes nessas circunstâncias; muitas pessoas habitualmente apercebem-se da iminência de um acesso de enxaqueca pela incapacidade de lembrar nomes próprios" (Freud, 1920). Freud, na verdade, não apenas sofria de enxaqueca mas também se fascinava com a doença porque ela era um exemplo de reação psicofísica e biológica. Em março de 1895, ele resumiu muitas de suas ideias a respeito da natureza e da causa da enxaqueca e enviou uma cópia a Fliess; lamentavelmente, ele nada chegou a publicar sobre o tema.

10. Várias teorias psicológicas e fisiológicas foram propostas para explicar o *déjà vu* e os sintomas aos quais ele normalmente está associado. Freud atribui o caráter fantástico da experiência a um súbito retorno de material reprimido, ao passo que Efron considera o *déjà vu*, a afasia e as distorções subjetivas de tempo — quando ligados uns aos outros — uma alteração da "rotulação do tempo" no sistema nervoso. Essas duas teorias têm diferentes dimensões de explanação e são perfeitamente compatíveis uma com a outra.

11. Algumas pessoas, ao saberem que as sensações de reminiscência forçada e *déjà vu* são particularmente comuns na epilepsia, enxaqueca, psicose etc., passam a temer por sua saúde ou sanidade mental. Elas podem ser tranquilizadas pelas palavras de Hughlings Jackson: "Eu nunca [...] diagnosticaria epilepsia com base na ocorrência paroxísmica de 'reminiscências' sem outros sintomas, embora suspeitasse de epilepsia se esse estado mental sobrepositivo começasse a ocorrer com muita frequência [...]. Nunca um paciente me procurou apenas por causa de 'reminiscências'; sempre houve nos casos que atendi, na época em que os atendi, juntamente com esta ou aquela forma de 'estado onírico', sintomas ordinários, embora muitas vezes bastante ligeiros, de epilepsia". Tais estados de reminiscência onírica são bem frequentes em enxaquecas clássicas. Entretanto, as descrições mais detalhadas que me fizeram sobre eles foram no contexto de epilepsia (ver "Reminiscência", em *O homem que confundiu sua mulher com um chapéu*).

12. Uma vívida descrição de alucinações em mosaico encontra-se na monografia de Klee; uma de suas pacientes viu, certa vez, triângulos vermelhos e verdes movendo-se em sua direção; outras vezes teve a visão de figuras hexagonais pretas em torno de um círculo brilhante, e em muitas ocasiões ocorreu-lhe a visão de um brilho vermelho e amarelo tremulante que lembrava um cobertor xadrez sendo agitado.

Em um fascinante artigo baseado em parte nas suas próprias experiências ("The fortification illusions of migraine", 1971), o dr. W. Richards afirma que os motivos hexagonais repetidos são uma característica bem típica das alucinações de enxaqueca, e pondera que isso poderia talvez refletir a organização funcional do córtex visual em unidades hexagonais. Padrões geométricos e sobretudo hexagonais repetidos foram mencionados em quase todas as formas de alucinações visuais primitivas, e são considerados "constantes alucinatórias" por Kluver (ver capítulo 17, "Aura de enxaqueca e constantes alucinatórias").

13. Pode-se talvez entender um pouco melhor essa complexa zona indistinta em que se verificam o "delírio", a "mania", os "estados oníricos" e a "confusão" com a própria constatação recente de que a chamada amnésia global transitória (TGA — *transient global amnesia*) pode ocorrer com frequência significativa em acessos de enxaqueca clássica. De fato, sugeriu-se que essa síndrome notável — na qual o paciente pode não só perder toda a memória de curto prazo, mas também desenvolver uma profunda amnésia retrógrada — pode ter um caráter predominante ou exclusivamente de enxaqueca. Em tal amnésia, o paciente pode não só perder a capacidade de reconhecer familiares, amigos, pessoas e lugares do presente, mas também, depois de se recuperar, pode não se lembrar da dor de cabeça, náusea, escotomas etc. de que se queixara durante o acesso (Crowell, 1984). Escrevi pormenorizadamente sobre os quase inacreditáveis efeitos da amnésia retrógrada profunda em "O marinheiro perdido", no livro *O homem que confundiu sua mulher com um chapéu* e no ensaio "The last hippie", da *New York Review of Books*, depois publicado em *Um antropólogo em Marte*.

14. As alucinações liliputianas associam-se marcadamente ao delírio alcoólico e, menos comumente, à intoxicação por éter, cocaína, haxixe ou ópio — Théophile Gautier deixou encantadoras descrições desses duendes vistos em alucinações induzidas por drogas. Miríades de diminutas alucinações podem ocorrer nas excitações dessa paresia geral (Baudelaire). Pacientes com delírios febris podem ter alucinações liliputianas, como descrito por Musset. O jejum, a inanição e os ferimentos infeccionados de flagelações podem ter sido parte da causa das alucinações diminutas de certos místicos (por exemplo, Joana d'Arc). Leroy (1922), examinando o tema, observa que enquanto "visões tóxicas comuns podem produzir sensação de medo e terror, as visões liliputianas, ao contrário, são acompanhadas por uma sensação de curiosidade e divertimento". Cardano costumava ter acessos quase diários de alucinações liliputianas, ou evocá-las (ver Apêndice II: "Visões de Cardano").

15. Eu estava conversando sobre o assunto com um colega, um zoólogo, e ele imediatamente reconheceu meu diagrama de um escotoma cintilante e disse: "Já tive isso muitas vezes quando era jovem, em geral à noite, deitado. Eu ficava maravilhado com as cores e sua expansão — elas me lembravam uma flor se abrindo. Nunca tive uma dor de cabeça logo a seguir, nem outros sintomas. Julguei que todo mundo visse coisas assim — nunca me ocorreu que isso fosse 'sintoma' de algo".

16. Vários pacientes que sofreram de enxaqueca clássica durante muitos anos passaram a "perder" suas dores de cabeça enquanto estavam sob meus cuidados, apesar de não ter sido administrada medicação específica. Desconfio que essa modificação no formato da enxaqueca deva-se à sugestão, uma consequência de eu ter demonstrado extremo interesse em seus sintomas de aura e muito menos interesse em suas dores de cabeça.

17. Houve recentemente uma alteração na terminologia, com os termos enxaqueca *clássica* e *comum* sendo substituídos por enxaqueca *com* e *sem* aura. Alguns estudiosos (por exemplo, Olesen *et al.*, na Dinamarca) acreditam que pode haver diferenças hemodinâmicas importantes entre a enxaqueca clássica e a comum, mas atualmente a opinião cada vez mais aceita é a de que não existe uma diferença essencial — epidemiológica, clínica, fisiologicamente — entre as duas (ver Ranson *et al.*, 1991). Muitos pacientes têm ora uma, ora outra, e às vezes acessos com grande excitabilidade visual todo o tempo, mas sem aura, o que parece ser um estado intermediário entre as duas.

18. Veja-se Hobbes: "O que não é corpo não é parte do universo [...] e como o universo é tudo [...] o que não é corpo é nada [...] e lugar nenhum" (Hobbes, *The kingdome of darknesse*).

PARTE II — A OCORRÊNCIA DA ENXAQUECA

6. A PREDISPOSIÇÃO À ENXAQUECA [pp. 176-93]

1. Um instrutivo exemplo de "pseudo-hereditariedade" na determinação de complexas reações psicofisiológicas é a descoberta de Friedman de que não apenas 65% dos pacientes enxaquecosos, mas também 40% dos pacientes com cefaleia de tensão, apresentam incidência de seus respectivos sintomas na família. Nunca se sugeriu (nem é provável que seja sugerido) que as cefaleias de tensão tenham base genética; evidentemente, elas são adotadas em grupos familiares nos quais esse é o "estilo da família".

2. Enquanto revia as provas deste livro, tive a oportunidade de atender um paciente com enxaqueca hemiplégica que tinha quatro irmãos, um dos pais, um tio e um primo coirmão que sofriam do mesmo mal.

3. "Em uma ponta da série encontram-se aqueles casos extremos sobre os quais se pode afirmar: essas pessoas teriam adoecido não importa o que lhes tivesse acontecido, não importa o que houvessem vivenciado [...]. Na outra ponta estão os casos que suscitam o veredicto oposto — teriam indubitavelmente escapado à doença se a vida não lhes tivesse imposto tais e tais fardos. Nos casos intermediários da série, um grau maior ou menor do fator predisponente [...] é combinado a um grau maior ou menor das imposições danosas da vida." (Freud, 1920, p. 356)

7. ENXAQUECAS PERIÓDICAS E PAROXÍSMICAS [pp. 194-202]

1. Sentimentos semelhantes com frequência são expressos por pacientes com ciclos maníaco-depressivos. Estes representam não apenas alterações fi-

siológicas e químicas do corpo, mas também *ciclos morais*, com isenções dos ditames mais rígidos da consciência durante os períodos de elação e uma magnificação da consciência nas fases de depressão onde imperam a autoaversão e a autoacusação. A depressão muitas vezes é vivenciada como se fosse o pagamento pela mania, assim como uma penosa enxaqueca pode ser prevista depois de um prolongado período sem dor.

2. Talvez o mais marcante exemplo de imunidade pós-íctica seja o encontrado no caso de enxaqueca em salvas; durante o grupo de acessos, os pacientes podem ficar extraordinariamente sensíveis à ingestão de álcool; depois disso, imediatamente são capazes de ingerir álcool em abundância sem efeitos perversos. A aproximação de um grupo de acessos subsequente pode ser assinalada, sem acessos de dor espontânea, pelo retorno da sensibilidade ao álcool e por ataques brandos induzidos pelo álcool.

8. ENXAQUECA CIRCUNSTANCIAL [pp. 203-33]

1. Uma miscelânea semelhante de circunstâncias excitantes pode provocar muitas reações análogas, como, por exemplo, a febre de feno. Como observou Sydney Smith nesse contexto, a seu próprio respeito: "A membrana é tão irritável que luz, pó, contradição, um comentário absurdo, a visão de alguma divergência, qualquer coisa me põe a espirrar".

2. Cabe fazer uma observação, nesse contexto, que pode aplicar-se forçosamente a muitas das mais estapafúrdias e idiossincráticas circunstâncias às vezes consideradas responsáveis por acessos de enxaqueca: uma verdadeira sensibilidade orgânica pode ser imitada pelo que Liveing denominaria um "hábito patológico", ou seja, um reflexo condicionado. Podemos lembrar aqui aqueles pacientes com "febre da rosa" que começam a espirrar se lhes mostrarem uma rosa de papel.

3. Não é raro pacientes sonharem com uma aura ou perceberem, claramente ou de modo camuflado, a entrada dos fenômenos da aura no fluxo de sonhos, sendo sempre importante indagar se os pacientes têm tais auras-sonhos. Descrevo uma experiência pessoal de uma dessas auras-sonhos em *A leg to stand on* (pp. 95-101), e discorri sobre o tema em geral em "Neurological dreams", *MD Magazine*, fevereiro de 1991.

4. Um exemplo fascinante de reação aural à estimulação intermitente e com padrão visual é o da descrição de caso citada por Liveing, na qual os acessos do paciente eram evocados pela visão de neve caindo, e por nenhuma outra circunstância.

5. Depois de esboçar o manuscrito original, tive a sorte de ouvir a minuciosa descrição de caso citada no capítulo 3 (caso 75), na qual a parestesia de enxaqueca, juntamente com outros sintomas de uma aura, era aparentemente provocada pela ressonância com um estímulo tátil oscilatório na frequência apropriada.

6. Existe, obviamente, uma forte sugestão *moral* em tais regimes, assim como em muitas outras maneiras eficazes de tratar a enxaqueca. Sydney Smith, que sofria de febre de feno, ressalta a natureza ascética de seu tratamento: "[...] Estou cuidando de mim do modo apropriado, e esse cuidado consiste em não comer nada do que gosto e não fazer nada do que desejo".

7. Existem inúmeros exemplos desses sintomas que se autoperpetuam, nos quais ocorre uma reverberação de estímulo e resposta ou uma oposição sustentada entre eles — uma espécie de eco fisiológico. Um exemplo conhecido é o tremor (reverberação) e a rigidez parkinsonianos (oposição sustentada). Em todos esses casos, devemos pensar — assim como na perpetuação de uma enxaqueca — em *inércia* e *impulso*.

8. Um conhecido exemplo desse tipo de interação autônoma periférica é o reflexo gastrocólico — esvaziamento do intestino em resposta ao enchimento do estômago. Esse reflexo pós-desjejum universal evidentemente não é mediado por mecanismos centrais, e sim por uma sinalização direta do estômago ao cólon, uma "simpatia" entre essas duas partes do aparelho digestivo.

9. A história da histeria nos fornece muitos exemplos conhecidos dessa fusão entre expectativas e sintomas. A descrição de histeria feita por Charcot, por exemplo, foi responsável pela frequente ocorrência dos sintomas que ele mencionou. Com sua morte, e a mudança das expectativas médicas, mudaram, por sua vez, as formas de histeria.

PARTE III — A BASE DA ENXAQUECA

10. MECANISMOS FISIOLÓGICOS DA ENXAQUECA [pp. 251-75]

1. Recentemente, trabalhando com meu especialista em eletroencefalografia, P. C. Carolan, tive a extraordinária sorte de monitorar o EEG de dois pacientes — gêmeos idênticos — durante o curso de severas auras escotomatosas de enxaqueca. Em ambos os casos, vimos enormes ondas lentas no espectro das ondas delta (1-3 Hz) limitadas aos eletrodos occipitais, que desapareceram em poucos minutos à medida que os pacientes recuperaram a visão.

11. A ORGANIZAÇÃO FISIOLÓGICA DAS ENXAQUECAS [pp. 271-85]

1. Tratamos sobretudo dos inter-relacionamentos formais e clínicos de reações e paroxismos cerebrais *breves*. Não é objetivo deste trabalho explorar as afinidades entre estas e certas reações *prolongadas* — especialmente crises

afetivas e catatônicas — embora tenhamos indicado na figura 9 sua presumida vinculação com enxaquecas, epilepsias etc. Posso indicar ao leitor as descrições de Bleuler sobre crises transicionais nessa fronteira (o complemento da fronteira de Gowers) e sua conclusão (*Dementia praecox*, p. 178) de que "[...] existe uma escala contínua de transições, do verdadeiro ataque cerebral orgânico aos estados agitados". Uma continuidade semelhante pode ser identificada em relação a estados inibitórios; uma descrição de caso ilustrativa foi fornecida por Pierre Janet (1921), que descreve o início, em um paciente, de "distúrbios paroxísmicos de consciência na forma de períodos de desfalecimentos mais ou menos prolongados", culminando em um distúrbio semelhante ao sono com duração de cinco anos.

12. ABORDAGENS BIOLÓGICAS DA ENXAQUECA [pp. 286-93]

1. Depois de ter escrito esta passagem, deparei com os comentários de Freud a respeito do sono: "O sono [escreveu Freud] é uma condição na qual eu me recuso a ter qualquer ligação com o mundo exterior e afasto dele meu interesse. Adormeço retirando-me do mundo exterior e evitando os estímulos que dele procedem [...]. Digo a ele quando adormeço: 'Deixe-me em paz, pois quero dormir' [...]. Assim, o objetivo biológico do sono parece ser a recuperação, e sua característica psicológica, a suspensão do interesse pelo mundo exterior". (Freud, 1920, p. 92)

2. Não estamos querendo dizer que um homem específico (ou animal) um belo dia sofreu uma "Ur-enxaqueca" da qual todas as enxaquecas posteriores descenderiam. O termo nada mais é do que uma ficção da história lógica — como as ideias de *Urpflanze*, de *Urmensch* ou *lingua adamica* (ver Rieff, 1959, pp. 225-8).

13. ABORDAGENS PSICOLÓGICAS DA ENXAQUECA [pp. 294-314]

1. É possível, e talvez importante, representar as funções recuperativas e regressivas da enxaqueca segundo a teoria da libido. Descrevemos as enxaquecas em termos de afastamento e repúdio do mundo exterior, e repetidamente as comparamos ao sono. Também as descrevemos envolvendo o enxaquecoso em seus sintomas, exigindo e apoderando-se de sua atenção, tal qual os sintomas de doença orgânica ou hipocondria. Freud concebe o sono e o sofrimento da seguinte maneira: "[...] O sono [escreve ele] é uma condição na qual toda a carga psíquica investida nos objetos, tanto da libido como do ego, é abandonada e recolhida no ego. Isso não lança uma nova luz sobre a recuperação

proporcionada pelo sono [...] ? [...] Na pessoa adormecida, reproduz-se novamente o estado primário da distribuição libidinal, o do absoluto narcisismo, no qual a libido e os interesses do ego ainda habitam juntos, unidos e indistinguíveis no eu autossuficiente". Sobre a imersão em sintomas, Freud escreveu: "[...] Certas condições — doença orgânica, dolorosos acessos de estimulação e afecção inflamatória de um órgão — têm claramente o efeito de libertar a libido de sua ligação a objetos. A libido que assim foi retirada liga-se novamente ao ego na forma de um investimento mais forte da região afetada do corpo [...]. Isso parece conduzir a uma possibilidade de compreender a hipocondria, na qual algum órgão, sem estar perceptivelmente doente, torna-se, de modo bem semelhante, o alvo de solicitude por parte do ego". (Freud, 1920, pp. 424-6)

2. Alexander sugeriu que se restringisse o termo *conversão* a sintomas motores e sensoriais, excluindo os vegetativos. Contudo, existem numerosas evidências de que muitas atividades e sintomas autônomos, não geralmente considerados sob controle consciente ou inconsciente, são efetivamente usados como símbolos e modificados consoante esse uso. O exemplo mais claro e mais conhecido disso é visto na ocorrência do estigma histérico.

Recentemente foram obtidas evidências experimentais importantíssimas de que processos vegetativos podem ser *aprendidos*. Assim, foi possível treinar cães paralisados por curare a acelerar e desacelerar seu ritmo cardíaco, a relaxar e contrair os músculos intestinais, a comprimir os vasos sanguíneos em uma orelha e dilatá-los na outra, a controlar as contrações estomacais, a formação da urina, a pressão sanguínea e outras reações.

3. O vômito é um reflexo primitivo em muitos animais. O vômito psicogênico pode ser considerado uma reencenação desse reflexo em um nível simbólico. A náusea é *tanto* uma sensação *quanto* uma atitude, tendo o tono emocional e o conceito de "nojo", aparentemente, derivado do reflexo de rejeição, assim como a dor (sensação, tono emocional, conceito) derivou de reflexos nociceptores.

4. O simbolismo aqui considerado tem relação com vários *sintomas* de enxaqueca, não com representações internas das vísceras, glândulas etc. O interior do corpo, ao contrário da superfície corporal, *não é* representado topograficamente na consciência. Disso resultam as imagens absurdas que a maioria das pessoas nutre com respeito às formas e às relações de seus órgãos internos, e as projeções alucinatórias de tais imagens nos bizarros sintomas de histeria e hipocondria — aspectos que são examinados em detalhes no livro do dr. Jonathan Miller, *The body in question*. Na enxaqueca, atribui-se significância simbólica a sintomas verdadeiros; na histeria, a representações imaginárias ou morais do corpo.

5. O uso de sintomas neurológicos primitivos como expressões simbólicas pessoais é facilmente exemplificado na área dos mecanismos motores. A protrusão intermitente dos lábios (*Schnauzkrampf*) pode ser vista na doença cortical difusa, em lesões do lobo frontal, na esquizofrenia etc. Sua ocorrên-

cia, como a dos reflexos do muxoxo ou da sucção, depende da diminuição da inibição do lobo frontal. Ela pode, ainda assim, atender a um propósito simbólico adicional, sobretudo na esquizofrenia. Nas palavras de Bleuler, "[...] *Schnauzkrampf* é entendido mais prontamente como uma expressão de *desprezo* do que como uma contração tônica localizada dos músculos que controlam a protrusão dos lábios [...] [esse reflexo] é caracterizado por mudanças de intensidade que, sob influências psíquicas, podem variar de zero a determinado máximo. A natureza dessas mudanças só pode ser entendida se considerarmos pelo menos suas precipitações como um processo psíquico". (Bleuler, p. 448)

6. "A pessoa ao sonhar tem sob seu comando um modo de expressão simbólico sobre o qual ela nada sabe [...]. Essas comparações [simbólicas] não são reinstituídas a cada vez, e sim estão sempre prontas e disponíveis, perfeitas para qualquer ocasião [...] isso nós inferimos a partir de sua identidade em pessoas diferentes [...] temos a impressão de que estamos tratando, nesse caso, de um modo de expressão antigo porém obsoleto [...] [que] remonta a fases que nosso desenvolvimento intelectual suplantou há muito tempo. [...] Parece-me que o simbolismo, um modo de expressão que nunca foi adquirido individualmente, pode ser considerado uma herança racial." (Freud, 1920)

7. Um modo de expressão ainda mais antigo é o uso simbólico de reações alérgicas, reações em nível das células e tecidos que podem ser postas em uso na economia emocional do indivíduo. Vimos a grande frequência com que reações alérgicas desencadeadas emocionalmente podem coexistir com enxaquecas ou servir como um modo de expressão corporal alternativo.

PARTE IV — ABORDAGENS TERAPÊUTICAS DA ENXAQUECA

14. MEDIDAS GERAIS PARA O TRATAMENTO DA ENXAQUECA [pp. 317-27]

1 Freud argumenta essencialmente a mesma coisa com respeito ao tratamento de sintomas e doenças neuróticas: "[...] Embora se possa dizer [...] que ele escolheu uma 'fuga na doença', deve-se admitir que, em muitos casos, a fuga é plenamente justificável, e o médico que tiver percebido esse estado sairá de cena discreta e conscienciosamente [...]. Sempre que [...] a vantagem obtida com uma doença chegar a se destacar e nenhum substituto possa ser encontrado na realidade, você não precisará ter grandes esperanças de influenciar a neurose por meio de sua terapia". (Freud, 1920, p. 391)

15. MEDIDAS ESPECÍFICAS DURANTE E ENTRE OS CASOS [pp. 328-50]

1. O quadro clínico do ergotismo, escreve Wolff, é dramático e aterrador. Primeiro ocorrem vômitos fortes, depois as extremidades, em geral os pés, ficam sem pulsação e incham com congestão e cianose. Por fim, desenvolve-se uma gangrena. Embora eu nunca tenha visto um caso de ergotismo nesse grau, observei que algumas pessoas que tomam ergotamina cronicamente (em especial mais de 50 mg semanais) ficam com as extremidades ligeiramente isquêmicas, com a pele pálida, frouxa, mosqueada e sensível ao frio, e às vezes pontilhada de minúsculas cicatrizes ou microinfartações.

2. Alguns pacientes previamente assintomáticos podem apresentar seus primeiros sintomas *manifestos* de sensibilidade vascular quando passam a tomar metisergida; essas reações idiossincráticas são especialmente comuns, e devem ser prevenidas, nas pessoas com casos de doença de Raynaud na família. Alguns médicos procuram fazer a "titulagem" em tais pacientes com pequenas doses de ergot ou metisergida; esse procedimento deve ser evitado, pois pode acarretar progressivo dano isquêmico das extremidades.

16. AVANÇOS RECENTES NO TRATAMENTO DA ENXAQUECA [pp. 351-68]

1. Mudanças semelhantes no pensamento médico ocorreram nessa mesma época com respeito a outras afecções neurológicas. Em 1960, descobriu-se também que a droga haloperidol era capaz de reduzir drasticamente os bizarros fenômenos da síndrome de Tourette. Antes disso, a enfermidade de Tourette era considerada puramente psicogênica, "freudiana", e os pacientes tendiam a ser submetidos a psicanálises prolongadas, bem-intencionadas, mas sem eficácia alguma. Com a descoberta da eficácia do haloperidol, houve uma mudança súbita (e talvez excessiva), e a síndrome de Tourette passou a ser considerada puramente "química", causada por sistemas de dopamina geneticamente instáveis no cérebro. Hoje em dia, por outro lado, existe uma espécie de reação a essa reação, pois uma síndrome que, como a de Tourette, se impõe ao caráter e às emoções, à experiência cotidiana, tem de possuir determinantes psicodinâmicos e ambientais tanto quanto químicos — e isso deve valer, mesmo que em menor grau, também para a enxaqueca.

2. A maioria dos desencadeadores da enxaqueca foi reconhecida há muito tempo, mas um fator novo — sem descrição na literatura médica pelo menos até 1972 — é o da chamada "enxaqueca do futebolista"; consiste na imediata evocação de fosfenos, escotomas cintilantes, extinção da percepção de cores e até mesmo cegueira cortical, seguidos de cefaleia unilateral, vômito etc., alguns minutos depois de o indivíduo "cabecear" uma bola de futebol. Isso pode

ocorrer com qualquer jogador, mesmo que nunca tenha tido uma enxaqueca. Parece provável que golpes na cabeça sejam capazes de causar uma imediata "depressão de propagação" no córtex visual, que então acarreta diretamente uma enxaqueca, desviando-se dos usuais mecanismos "idiopáticos".

Existem evidências, clínicas e eletrofisiológicas, de que o córtex visual pode ser incomumente sensível à excitação e à perturbação em pessoas que sofrem de enxaqueca clássica, mesmo entre acessos. Estímulos puramente visuais podem provocar uma aura de enxaqueca; Liveing descreveu um paciente cujos acessos eram desencadeados pela visão de neve caindo, e tive muitos pacientes cujas auras eram provocadas por perturbações no campo visual (a ondulação de água ou folhagem mais comumente, e, em um paciente (caso 90, p. 218), por assimetrias — a visão de um paletó abotoado assimetricamente, por exemplo), que davam início a um distúrbio perceptivo que se propagava, uma distorção no campo visual que se disseminava em todas as direções. Uma luz tremulante pode provocar enxaqueca em algumas pessoas, e mesmo quando não tem esse efeito ela tende a causar um impulso excessivo do EEG nas partes visuais do cérebro. O estudo dos potenciais visuais evocados mostra potenciação dos mesmos em pacientes enxaquecosos, no córtex visual primário e nas áreas de associação visual, mesmo entre acessos. Essas observações corroboram acentuadamente a ideia de que a enxaqueca é primordialmente um evento neural, uma reação neural baseada em sensibilidades neuroniais inatas e específicas.

3. Certa vez tive a oportunidade de observar o término imediato e completo de um "ataque" da doença de Tourette — com violentos tiques, brados, gritos e contrações musculares — mediante a hipnose autoinduzida (na forma de meditação transcendental). Eu jamais teria imaginado ser psicologicamente possível um efeito como esse, e desde então aumentou muito meu respeito por essas técnicas.

4. Em "Witty Ticcy Ray" (*O homem que confundiu sua mulher com um chapéu*, 1985), relato minhas tentativas de tratar um jovem que tinha a síndrome de Tourette desde tenra infância. Foi necessário que ele abrisse mão de sua "identidade tourettiana", que carregara consigo a vida inteira, que ele enfrentasse o desafio de ser sadio e livre daquela doença, *antes* que pudesse reagir adequadamente a medicações específicas.

PARTE V — A ENXAQUECA COMO UM UNIVERSAL

17. AURA DE ENXAQUECA E CONSTANTES ALUCINATÓRIAS [pp. 370-402]

1 As fortificações, observa Lashley, são extremamente brilhantes — comparáveis a uma superfície branca refletindo o sol do meio-dia. Os padrões

enxadrezados, de treliça, filigranas etc. são bem mais pálidos, e por isso podem passar despercebidos mesmo quando estão presentes. Mas, para alguns pacientes, pode ocorrer como descrito por Herschel: os acessos consistem primeiro em fosfenos e fortificações e só depois desenvolvem os padrões enxadrezados e formas mais trabalhadas. O formato estereotipado das perguntas feitas pelo médico também pode tolher a revelação da frequência das formas geométricas mais complexas. Há bem pouco tempo (março de 1992), consegui extrair surpreendentes descrições de visão em mosaico de duas pessoas que conheci por acaso; ambas, como descobri, haviam procurado auxílio médico, sendo-lhes indagado se tinham escotomas "clássicos", mas a nenhuma delas se fizeram perguntas sobre os acessos muito mais estranhos de visão em mosaico que elas experimentavam. Esse importante sintoma, que lhes parecia ao mesmo tempo bonito e aterrador, deixara de ser "extraído" pelo questionamento médico simplista.

2. Airy, no diário que escreveu quando estudante, aos quinze anos, menciona o interior da fortificação "em ebulição e rodopiando de um modo fascinante, como se fosse um líquido espesso cheio de vida", e em seu artigo de 1870 acrescenta outras imagens de turbulência quase meteorológica que lhe ocorreram em vários acessos. Faz repetidas menções a um lento "rolamento", "agitação" ou "oscilação" de partes do campo visual — bem distintos do rápido "tremor" das fortificações — e, em uma descrição quase poética, diz que

> a borda da área visual parece estar em ebulição com uma luz tumultuada, que às vezes pode ser vista reunindo-se em um ou outro ponto [um século mais tarde, poderíamos descrever isso, talvez, como um "atrativo"] e logo tornando a fluir pela orla do mar fervilhante, esplêndida com amplas centelhas de azul, vermelho, verde.

3. O arquivo Boehringer-Ingelheim contém exemplos de arte produzida por enxaquecosos, com centenas de pinturas feitas por pacientes sobre suas próprias auras. Noventa delas foram recentemente exibidas no Exploratorium de San Francisco em uma exposição intitulada "Arte em mosaico".

4. Padrões geométricos simples podem ser provocados pela pressão sobre o globo ocular, e aparentemente originam-se no interior do olho. Esses padrões foram ilustrados por Purkinje há quase dois séculos. É possível que a própria retina seja capaz de gerá-los e que possua certo grau de "auto-organização". Mas na enxaqueca, como estava evidente mesmo para Herschel, os padrões originam-se no cérebro, pois têm distribuições caracteristicamente hemianópicas e outros indícios de uma origem "superior". Padrões como esses também podem ser vistos — e isto vale igualmente para as alucinações elementares induzidas por *Cannabis* e mescal — na escuridão total ou por pessoas cegas que têm os olhos enucleados.

5. A geração desses padrões, assim como a de imagens de nível superior, com privação sensorial é particularmente interessante, pois sugere que existe

uma atividade cortical autônoma contínua, mesmo em repouso, e que isso pode tornar-se exagerado e patológico, não só com a superestimulação do córtex, mas também com a remoção das restrições perceptivas normais.

6. Ver Apêndice II: "Visões de Cardano"

7. Como afirma Prigogine, "a ideia de uma inteligência organizadora imanente é, assim, com frequência contradita por um modelo organizacional emprestado da tecnologia da época (mecânico, calor, máquinas cibernéticas), que imediatamente suscita a retórica: 'Quem' construiu a máquina, o autômato que obedece ao propósito externo?".

8. Mitchell Feigenbaum e outros têm sido teóricos de peso nessa área; Feigenbaum destacou-se sobretudo por sua descoberta das chamadas bifurcações "duplicadoras de período". Trata-se da mudança de frequências do sistema por múltiplos exatos de dois quando algum parâmetro é alterado. O que é vital aqui é o fato de que as bifurcações ocorrem em uma sequência geométrica precisa (a "sequência de Feigenbaum"), a qual não pode ser predita a partir da descrição básica do sistema. Essas duplicações de período são encontradas em um número surpreendentemente grande de sistemas naturais, de torneiras que pingam a ritmos cardíacos e movimentos caóticos da órbita de Plutão.

9. Cowan e outros haviam anteriormente aventado a existência de uma projeção "conformal" do campo visual sobre o córtex, ou seja, um mapeamento formal de sua estrutura circular sobre a estrutura retilínea do córtex. O mapeamento conformal é, em essência, um "esticamento" e "recurvamento" do mundo visual. Essa projeção significa que frentes de onda retas no córtex poderiam ser percebidas, ou vistas em alucinação, como estruturas curvas no campo visual. As projeções conformais mostraram que as quatro constantes de forma de Kluver tinham correspondência com faixas de excitação simples no córtex. Com isso, as constantes de forma circular, espiral e radial de Kluver tornavam-se simples retângulos, ou "rolos", ao passo que as constantes de treliça e teia transformavam-se em "grades" retangulares no córtex. A análise de Ermentrout e Cowan gerou grades e rolos assim, e vimos grades e rolos parecidos em nossas simulações. Mas também vimos verdadeiras treliças, espirais, formas semelhantes a túneis. Temos esperança de que os avanços nos métodos de diagnóstico por imagem — talvez sobretudo em PET scanning (tomografia por emissão de pósitrons) e SQUID (magnetoencefalografia) feitos durante auras de enxaqueca — conseguirão demonstrar a presença dessas formas como padrões eletromagnéticos no mesmo momento em que os pacientes as veem internamente. Essa representação poderia fornecer uma "fotografia" objetiva dos processos da enxaqueca, em contraste com as alucinações, que fornecem apenas a "fotografia" subjetiva.

APÊNDICE I — AS VISÕES DE HILDEGARDA [pp. 403-6]

1. "Há momentos" [escreveu Dostoievsky sobre essas auras], "e é uma questão de apenas cinco ou seis segundos, em que a pessoa sente a presença da harmonia eterna [...] uma coisa terrível é a apavorante clareza com que ela se manifesta e o êxtase que arrebata a pessoa. Se este estado durasse mais do que cinco segundos, a alma não o poderia suportar e teria de desaparecer. Durante esses cinco segundos, vivo toda uma existência humana, e por isso eu daria minha vida inteira sem julgar estar pagando preço demasiado alto [...]."

APÊNDICE II — VISÕES DE CARDANO (1570) [pp. 407-9]

1. As alucinações complexas causadas por enxaqueca, ou "visões", podem ser particularmente aterradoras paras as crianças. Estas podem (como Cardano) ter medo de mencionar suas experiências para qualquer pessoa, para não serem julgadas excêntricas, mentirosas, loucas ou coisa pior. O dr. J. C. Steele e seus colegas, trabalhando com crianças enxaquecosas em Toronto, conseguiram não só estabelecer a frequência dessas "visões" como também, em muitos casos, persuadir as crianças a pintar as visões de suas auras ou colaborar com um artista médico na reprodução das mesmas (algumas dessas pinturas foram incluídas em Hachinski *et al.*, 1973). O dr. Steele falou-me do enorme alívio demonstrado por aquelas crianças "visionárias" quando lhes foi possível admitir suas experiências, e especialmente representá-las, e contar com uma compreensão amiga e solidária — em vez das reprimendas, das censuras que tinham sofrido até então.

GLOSSÁRIO DAS DESCRIÇÕES DE CASO

Página		
44	40	Enxaqueca “vermelha”: rubor facial crônico e reações de raiva eritematosas.
46	20	Enxaquecas comuns de formato complexo: euforia ou sonolência prodrômicas; dor de cabeça vascular precedida por atividade secretória e excretória difusa.
49, 77, 366	18	Enxaquecas comuns e clássicas, alternando-se com ataques de asma e sonambulismo. Enxaquecas precedidas por intensa sonolência no início e abortadas por um sono breve.
52	60	Enxaquecas comuns acompanhadas por febre alta.
51	35	Enxaquecas comuns e menstruais, precedidas ambas por pródromos de intensa retenção hídrica e hiperatividade. Lise dos acessos com forte diurese e epífora.
52	51	Enxaquecas comuns e abdominais com destacada miose e bradicardia.
58	63	Enxaqueca comum com breve pródromo maníaco.
59	71	Severa síndrome menstrual, com retenção hídrica e psicose pré-menstruais, e dor de cabeça e cólica intestinal pós-menstruais.
414	12	Descrição de enxaquecas “avultando”.
60, 366	68	Enxaquecas dominicais (“sabáticas”), invariavelmente precedidas por pródromo de crescente irritabilidade, com duração de dois a três dias; lise com intensa diurese e diaforese, seguida de sensação de tranquilidade e reanimação.

Página		
61	66	Enxaquecas comuns primeiramente encerradas por vômitos paroxísmicos, posteriormente por espirros paroxísmicos.
69, 74, 199	10	Enxaquecas clássicas com sintomas ora cefálgicos, ora abdominais, ambos precedidos de escotomas cintilantes. Crises apenas na lua cheia. Enxaquecas lunares às vezes alternadas com "lunatismo".
71	58	Enxaquecas clássicas com intensa dor precordial ("pseudoanginal") acompanhando a dor de cabeça. Enxaquecas precordiais ocorrendo também sem o componente da cefaleia.
72, 237	76	Enxaquecas comuns e equivalentes estuporosos de enxaqueca em reação a restrições da vida em um convento.
73, 82-3	49	Síndrome polimórfica: torpores pós-prandiais, enxaqueca comum e contínua cefaleia vascular "latente", salivação ou diaforese noturna paroxísmica, hipotensão ortostática, cólicas intestinais paroxísmicas, narcolepsia e cataplexia.
75	32	Súbita transição de cólicas menstruais para severas dores de cabeça de enxaqueca pré-menstruais.
83, 109, 133, 348	75	Auras de enxaqueca de muitas formas diferentes: pesadelos e "pesadelos diurnos" (auras delirantes) com alucinações sensoriais específicas, afasia e paralisia do sono ocasional; aura extática com parestesia jacksoniana; também muitos equivalentes de enxaqueca.
83	64	Síndrome polimórfica: asma paroxísmica, ulceração péptica recorrente, artrite reumatoide, edema angioneurótico e enxaquecas comuns.
84, 244	62	Síndrome polimórfica: enxaqueca comum, colite ulcerativa e psoríase, associadas a "prisão" ambiental e reações secundárias de culpa.

Página		
84	61	Síndrome polimórfica no paciente e na família: enxaqueca comum, psoríase, febre de feno, asma, urticária, síndrome de Menière, úlcera péptica, colite ulcerativa, doença de Crohn.
85-6	21	Síndrome polimórfica: enxaquecas clássicas, pesadelos, síndromes pré-menstruais, síndromes abdominais paroxísmicas, ataques de síncope, urticária.
105, 108	67	Enxaquecas clássicas e auras isoladas, com acentuada analepsia precedendo escotomas.
128	72	Enxaqueca clássica com aura delirante.
129	19	Enxaquecas clássicas e auras isoladas de complexidade incomum, com escotomas cintilantes, falhas de percepção auditiva, aura epigástrica, síncopes, alucinações e delírios ocasionais.
130	11	Enxaqueca clássica (aura somente na gravidez). Escotomas cintilantes precipitados por luz tremulante. Sensação de *angor animi* em algumas auras.
130	16	Enxaquecas clássicas e auras isoladas, estas últimas com frequência acompanhadas por pensamento e reminiscência "forçados" e tono emocional agradável.
131	65	Enxaquecas clássicas severas, infrequentes, com notável afasia e hilaridade durante aura.
131	69	Enxaquecas clássicas e auras isoladas. Pródromo e aura com elação. Falhas de percepção visual de ordem superior com escotomas cintilantes.
132	70	Enxaqueca clássica e auras isoladas. Algumas destas últimas caracterizadas por "visão em mosaico".
132	14	Enxaquecas clássicas na adolescência, auras isoladas posteriormente. Estas últimas podem assumir formas diversas: escotomas, parestesia, alterações de tono emocional ou síncope.

Página		
140	98	Complexas "migralepsias" associadas a angioma do lobo temporal.
144, 218	90	Médico com severos escotomas negativos percebidos como falhas ou "buracos" na realidade.
146	91	Paciente com "extinção" transitória da metade esquerda do campo visual, metade esquerda do corpo e lado esquerdo em geral, devido a lesão de descarga parieto-occipital.
148	92	Paciente com "extinção" permanente de toda percepção e ideia de "lado esquerdo" devido a "derrame" sensorial que afetou o hemisfério cerebral direito.
154	1	Enxaqueca em salvas com acessos de nevralgia migranosa e enxaqueca comum em cada agrupamento de acessos.
154	2	Nevralgia migranosa e enxaqueca em salvas.
154	3	Nevralgia migranosa. Acessos precedidos por lacrimação e "desativados" por histamina.
155	5	Enxaqueca clássica e em salvas
155	6	Enxaqueca comum e nevralgia migranosa.
155	7	Enxaqueca em salvas com pródromo notável. Síndrome de Horner parcial permanente.
155	8	Agrupamentos anuais de acessos de nevralgia migranosa, exceto durante um período de psicanálise.
155	9	Nevralgia migranosa: um acesso observado, durante o qual o estado de espírito muito influiu para modificá-lo.
158	23	Enxaquecas clássicas com ocasionais ataques hemiplégicos.
158	25	Enxaquecas clássicas com prolongada facioplegia.

Página		
159	24	Enxaquecas comuns infrequentes, com três acessos de enxaqueca oftalmoplégica em intervalos bem separados, cada um precedido por uma série de enxaquecas comuns.
160	73	Enxaquecas clássicas na infância, com um único acesso de enxaqueca oftalmoplégica.
160	99	Enxaqueca oftalmoplégica recorrente durante 25 anos, com persistentes déficits.
161	26	"Pseudoenxaqueca", isto é, acessos diagnosticados erroneamente como "enxaqueca clássica", resultantes, na verdade, de angioma do lobo occipital.
162	48	Arterite temporal diagnosticada erroneamente como "enxaqueca".
162	50	"Pseudoenxaqueca" devido à infartação do lobo occipital.
187	15	Enxaqueca clássica na infância e velhice, com remissão intermediária durante 52 anos.
188	38	Severas enxaquecas comuns surgidas no fim da meia-idade após administração de preparação de hormônio.
196	52	"Agrupamentos" anuais de enxaqueca comum.
200	74	Enxaquecas menstruais que continuaram a manifestar-se em intervalos rigorosamente mensais depois da menopausa.
209	54	Enxaquecas comuns atribuíveis a severa hipoglicemia funcional.
212	43	"Estado enxaquecoso" e outros sintomas depressivos e parassimpáticos depois de o paciente viciado abster- se do consumo de "Ritalina".
222	4	Nevralgia migranosa uniformemente precedida de constipação e controlável por laxantes.

Página		
227	31	Severas enxaquecas menstruais que cessam com administração de preparação de hormônio anticoncepcional.
238	78	Enxaquecas associadas à ansiedade pela saúde do marido.
239	79	Enxaquecas associadas à hostilidade reprimida contra filhos superprotegidos e muito exigentes.
239	80	Enxaqueca ("habitual") muito severa, associada à negação histérica de tensão ambiental.
240	81	Enxaquecas clássicas "impelidas" por severa depressão, culpa e autocensura. Período sem enxaquecas após "acidentes" (aos quais o paciente era propenso) e em períodos de melancolia e internação.
241	56	Remissão de enxaqueca habitual durante gravidez, luto e doença.
242	82	Repetidas enxaquecas severas associadas à relação sadomasoquista entre paciente e cônjuge.
243	84	Enxaquecas sintomáticas e eructações associadas a ressentimento impotente e condições de trabalho intoleráveis.
243	55	Enxaquecas após relações sexuais.
244	83	Enxaquecas dominicais ("sabáticas") em uma "personalidade enxaquecosa" obsessiva.

Nota: As descrições de caso acima são citadas por extenso no texto. Outras descrições de caso são mencionadas mais sucintamente, e para estas as referências devem ser procuradas no índice remissivo.

GLOSSÁRIO DE TERMOS

ACETILCOLINA "Neurotransmissor" encontrado naturalmente que tende a servir os sistemas parassimpáticos e inibitórios, sendo, pois, antagonista dos sistemas servidos por adrenalina e dopamina.

ADRENALINA E NORADRENALINA "Neurotransmissores" encontrados naturalmente no sistema nervoso, servindo especialmente às atividades simpática e excitatória.

AFASIA Incapacidade, ou capacidade diminuída, de compreender ou usar a linguagem (no primeiro caso, afasia "receptiva" e no segundo, "expressiva", uma podendo ocorrer independentemente da outra). Os "três A" — apraxia, agnosia e afasia — não são incomuns na aura de enxaqueca, ao menos em um grau moderado (ver capítulo 3).

AGNOSIA Incapacidade de perceber devido à incapacidade do cérebro-mente de relacionar, ou integrar, os componentes da percepção. Não é uma paralisia nem um distúrbio histérico, e sim um distúrbio específico de funções cerebrais superiores.

AMUSIA Alteração ou privação da percepção musical — seja na percepção da melodia, seja na da tonalidade (ver *Afasia*).

ANALÉPTICO Que excita o sistema nervoso (*cataléptico*, rigorosamente, seria depressor do sistema nervoso. Os tranquilizantes e modificadores do humor às vezes são denominados *neurolépticos*).

ANESTESIA Total privação de sensação e sentimentos; ver também *Parestesia*, que consiste em distorções de sensações e sentimentos.

ANEURISMA, ANGIOMA Raras anormalidades de vasos sanguíneos que podem, muito ocasionalmente, causar sintomas semelhantes aos da enxaqueca. Um *aneurisma* é uma dilatação semelhante a uma bolsa, que incha e afina de dentro para fora. Um *angioma* é um aglomerado de vasos sanguíneos assemelhado ao tumor. Rigorosamente falando, o angioma constitui uma malformação, e não um tumor.

ANGOR ANIMI Temor pela alma, sensação de extinção iminente, medo avassalador e certeza da morte. Uma forma peculiar e terrível de medo, encontrada talvez somente na presença de distúrbios orgânicos (enxaqueca, angina etc.).

APRAXIA Incapacidade de agir devido à incapacidade do cérebro-mente para estabelecer relação entre os componentes do ato ou sintetizá-los. Não é uma paralisia nem um distúrbio histérico, e sim um distúrbio específico das funções superiores do cérebro.

ATAQUES UNCINADOS Ataques epiléticos (ou de enxaqueca) que se originam no gancho do hipocampo, situado profundamente no cérebro. Esses ataques caracterizam-se por odores estranhos, uma sensação esquisita de "ter estado ali antes" (*déjà vu*), às vezes por vívidas lembranças da infância e, ocasionalmente, distúrbios da fala.

ATONIA, HIPOTONIA, HIPERTONIA etc. Tono muscular ausente, diminuído ou aumentado. (O tono muscular em geral aumenta nas fases iniciais e tensas da enxaqueca e é reduzido ou suprimido nas fases finais, de exaustão.)

AURA Este termo hoje em dia é empregado para designar os muitos sintomas estranhos e extraordinários que comumente precedem a dor de cabeça de enxaqueca — e com frequência a substituem por completo. A palavra *aura* foi usada pela primeira vez por Pélopes, o mestre de Galeno, que se surpreendeu com o fenômeno que inicia muitos acessos. Como pacientes lhe haviam descrito a sensação como "um vapor frio", ele supôs que realmente se tratasse de um vapor desse tipo passando pelos vasos que, acreditava-se na época, continham ar. Por isso, ele denominou o fenômeno "vapor espirituoso" em grego.

AUTOMATISMO Um estado semelhante ao transe, no qual a pessoa pode executar ações habituais simples ou comportar-se de modo repetitivo e automático sem consciência ou lembrança posterior.

AUTÔNOMO (VEGETATIVO) A parte do sistema nervoso, centralizada no cérebro, mas disseminada pelos nervos e plexos nervosos de todo o corpo, que regula o tono e a atividade dos vasos sanguíneos, glândulas, músculos involuntários etc. e que é totalmente automática e inconsciente em suas funções. Às vezes é designada por sistema nervoso vegetativo. Pode-se dizer que são sobretudo os distúrbios da função vegetativa autônoma que dominam o quadro da enxaqueca comum. Esta constitui essencialmente um distúrbio vegetativo (ver também *Simpático/parassimpático*).

BORBORIGMOS Palavra onomatopeica que designa os ruídos e espasmos no canal alimentar distendido e flatulento.

BRADICARDIA Ver *Taquicardia*.

CAMPO O modo como o cérebro mapeia e organiza as sensações que lhe são transmitidas pelos órgãos dos sentidos. É mais comum falar em *campos visuais*. Uma falha, defeito ou hiato em um campo é um *escotoma* (ver *Escotoma*). Formas específicas de defeitos de campo têm nomes específicos; por exemplo, ver *Hemianopia*.

CATAPLEXIA Súbita perda de tono muscular às vezes provocada por emoção repentina ou enxaqueca, associada ocasionalmente a narcolepsia, paralisia do sono e distúrbios afins.

CATARRO Secreção excessiva do nariz (ou, de fato, de qualquer outra parte; por isso os médicos mais antigos faziam menção a catarro intestinal etc.).

CEFALALGIA (em geral resumida para CEFALGIA). Dor de cabeça — e nada mais. Há palavras semelhantes na literatura mais antiga — gastralgia (dor de estômago), pectoralgia (dor no peito). A única "algia" que hoje é termo comum é a *nevralgia*.

CINTILAÇÃO Tipo de bruxuleio muito característico de vários fenômenos visuais da enxaqueca — sobretudo dos escotomas em forma de crescente que se expandem, cintilações de fosfenos e visão cinemática.

COLECISTITE Inflamação da vesícula biliar.

CONSTITUIÇÃO, (PRE)DISPOSIÇÃO, DIÁTESE Termos gerais arcaicos mas expressivos que indicam um caráter ou *natureza* psicofisiológica radical (e talvez inerradicável) que torna uma pessoa singularmente suscetível à enxaqueca ou a qualquer outro distúrbio em questão. Em geral implica que esse caráter ou natureza é *inato*, em contraste com algo aprendido ou adquirido.

COREIA (LITERALMENTE, "DANÇA") Um estranho movimento espasmódico dançante, que passa confusamente de uma parte do corpo a outra. Mais comumente encontrada em certas doenças (coreia de Huntington etc.) ou em pacientes parkinsonianos tratados com levedopa, pode ocorrer durante alguns minutos em uma enxaqueca (capítulo 3). Os movimentos complexos da coreia têm alguma semelhança com os *tiques*.

DESPERSONALIZAÇÃO, DESREALIZAÇÃO, DISSOLUÇÃO DO EGO Perda do senso de si mesmo, do mundo ou "realidade" própria da pessoa (ver página 137). Comum na esquizofrenia, mas também na enxaqueca aguda e outros distúrbios orgânicos.

DETUMESCÊNCIA Diminuição de uma inchação, como por exemplo em uma reação genital, raiva ou entusiasmo criativo — ou em uma enxaqueca.

DIAFORESE (DIÁFORA) Transpiração, sobretudo transpiração excessiva.

DIÁTESE Ver *Constituição.*

DISRITMIA (Ver *Eletroencefalografia, EEG*) Um vocabulário especial desenvolveu-se para descrever a aparência das ondas cerebrais registradas pelo EEG. As ondas cerebrais normais são de aparência notavelmente ritmada e regular; a ausência de ritmo adequado é denominada disritmia. A excitação excessiva — como na epilepsia ou em algumas auras de enxaqueca — pode tornar as ondas altas, agudas e íngremes, culminando na formação de *espículas.* Também ocorrem alterações características durante o sono, letargia, desatenção e, às vezes, a enxaqueca.

DISSOLUÇÃO DO EGO Ver *Despersonalização.*

DIURESE Produção excessiva de urina.

DOENÇA DE CROHN Inflamação regional do intestino delgado ou *íleo.*

DOPAMINA Aliada à adrenalina — um neurotransmissor —, especialmente voltada para a "sintonização" dos níveis de atividade neural.

EDEMA Inchação de tecidos, órgão ou membro etc., devido a acúmulo anormal de fluidos corporais.

EDEMA ANGIONEURÓTICO Inchação dos tecidos do rosto e couro cabeludo, ocasionalmente da língua, às vezes alérgico, às vezes "nervoso", que ocorre eventualmente em enxaquecas.

ELETROENCEFALOGRAFIA (EEG) Registro da atividade cerebral (ondas cerebrais) por meio de eletrodos no couro cabeludo.

ENCEFALIZAÇÃO Deslocamento das funções neurais para níveis cada vez mais elevados do cérebro.

ENDULAÇÃO Espessamento inflamatório.

ENOFTALMO, EXOFTALMO Depressão e proeminência do globo ocular, respectivamente. Ambas podem ocorrer durante acessos de enxaqueca, e refletem alterações do tono ou "sintonia" dos nervos ópticos.

ENXAQUECA Também denominada *hemicrania* (metade da cabeça), o que indica que essa dor de cabeça comumente se limita a um dos lados (ou, às vezes, a lados alternados) da cabeça. Apesar da designação, a dor de cabeça *nunca* é a única característica de uma enxaqueca (ver página 41).

ENXAQUECOSO/ENXAQUECOSA Homem/mulher que sofre de enxaqueca.

EPIGÁSTRIO Logo acima do estômago.

EQUIMOSE Hematoma espontâneo, ou sufusão de sangue.

ERITEMA (OU RUBOR) Vermelhidão.

ESCOTOMA (LITERALMENTE, ESCURIDÃO OU SOMBRA) Distúrbios acentuados da visão e do campo visual, assumindo a forma de brilhos estranhos e com frequência tremulantes (escotomas cintilantes) ou de uma estranha cegueira e momentos com ausência de visão. Sem dúvida os escotomas, de um tipo ou de outro, constituem a característica mais comum da enxaqueca juntamente com a dor de cabeça, possivelmente até mesmo mais comum do que esta (ver capítulo 3).

ESPASMOS MIOCLÔNICOS Espasmos violentos envolvendo grandes porções da musculatura do corpo. Espasmos desse tipo ocorrem ocasionalmente com todas as pessoas quando estão adormecendo. Tendem, porém, a ser especialmente comuns antes e durante algumas enxaquecas.

ESPECTRO Um escotoma luminoso no campo visual, colorido e arqueado como um arco-íris (ver capítulo 3).

ESPLÂNCNICO Tecidos e atividades involuntárias das vísceras; com frequência congestionados e dilatados nas fases iniciais de uma enxaqueca — como na aparência e atividade vascular (e glandular).

ESTERNUTATÓRIO Medicamento para provocar espirros. Útil, ocasionalmente, para fazer cessar uma enxaqueca.

ESTIGMAS Estigmas são sinais ou marcas de doença — ou, na verdade, de qualquer outra coisa (como por exemplo o estigma da graça — ou da desgraça). O termo possui um significado que transcende os termos puramente médicos "patognomônico" e "diagnóstico", indicando que o paciente está "marcado" e é destacado dos demais. Pode-se dizer que, predominando sobre os problemas médicos de se ter um distúrbio, há os problemas de ser *estigmatizado* por isso. Os epiléticos podem ser estigmatizados de maneira muito cruel (e injusta); os enxaquecosos, felizmente, nem tanto.

EXSUDAÇÃO Ver *Transudação*.

FIGMENTS (FICÇÕES) Sons e visões fragmentários, parcialmente formados, abaixo do nível de imagens reconhecíveis. Muito característicos de aura de enxaqueca, delírio e outras excitações cerebrais.

FORMIGAMENTO Sensação de formigas correndo pela pele.

FOSFENOS Radiações ou centelhas minúsculas, subjetivas, muito comuns nos estágios iniciais de uma enxaqueca — mais comuns até do que os escotomas totalmente desenvolvidos.

FOTOFOBIA, FONOFOBIA (LITERALMENTE, AVERSÃO À LUZ, AVERSÃO AO SOM) Sensibilidade exagerada, quase intolerável ao som/luz que ocorre frequentemente durante uma enxaqueca (ver páginas 55-7).

FUNÇÕES INTEGRATIVAS (OU CORTICAIS) SUPERIORES Funções neuropsicológicas (cérebro-mente) necessárias para articular a fala, ações complexas e atividades do gênero. Quando há distúrbios nessas funções, denominam-se *agnosia*, *afasia*, *apraxia*, *amusia*.

GENÉTICA, GENE ETC. Julga-se que a herança (de características mentais e físicas, herança de constituição e diáteses específicas etc.) tem por base o caráter genético de uma pessoa, as constelações de partículas hereditárias, ou *genes*, na constituição do indivíduo. Tais genes, ou grupos de genes, são designados como dominantes, recessivos ou de determinada penetrância (expressa em porcentagem) etc., dependendo de seu poder de determinar ou predeterminar características.

HEBETUDE Um *embotamento* de sensações, emoções e outros sentimentos, muitas vezes encontrado nas fases finais da enxaqueca caracterizadas pela exaustão.

HEMIANOPIA Singular tipo de cegueira causado por distúrbio no cérebro, no qual ocorre a perda de *metade* do campo visual. A parte perdida não parece *escura* (como na cegueira comum), mas inexistente. Por isso, a pessoa pode não estar ciente da hemianopia (ou escotoma), perdendo não apenas a capacidade de enxergar em uma metade, mas também a *ideia* dessa metade (ver capítulo 3).

HEMIPLEGIA Paralisia de um lado, que ocorre em derrames, tumores e (muito raramente) em enxaquecas. A hemiplegia sucede uma depressão ou destruição das áreas motoras em uma metade (hemisfério) do cérebro. Uma *hemianopia* — muito mais comum na enxaqueca — ocorre depois de áreas visuais serem afetadas. Déficits *hemissensitivos*, ou *hemianestesia*, podem ocorrer se forem afetadas as áreas sensitivas ou táteis gerais.

HIPERTENSÃO, HIPOTENSÃO Respectivamente, "tensão" ou nível de pressão sanguínea incomumente alto ou baixo.

HIPOGLICEMIA Açúcar no sangue em nível anormalmente baixo — causa ou fator concomitante ocasional da enxaqueca.

HIPOTENSÃO ORTOSTÁTICA Incapacidade de manter a pressão sanguínea normal quando se está em pé; portanto, propensão a sentir tonturas ou desfalecer ao levantar-se subitamente.

HISTAMINA Amina encontrada no sistema nervoso e outros tecidos, que pode servir de transmissor de impulsos nervosos (ver *Cefaleia histamínica*, capítulo 4).

HOMEOSTASE Manutenção da constância e estabilidade fisiológica. Este é (segundo Claude Bernard, que introduziu o conceito) o "propósito" de todos os controles fisiológicos e "a condição de uma vida livre". Na doença e na enxaqueca ocorre distúrbio da homeostase, e com essa diminuição da estabilidade sobrevêm uma correspondente redução da liberdade de atividade.

ICTO Convulsão ou ataque de qualquer tipo. Antes de um ataque pode ocorrer excitação pré-ictal, e depois do ataque, exaustão (e imunidade) pós-ictal.

IDIOPATIA Sensação ou afecção que ocorre *por conta própria*, sem constituir obviamente uma reação a alguma outra causa. As enxaquecas idiopáticas ocorrem sem mais nem menos, ao contrário das enxaquecas sintomáticas, que podem seguir-se à ingestão de comida chinesa ou a um acesso de raiva (ver capítulo 7).

LACRIMAÇÃO Secreção de lágrimas; especificamente, produção fisiológica, involuntária, não emocional de lágrimas.

LARINGISMO Espasmo da laringe (compare vaginismo, tenesmo e formações semelhantes).

LATENTE, DORMENTE ETC. Latente significa "oculto"; dormente, "adormecido". Em geral acredita-se que não se adquire enxaqueca sem um motivo, mas que a pessoa deve ter alguma tendência "latente" ou "adormecida" à enxaqueca, que se concretiza ou se *manifesta* sob condições provocativas.

MEISOSE, MIDRIASE Respectivamente, contração e dilatação da pupila.

METAMORFOSES Transformações. Especificamente, aqui, as transformações de enxaqueca em outros distúrbios (ou vice-versa) — transformações que em certos sentidos envolvem *equivalência* (ver capítulo 2).

MIGRALEPSIA Palavra híbrida designando um ataque híbrido que combina características de enxaqueca e epilepsia.

NARCOLEPSIA Sono breve, súbito e em geral cheio de sonhos, que pode ser irresistível e ocorrer sem se anunciar. A narcolepsia é com frequência relacionada a pesadelos, ao caminhar dormindo, à paralisia do sono (quando a pessoa está acordada, mas é incapaz de se mover) e outros fenômenos. Todos esses distúrbios do sono estão relacionados à enxaqueca.

NEUROGÊNICO Produzido pelo sistema nervoso. Pode-se ter febre em uma enxaqueca, por exemplo, não devido a uma inflamação ou infecção, mas uma febre puramente "neurogênica".

NEUROPSICOLÓGICO A relação (ou correlação) de condições alteradas do sistema nervoso com alterações dos estados de percepção, sentimento e humor; fundamentação da psicologia na neurologia e fisiologia. Todos os fenômenos da enxaqueca dão margem a estudo neuropsicológico, mas as mais fascinantes dentre essas correlações são encontradas na *aura* de enxaqueca (ver capítulo 3).

NEVRALGIA Dor de um nervo irritado, inflamado ou danificado. Essas dores tendem a ser excruciantes, violentas a ponto de fazer a pessoa estremecer — embora muitas vezes de curta duração ("dores-relâmpago"). Ocorrem sobretudo na nevralgia migranosa (capítulo 4). A qualidade da dor é bem característica, diferindo muito da *dor vascular* (a dor de vasos inchados, latejantes) e da dor *muscular* (a dor de músculos tensos ou a sentida no espasmo), que são muito mais comuns na enxaqueca.

NORADRENALINA Ver *Adrenalina*.

OFTALMOPLEGIA Paralisia parcial ou total do movimento ocular — que pode ocorrer muito raramente (e transitoriamente) na enxaqueca — devida a distúrbio dos controles dos olhos no cérebro (capítulo 4).

OLIGÚRIA Produção escassa de urina.

ONÍRICO Referente ou pertencente a sonhos.

PANCREATITE Inflamação do pâncreas.

PARESTESIA Sensações de formigamento em qualquer parte do corpo, produzidas por distúrbio do sistema nervoso. O formigamento *desagradável* pode ser denominado *disestesia*. Outros distúrbios das sensações (por exemplo, a sensação de uma faixa apertada ou de um engessamento, ou de calor ou frio subjetivo) — todos os distúrbios das sensações normais podem ser denominados parestesia. Quando os distúrbios são muito complexos e assumem a forma de imagens, são denominados *fantasmas*. As parestesias e fantasmas mais complexos somente são encontrados na *aura* de enxaqueca (ver capítulo 3).

PATOGNOMÔNICO Sintomas e sinais considerados totalmente característicos — ou *diagnósticos* — de um distúrbio específico.

PENSAMENTO FORÇADO Uma série de pensamentos, reminiscências, ideias, sentimentos e outras ocorrências que parecem suceder forçosamente a uma pessoa, a qual se sente compelida a tê-los. Comum na esquizofrenia, mas também em distúrbios orgânicos como enxaqueca, epilepsia, febre, delírio.

"PESADELO DIURNO" Uma experiência semelhante ao pesadelo que ocorre quando a pessoa está acordada, paralelamente, por assim dizer, à consciência normal de quando está desperta.

PLETORA Congestão.

PRÓDROMO (LITERALMENTE, "QUE OCORRE ANTES DE") Características iniciais de uma enxaqueca, que com frequência servem para alertar sobre a iminência de um acesso.

PROSOPAGNOSIA Incapacidade específica de reconhecer *rostos* — e também *expressões* faciais e corporais. Isso pode acarretar desorientação e até mesmo despersonalização, desrealização etc.

PSEUDOENXAQUECA Termo usado com frequência para designar a ocorrência de sintomas de enxaqueca ou semelhantes aos da enxaqueca decorrentes de anormalidade anatômica do cérebro (tumor, malformação, aneurisma etc.). *Estes são raros.* As pseudoenxaquecas também podem ser denominadas enxaquecas sintomáticas — para distingui-las de acessos idiopáticos que não são baseados nessas anormalidades estruturais.

PSICOFISIOLÓGICO Palavra pretensiosa para designar o mais simples e mais profundo mistério do mundo: a relação entre "alma" e "corpo" e, especificamente, a vida conjunta de ambos na saúde e na doença. A enxaqueca é aqui descrita como uma *reação psicofisiológica* muito comum e notável, envolvendo alterações de atitude e humor inseparáveis de todas as mudanças físicas (ver *Psicossomático*; *Neuropsicológico*).

PSICOSSOMÁTICO Respostas físicas a estímulos mentais ou emocionais, como por exemplo a ocorrência de úlceras, asma — e, obviamente, de enxaqueca —, quando estas podem ser relacionadas a emoções exacerbadas ou tensão.

PTOSE Queda de uma pálpebra.

QUEMOSE Inflamação e exsudação na superfície do olho, tornando-o úmido e brilhante. A quemose é muito frequente em acessos de enxaqueca (ver páginas 50-1).

SIMPATIA (LITERALMENTE, "SENTINDO JUNTO" OU "SOFRENDO JUNTO") Termo usado com frequência em relação a vários *órgãos*, nas concepções mais antigas de enxaqueca, como por exemplo o estômago sofrendo em simpatia com a cabeça (ver páginas 3, 4).

SIMPÁTICO/PARASSIMPÁTICO Existem duas grandes divisões do sistema nervoso *autônomo* (ou vegetativo; ver também *Autônomo*). As ações do sistema simpático (às vezes denominado *ergotrópico*) "regulam" o organismo — aumento do tono muscular, fluxo de sangue para os músculos, ação do coração, pressão sanguínea, estado de alerta, energia — e afetam outras funções, preparando assim o organismo para executar trabalho ou para "luta-fuga". O sistema parassimpático (às vezes denominado *trofotrópico*), em contraste, está ligado à consolidação, conservação, repouso — e, quando ativo (após refeições, durante o sono e nas fases finais de uma enxaqueca), *reduz* a energia, a vigilância, o ritmo cardíaco, o tono muscular etc., enquanto aumenta a atividade das vísceras e glândulas. Normalmente existe uma "sintonia fina", ou equilíbrio, entre esses dois sistemas, mas na enxaqueca esse equilíbrio é acentuadamente perturbado.

SIMPATOTÔNICO/VAGOTÔNICO (Ver *Simpático/Parassimpático*, *Autônomo etc.*) Termos antigos, de amplo uso no passado, que indicam uma tendência preponderante à superestimulação do sistema simpático (que se manifestaria como irritabilidade, raiva, tensão etc.) ou do sistema oposto, o parassimpático ou vagal (que se manifestaria como fraqueza, colapso, retraimento etc.). Essas sensibilidades anormais e ausência de equilíbrio autônomo têm sido consideradas características, ou comuns, nos enxaquecosos.

SÍNCOPE Breve perda ou interrupção da consciência — um desmaio.

SÍNDROME Literalmente, "concurso tumultuado", "corrida". Uma palavra e um conceito fundamentais para nossa compreensão da enxaqueca ou de qualquer outra condição médica ou "orgânica". Uma síndrome é uma *associação*, mas não uma associação apenas aleatória ou mecânica (como uma loja de artigos de segunda mão). Trata-se de uma associação orgânica de características que ocorrem juntas *naturalmente* e que, portanto, formam uma espécie de composto ou unidade. Assim, podemos falar em síndromes de enxaqueca, síndromes parkinsonianas, síndromes de personalidade etc. Podemos perceber uma síndrome, ou que alguma coisa *é* uma síndrome, muito antes de sermos capazes de analisá-la minuciosamente; e a medicina clássica (ou *nosologia*) é uma história natural dessas síndromes — assim como a biologia é a história natural e a classificação dos seres orgânicos.

SÍNDROME DE HORNER Inibição ou paralisia dos nervos simpáticos dos olhos, ocorrendo queda da pálpebra, lacrimação, pupila diminuída etc. Pode aparecer transitoriamente na enxaqueca, especialmente na nevralgia migranosa (ver capítulo 4).

SINESTESIA Uma "fusão" entre sensações normalmente distintas, de modo que sons, por exemplo, podem ser "vistos", sentidos e provados pelo paladar (maravilhosamente descrito por Luria em *Mind of a mnemonist*). Provavelmente um estado primitivo — talvez seja normal em crianças muito pequenas.

TAQUICARDIA, BRADICARDIA Respectivamente, batimento cardíaco excepcionalmente rápido ou excepcionalmente lento.

TINIDO Um tilintar agudo que pode ocorrer brevemente durante uma enxaqueca, por vezes acompanhado de distorções na audição, surdez parcial ou vertigem. O tinido é o equivalente auditivo das cintilações ou fosfenos na visão e do formigamento e parestesia no tato.

TRANSUDAÇÃO Passagem de líquido de um compartimento ou tecido do corpo para outro. A passagem de *fora para dentro* da superfície de um órgão ou da pele chama-se *exsudação*.

TRÓFICO As funções *nutritivas* de nervos e do sangue são denominadas "tróficas". Se forem inadequadas, temos a distrofia ou atrofia. Tais alterações são raras e geralmente transitórias na enxaqueca, ocorrendo em relação às extremidades, como na pele, unhas, cabelos.

TURBINATOS Estruturas ósseas das narinas que lembram minúsculos espirais ou piões.

URTICÁRIA Erupções da pele.

VASOVAGAL Referente ao nervo vago e sua relação com o tono dos vasos sanguíneos. Quando ocorre súbita diminuição nesse tono, temos o chamado ataque vasovagal (ou desmaio).

VERTIGEM Sensação de girar — que causa náuseas fortes e é intolerável — com aguda perda de orientação e equilíbrio.

VISÃO EM MOSAICO, VISÃO CINEMÁTICA Na visão em mosaico, perde-se o senso de articulação e continuidade *espacial*, e a pessoa vê um mosaico plano, sem amplitude ou significado. Na visão cinemática, o senso de *tempo* é fracionado, perdendo-se o senso de continuidade, articulação e desenvolvimento no tempo; a pessoa vê o mundo como uma sequência de fotografias de cenas de filme sem movimento.

BIBLIOGRAFIA

ABERCOMBRIE, J. *Local affections of nerves*. Londres: Churchill, 1829.

AIRY, G. B. "The Astronomer Royal on hemiopsy". *Philosophical Magazine*, v. 30, pp. 19-21, 1865.

AIRY, Hubert. "On a transient form of hemianopsia". *Phil. Trans. R. Soc. London*, v. 160, pp. 247-70, 1870.

ALAJOUANINE, T. "Dostoievski's epilepsy". *Brain*, v. 86, pp. 209-21, 1963.

ALEXANDER, F. "Fundamental concepts of psychosomatic research". Em: Alexander, F., French, T. M. *Studies in psychosomatic medicine: an approach to the causes and treatment of vegetative disorders*. Nova York: The Ronald Press, 1948, pp. 3-13.

ALEXANDER, F., FRENCH, T. M. *Studies in psychosomatic medicine: an approach to the causes and treatment of vegetative disorders*. Nova York: The Ronald Press, 1948.

ALEXANDER, Frans. *Psychosomatic medicine: its principles and applications*. Nova York: W. W. Norton & Co., 1950.

ALVAREZ, W. C. "Was there sick headache in 3000 BC?". *Gastroenterology*, v. 5, p. 524, 1945.

_____. "Some characteristics of the migranous woman". *N. Y. State J. Med.*, v. 59, p. 2176, 1959.

_____. "The migraine scotoma as studied in 618 persons". *Amer. J. Ophth.*, v. 49, p. 489, 1960.

ANDERSON, P. G. "Ergotamine headache", v. 15, pp. 118-21.

ARETEUS. *The extant works of Aretaeus the Cappadocian*. Tradução de Francis Adams. Impresso para a Sydenham Society. Londres: Wertheimer & Co., 1856.

ARING, C. D. "The migranous scintillating scotoma". *J.A.M.A.*, v. 220, pp. 519-22, 1972.

BALYEAT, R. M. *Migraine: diagnosis and treatment*. Filadélfia & Londres: J. B. Lippincott, 1933.

BARKLEY, G. L., Tepley, N., Simkins, R., Moran, R., Welch, K. M. "Neuromagnetic fields in migraine: preliminary findings". *Cephalalgia*, v. 10, nº 4, pp. 171-6, 1990.

BARRIE, M. A., Fox, W. R., Weatherall, M., Wilkinson, M. I. P. "Analysis of symptoms of patients with headache and their response to treatment with ergot derivatives". *Quart. J. Med.*, v. 37, p. 319, 1968. (Ver também artigo principal sobre o tema em *Brit. Med.* J., 4 de janeiro de 1969.)

BEAUMONT, G. E. *Medicine.* Londres: J. & A. Churchill, 1952, 6ª ed.

BICKERSTAFF, E. R. "Basilar artery migraine". *Lancet*, v. 1, p. 15, 1961.

_____ . "Impairment of consciousness in migraine". *Lancet*, v. 2, p. 1057, 1961.

BLAU, J. N., ed. *Migraine: clinical, therapeutic, conceptual and research aspects.* Londres: Chapman and Hall Medical, 1987.

BLAU, J. N., WHITTY, C. W. M. "Familial hemiplegic migraine". *Lancet*, v. 2, p. 1115, 1955.

BLEULER, E. *Dementia praecox, or the group of schizophrenias.* Nova York: International Universities Press, 1958.

BOISMONT, A. Brierre de. *Hallucinations: Or, the rational history of apparitions, visions, dreams, ecstasy, magnetism and somnambulism.* Filadélfia, Lindsay & Blakiston, 1853.

BRADLEY, W. G., Hudgson, P., Foster, J. B., Newell, D. J. "Double-blind controlled trial of a micronized preparation of flumedroxone (Demigran) in prophylaxis of migraine". *Brit. Med.* J., v. 2, p. 531, 1968.

BRADSHAW, P., Parsons, M. "Hemiplegic migraine: a clinical study". *Quart. J. Med.*, v. 34, p. 65, 1963.

BREWSTER. D. On hemiopsy, or half-vision. 1865, reimpresso em *Roy. Soc. Edinburgh*, v. 24, pp. 15-8, 1867.

BRUYN, G. W. "Complicated migraine". Em: Vinken, P. J., Bruyn, G. W. (eds.). *Handbook of clinical neurology.* Amsterdã: Elsevier Science Publishing Co., 1968.

_____ . "Migraine equivalents". Em: Rose, F. C. (ed.) *Handbook of clinical neurology.* Amsterdã: Elsevier, 1986, v. 48, pp. 155-71.

BURN, J. H. *The autonomic nervous system.* Oxford: Blackwell, 1963.

CANNON, W. B. *Bodily changes in pain, hunger, fear, and rage.* 2ª ed. Nova York: D. Appleton & Co., 1920.

CAPLAN, L., CHEDRU, F., LHERMITTE, F., MAYMAN, C. "Trainsient global amnesia and migraine". *Neurology*, v. 31, pp. 1167-70, 1981.

CHARCOT, J.-M. *Clinique des maladies du système nerveux.* Paris: Babe et Cie., 1892, pp. 71-89.

COHN, R. *Clinical electroencephalography.* Nova York: McGraw-Hill Book Co. Inc., 1949.

CRITCHLEY, MacDonald. "Prognosis in migraine". *Lancet*, v. 1, p. 35, 1936.

_____ . "What is migraine?". *J. Coll. Gen. Pract.*, v. 6 (supl. 4), p. 5, 1963.

_____ . "The malady of Anne, countess of Conway: a case for commentary". *The black hole and other essays.* Londres: Pitman Medical Publi. Co., 1964, pp. 91-7.

_____ . "Migraine: from Cappadocia to Queen Square". Em: *Background to migraine.* Londres: Heinemann, 1966.

CROWELL, G. F. *et al.* "The transient global amnesia-migraine connection". *Archives of Neurology*, v. 41, pp. 75-9, 1984.

DARWIN, Charles. *The expression of the emotions in man and animals*. 2ª ed. Londres: Murray, 1890.

DAVIES, Paul. *The cosmic blueprint: new discoveries in nature's ability to order the universe*. Nova York: Simon and Schuster, 1989.

DEUTSCH, F. *On the mysterious leap from the mind to the body*. Nova York: International Universities Press, 1959.

DEXTER, J. D., Riley, T. L. "Studies in nocturnal migraine". *Headache*, v. 15, pp. 51-62, 1975.

DIAMOND, SEYMOUR, DALESSIO, DONALD J. *The practising physician's approach to headache*. 3ª ed. Baltimore: Williams & Wilkins, 1982.

DOW, D. J., Whitty, C. W. M. "Electroencephalographic changes in migraine". *Lancet*, v. 2, p. 52, 1947.

DUNNING, H. S. "Intracranial and extracranial vascular accidents in migraine". *Arch. Neurol. Psychiatr.*, v. 48, p. 396, 1942.

EDELMAN, G. M. *The remembered present: a biological theory of consciousness*. Nova York, Basic Books, 1990.

EKBOM, K. A. "Treatment of cluster headache: episodic and chronic". Em: Blau, J. N. (ed.) *Migraine*. Londres: Chapman and Hall Medical, 1987, pp. 433-48.

ELKIND, A. H., Friedman, A. P., Bachman, A., Siegelman, S. S., Sacks, O. W. "Silent retroperitoneal fibrosis associated with methysergide therapy". *Journal of the American Medical Association*, v. 206, pp. 1041-4, 1968.

ELLERTSON, B. *et. al.* "Psychophysiological response patterns in migraine before and after temperature biofeedback". *Cephalalgia*, v. 7, pp. 109-24, 1987.

ENGEL, G. L., FERRIS, E. B., ROMANO, J. "Focal electroencephalographic changes during the scotomas of migraine". *Amer. J. Med. Sc.*, v. 209, p. 650, 1945.

ERMENTROUT, G. B., COWEN, J. D. "A mathematical theory of visual hallucination patterns". *Biological Cybernetics*, v. 34, pp. 137-50, 1979.

FARQUHAR, H. G. "Abdominal migraine in children". *Brit. Med. J.*, v. 1, p. 1062, 1956.

FEIGENBAUM, Mitchell J. "Universal behavior in non-linear systems". *Los Alamos Science*, v. 1, pp. 4-27, 1980.

FITZ-HUGH, T. Jr. "Praecordial migraine: an important form of 'Angina Innocens' ", *New Int. Clinics*, v. 1 (série 3), p. 143, 1940.

FLATAU, E. *Die Migräne*. Monogr. Gesamtgeb., Neurol. Psychiat., Heft II. Berlim: primavera de 1912.

FOUCAULT, M. *Madness and civilization*. Nova York: Random House, 1965.

FREUD, Sigmund. *A general introduction to psychoanalysis*. [1920] Reimpresso por Nova York: Washington Square Press, 1952.

FRIEDMAN, A. P., Harter, D. H., Merritt, H. H. "Ophthalmoplegic migraine". *Trans. Amer. Neur. Ass.*, v. 86, p. 169, 1961.

FROMM-REICHMANN, F. "Contributions to the psychogenesis of migraine". *Psychoanal.* Rev., v. 24, p. 26, 1937.

FULLER, G. N., Gale, M. V. "Migraine aura as artistic inspiration". *British Medical Journal*, v. 297, pp. 1670-2, 24 de dezembro, 1988.

FURMANSKI, A. R. "Dynamic concepts of migraine: a character study of one hundred patients". *Arch. Neurol. Psychiat.*, v. 67, p. 23, 1952.

GARDENER, J. W., Mountain, G. E., Hines, E. A. "The relationship of migraine to hypertension headache". *Amer. J. Med. Sc.*, v. 200, p. 50, 1940.

GARRET, E. "Sur la migraine". Tese de doutorado. Paris: 1870. [Traduzida para o inglês por Marcia Wilkinson.]

GELLHORN, Ernst. *Principles of autonomic-somatic integration.* Minneapolis: University of Minnesota Press, 1967.

GIBBS, E. L., Gibbs, F. A. "Electroencephalographic evidence of thalamic and hypothalamic epilepsy". *Neurology*, v. 1, p. 136, 1951.

GIBBS, F. A., Gibbs, E. L. *Atlas of electroencephalography.* Cambridge, Mass.: Lew A. Commings Co., reimpresso em 1950 em Cambridge, Mass.: Addison-Wesley Press Inc.

GILLES DE LA TOURETTE, G. *Leçons de clinique thérapeutique sur les maladies du système nerveux.* Paris: Bailiere, 1898.

GILLES DE LA TOURETTE, G., Blocq, P. "Sur le traitment de la migraine ophtalmique accompagnée". *Prog. Med.*, 2ª ser., v. 5, pp. 476-7, 1887.

GOODELL, H., LEWONTIN, R., WOLFF, H. G. "The familial occurrence of migraine headache: a study of heredity". *Ass. Research Nerv. Ment. Dis.*, v. 33, p. 346, 1954.

GOODMAN, L. S., GILMAN, A. *The pharmacological basis of therapeutics.* 2ª ed. Nova York: Macmillan, 1955.

GOWERS, W. R., sir. *Epilepsy and other chronic convulsive diseases: their causes, symptoms, and treatment.* Nova York: Dover Publications, 1964 (reimpressão) [1881].

_____ . *A manual of diseases of the nervous system.* Londres: J. & A. Churchill, 1988, v. 2, pp. 776-95.

_____ . "*Subjective visual sensations*". *Trans. Ophtalmol. Soc. U.K.*, v. 15, pp. 20-44, 1895.

_____ . *Subjective sensations of sight and sound: abiotrophy, and other lectures.* Filadélfia: P. Blakiston's Son & Co., 1904.

_____ .*The borderland of epilepsy: faints, vagal attacks, vertigo, migraine, sleep symptoms, and their treatment.* Filadélfia: P. Blakiston's Son & Co., 1907.

GRAHAM, J. R. "The natural history of migraine: some observations and a hypothesis". *Trans. Amer. Clin. & Climat. Ass.*, v. 64, p. 61, 1952.

GRENNE, R. "Migraine: the menstrual aspect". *J. Coll. Gen. Pract.*, v. 6 (sup. 4), p. 15, 1963.

GREPPI, E. "Migraine ground". *Int. Archiv. Allergy App. Immun.*, v. 7, p. 305, 1955.

GRIMES, E. "The migraine instability". *Med. J. Rec.*, v. 134, p. 417, 1931.

GRODDECK, George. *The book of the It.* (Trad. aut. de *Das Buch vom Es*, 1923). Nova York: Random House, 1949.

HACHINSKI, V. C., PORCHAWKA, J., STELLE, J. C. "Visual symptoms in the migraine syndrome". *Neurology*, v. 23, pp. 570-9, 1973.

HEBB, D. O. "The problem of consciousness and introspection". Em: Delafresnaye, J. F. (ed.) *Brain mechanisms and consciousness.* Springfield, Ill.: Charles C. Thomas, 1954.

——. "Concerning imagery". *Psychological Review*, v. 75, pp. 466-77, 1968.

HEBERDEN, William. *Commentaries on the history and cure of diseases.* Londres: T. Payne, 1802.

HEICK, H. *Neue Beiträge für klinik und Pathogenese der Migräne.* Stuttgart: Theime, 1956.

HEICK, H. *Der Kopfschmerz.* 3ª ed. Stuttgart: 1964.

HERSCHELL, J. F. W. "On sensorial vision". [1858] *Reimpresso em Familiar lectures on scientific subjects.* Londres: Alexander Strahan, 1866 [1858].

HORTON. B. T. "Histaminic cephalgia: differential diagnosis and treatment". *Proc. Mayo Clinic*, v. 31, p. 325, 1956.

HUBEL, D. H., Wiesel, T. N. "Shape and arrangement of columns in cat's striate cortex". *J. Physiology.* Londres, v. 165, pp. 559-68, 1963.

JACKSON, J. Hughlings. *Selected writings of John Hughlings Jackson.* Ed. por James Taylor. Londres: Hodder & Stoughton, 1931.

JANET, P. "A case of sleep lasting five years, with loss of sense of reality". *Arch. Neurol. & Psychiatr.*, v. 6, p. 467, 1921.

JARCHO, Saul. Migraine in astronomers and "Natural Philosophers". *Bulletin of the Nova York Academy of Sciences*, v. 44, nº 7, pp. 886-91, 1968.

JOHNSON, E. S., KADAM, N. P., HYLANDS, D. M., HYLANDS, P. J. "Efficacy of feverfew as prophylactic treatment of migraine". *British Medical Journal*, v. 291, pp. 569-73, 1985.

JONES, Ernest. *On the nightmare.* Londres: Hogarth Press, 1949.

KEELER, M. H. "Marihuana-induced hallucinations". *Diseases of the Nervous System*, v. 29, pp. 314-5, 1968.

——. "Kluver's mechanisms of hallucinations as illustrated by the paintings of Max Ernst". Em: Keup, W. (ed.). *Origin and mechanisms of hallucination.* Nova York: Plenum Press, 1970.

KIMBALL, R. W., Friedman, A. P., Vallejo, E. "Effect of serotonin in migraine patients". *Neurology*, v. 10, p. 107, 1970.

KLEE, A. *A clinical study of migraine with particular reference to the most severe cases.* Copenhague: Munksgaard, 1968.

——. "Perceptual disorders in migraine". Em: Pearce, J. (ed.). *Modern topics in medicine.* Londres: Heinemann, 1975, pp. 45-51.

KLUVER, Heinrich. *Mescal and mechanisms of hallucination.* [1928, 1942] Chicago: University of Chicago Press, 1966 (republicado em um único volume).

KONORSKI, Jerzy. *Integrative activity of the brain: an interdisciplinary approach.* Chicago: University of Chicago Press, 1967.

KUNKLE, E. C. "Acetylcholine in the mechanism of headache of the migraine type". *Arch. Neurol. Psychiat.*, v. 81, p. 135, 1959.

LANCE, James W. *Mechanisms and management of headache* 4ª ed. Londres & Boston: Butterworth Scientific, 1982.

____ . *Migraine and other headaches.* Nova York, Scribner's, 1986.

____ . "A concept of migraine and the search for the ideal headache drug". *Headache*, v. 30, p. 17, 1990.

LANCE, J. W., Anthony, M. "Some clinical aspects of migraine". *Arch. Neurol.*, v. 15, p. 356, 1960.

LANCE, J. W., Anthony, M., Hinterberger, H. "The control of cranial arteries by humoral mechanisms and its relation to the migraine syndrome". *Headache*, v. 7, p. 93, 1967.

LASHLEY, K. S. "Mass action in cerebral function". *Science*, v. 73, pp. 245-54, 1931.

____ . "Patterns of cerebral integration indicated by scotomas of migraine". *Arch. Neurol. Psychiat.*, v. 36, p. 331, 1941.

LAURITZEN, M. "Cortical spreading depression as a putative migraine mechanism". *TINS*, v. 10, pp. 8-13, 1987.

LEÃO, A. "Spreading depression of activity in the cerebral cortex". *Neurophysiol.*, v. 7. p. 359, 1944.

LEES, F., Watkins, S. M. "Loss of consciousness in migraine". *Lancet*, v. 2, p. 647, 1963.

LENNOX, W. G. *Science and seizures: new light on epilepsy and migraine.* Nova York: Harper & Bros., 1941.

LENNOX, W. G., Lennox, M. A. *Epilepsy and related disorders.* Boston: Little, Brown & Co., 1960, 2 v.

LEROY, R. "*The syndrome of Lilliputian hallucinations*". *J. Nerv. & Ment. Dis.*, v. 56, p. 325, 1922.

____ . "The affective state in Lilliputian hallucinations". *J. Ment. Sci.*, v. 72, pp. 179-86, 1926.

LIPPMAN, C. W. "Certain hallucinations peculiar to migraine". *J. Nervous and Mental Disease*, v. 116, pp. 346-51, 1952.

____ . "Hallucinations of physical duality in migraine". *J. Nerv. & Ment. Dis.*, v. 117, p. 345, 1953.

LIVEING, Edward. *On megrim, sick-headache, and some allied disorders: a contribution to the pathology of nerve-storms.* Londres: Churchill, 1873.

LURIA, A. P. *Higher cortical functions in man.* Trad, de Basil Haigh. Nova York: Basic Books, 1966.

MANDELBROT, Benoit. *The fractal geometry of nature.* San Francisco: Freeman, 1982.

MASTERS, R. E., HOUSTON, J. *The varieties of psychedelic experience.* Nova York: Dell, 1967.

———. *Psychedelic art*. Nova York: Grove Press, 1968.

MILES, P. W. "Scintillating scotoma: clinical and anatomical significance of pattern, size, and movement". *J.A.M.A.*, v. 167, p. 1810, 1958.

MILLER, J. *The body in question*. Em preparação.

MILLER, W. R. "Psychogenic factors in polyuria of schizophrenia". *J. Nerv. & Ment. Dis.*, v. 84, p. 418, 1936.

MILNER, P. M. "Note on a possible correspondence between the scotomas of migraine and the spreading depression of Leão". *Electroenceph. Clin. Neurophysiol.*, v. 10, p. 705, 1958.

MINGAZZINI, G. "Klinischer Beitrag zum Studium der cephalalgischen und hemik-ranischen Psykosen". *Z. ges. Neurol. Psychiatr.*, v. 101, p. 428, 1926.

MOBIUS. *Die Migräne*. Viena: 1894.

MOERSCH, F. P. "Psychic manifestations in migraine". *Amer. J. Psychiat.*, v. 3, pp. 697-716, 1924.

MOREAU DE TOURS, Jacques Joseph. *Hashish and mental ilness*. Nova York: Raven Press, 1973. (Trad. do original *Du haschisch et de l'alienation mentale, études psychologiques*. Paris: Masson, 1845.)

MULLER, Stefan C., PLESSER, Theo, HESS, Benno. "Structural elements of dynamical chemical patterns". *Leonardo*, v. 22, pp. 3-10, 1989.

OLESEN, Jes. "Cerebral and extracranial circulatory disturbances in migraine: pathophysiological implications". *Cerebrovascular and Brain Metabolism Review*. Nova York: Raven Press, v. 3, pp. 1-28, 1991.

OLESEN, J., Larsen, B., LAURITZEN, M. "Focal hyperemia followed by spreading oligemia and impaired activation of RCBF in classical migraine". *Annals of Neurology*, v. 9, p. 344, 1981.

OSTER, G. "Phosphenes". *Scientific American*, v. 222, pp. 83-7, 1970.

PAVLOV, I. P. *Lectures on conditioned reflexes*. Tradução de W. Horsley Gantt. Nova York: International Publishers, 1928-41.

PENFIELD, W. *The excitable cortex in conscious man*. Springfield: Charles C. Thomas, 1958.

PENFIELD, W., Perot, P. "The brain's record of auditory and visual experience — a final summary and discussion". *Brain*, v. 85, p. 595, 1963.

PENFIELD, W., Rasmussen, T. *The cerebral cortex of man*. Nova York: The Macmillan Co., 1950.

PETERS, J. C. *A treatise on headache*. Nova York: William Radde, 1853.

PIORRY, P. "Mémoire sur une des affections désignées sous le nom de migraine ou hémicranie". *J. Univ. hebd. Méd. Chir.*, prat. 2, pp. 5-18, 1831; *J. Méd. Chir.*, prat. Paris, 2ª ed. v. II, pp. 33-4, 1936; *Traité Méd.*, prat. v. VIII, p. 75, 1850.

PLANT, Gordon T. "The fortification spectra of migraine". *British Medical Journal*, v. 293, pp. 1613-7, 20 de dezembro, 1986.

PRIGOGINE, I. *From being to becoming*. San Francisco: W. H. Freeman, 1980.

PRIGOGINE, I., STENGERS, I. *Order out of chaos*. Nova York: Bantam Books, 1984.

RANSON, R., IGARASHI, H., MACGREGOR, E. A., WILKINSON, M. "The similarities and differences of migraine with aura and migraine without aura: a preliminary study". *Cephalalgia*, v. 11, nº 4, pp. 189-92, setembro de 1991.
RASCOL, A., CAMBIER, J., GUIRAUD, B., MANELFE, C., DAVID, J., CLANET. M. "Accidents ischemiques cerebraux au cours de crises migraineuses". *Rev. Neurol. Paris*: v. 135, p. 867, 1979.
RASKIN, Neil Hugh. *Headache*. 2ª ed. Nova York: Churchill Livingstone, 1988.
____. "Conclusions". *Headache*, v. 30, p. 24, 1990.
RICHARDS, W. "The fortification illusions of migraine". *Scientific American*, v. 224, pp. 88-96, 1971.
RIEFF, P. Freud: *the mind of the moralist*. Nova York: Doubleday & Co., 1959.
ROSE, E. Clifford, Gawel, M. *Migraine: the facts*. Oxford: Oxford University Press, 1979.
SACKS, Oliver. "The last hippie". *Nova York Review of Books*, v. 39, nº 6, pp. 58--62, 1992. Também publicado em *Um antropólogo em Marte*. São Paulo: Companhia das Letras, 1995.
____. *A leg to stand on*. Nova York: Harper & Row, 1987.
____. *The man who mistook his wife for a hat and other clinical tales*. Nova York: Harper & Row, 1987.
SCHREIBER, A. O., Calvert, P. C. "Migranous olfatory hallucinations". *Headache*, v. 26, pp. 513-4, 1986.
SELBY, G., Lance, J. W. "Observations on 500 cases of migraine and allied vascular headache". *J. Neurol. Neurosur. Psychiatr.*, v. 23, p. 23, 1960.
SELYE, H. "The general adaptation syndrome and diseases of adaptation". *J. Clinic. Endocrinol.*, v. 6, p. 117, 1946.
SICUTERI, F. "Prophylactic and therapeutic properties of methyl lysergic acid butanolamide in migraine". *Int. Arch. Allergy*, v. 15, p. 300, 1959.
SIEGEL, Ralph. "Chaos and the single neuron in area VI of the cat". *Abstracts Soc. Neuroscience*, v. 16, p. 230, 1990.
SIEGEL, Ronald K. "Hallucinations". *Scientific American*, v. 237, nº 4, pp. 132--40, outubro de 1977.
SIEGEL, Ronald K., JARVIK, Murray E. "Drug-induced hallucinations in animals and man". Em: Siegel, R. K., West, L. J. (eds.). *Hallucinations*. Nova York: John Wiley & Sons, 1975.
SINGER, Charles. The visions of Hildegard of Bingen. Em: *From magic to science*. Nova York: Dover, 1958.
STRAUSS, H., Selinsky, H. "EEG findings in patients with migranous syndrome". *Trans. Amer. Neurol. Ass.*, v. 67, p. 205, 1941.
SYMON, D. N. K., Russell, G. "Abdominal migraine: a childhood syndrome defined". *Cephalalgia*, v. 6, pp. 223-8, 1986.
SYMONDS, C. "Migranous variations". *Trans. Med. Soc. London*, v. 67, p. 237, 1952. Reimpresso em Symonds. *Studies in neurology*. Londres: Oxford University Press, 1970.

THOMPSON, D'Arcy W. *On growth and form*. Cambridge: Cambridge University Press, 1942.

TISSOT, Simon André. *An essay on the disorders of people of fashion*. Tradução de F. B. Lee. Londres: S. Bladon [1770]. Ver também o último volume de *Traité des nerfs et leurs maladies*, que dedica 83 páginas ao tema da enxaqueca. Paris: 1778-90.

TOURRAINE, G. A., Draper, G. "The migranous patient: a constitutional study". *J. Nerv. & Ment. Dis.*, v. 80, p. 1, 1934.

TURING, A. M. "The chemical basis of morphogenesis". *Philos. Trans. Roy. Soc.*, v. 237, p. 37, 1952.

VAHLQUIST, B., HACKZELL, G. "Migraine of early onset". *Acta Paediatrica*, v. 38, p. 622, 1949.

WEIR MITCHELL, S. "Neuralgic headache with apparitions of unusual character". *Amer. J. Med. Science*, pp. 93-4; 415-9, 1887.

WEISS, E., ENGLISH, O. S. *Psychosomatic medicine: a clinical study of psychophy-siological reactions*. Filadélfia & Londres, W. B. Saunders Co., 1957.

WELCH, K. M. A. "Migraine: a biobehavioral disorder". *Archives of Neurology*, v. 44, pp. 323-7, 1987.

WHITEHOUSE, D., Pappas, J. A., Escala, P. H., Livingston, S. "Electroencephalographic changes in children with migraine". *New Engl. J. Med.*, v. 276, p. 23, 1967.

WHITTY, C. W. M. "Familial hemiplegic migraine". *J. Neurol. Neurosurg. Psychiat.*, v. 16, p. 172, 1953.

———. "Migraine variants". *British Medical Journal*, v. 1, pp. 38-40, 1971.

WHYTT, Robert. *Diseases commonly called nervous, hypocondriac, or hysteric*. Edimburgo: Becket, Pond & Balfour, 1768.

WILKINSON, M., BLAU, J. N. "Are classical and common migraine different entities?". *Headache*, v. 25, pp. 211-2, 1985.

WILLIS, Thomas. *De morb. Convuls.* (Amstel, 1670), *De Anima Brutorum* (Oxon, 1672). Primeira tradução para o inglês (Pordage) em *Dr. Willis' practice of physick, being the whole works of that renowned and famous physician*. Londres [1684].

WILSON, S. A. K. *Neurology*. V. 2, p. 1570. Butterworth's, 1940.

WOLFF, H. G. *Headache and other head-pain*. Nova York: Oxford University Press, 1963.

Informações adicionais podem ser obtidas junto a:

The National Headache Foundation
5252 North Western Avenue
Chicago, IL 60625
USA
800-843-2256'

The Migraine Foundation
120 Carlton Street, Suite 210
Toronto, Ontario M5A 4K2
Canada
800-663-3557

The Migraine Trust
45 Great Ormond Street
London WC1 3HD
England
071-278-2676

The British Migraine Association
178a High Road
Bayfleet, Weybridge
Surrey KT14 7ED
England
0932-352-468

LISTA DE ILUSTRAÇÕES

O editor agradece a Basic Books e Tavistock Publications pela permissão para reproduzir doze diagramas de *Higher cortical functions in man*, de A. R. Luria; à Constable and Co. pela permissão para reproduzir cinco diagramas de *From magic to science*, de C. Singer; à American Medical Association pela permissão para reproduzir dois diagramas de um artigo de K. Lashley publicado em *Archives of Neurology and Psychiatry* de 1941. Estes, bem como outros diagramas de fontes originais, foram redesenhados e um tanto modificados. O editor agradece também ao dr. Ronald K. Siegel pela permissão para reproduzir a figura 10.

ÍNDICE REMISSIVO

Oliver Sacks é psiquiatra e autor de *O homem que confundiu sua mulher com um chapéu* e *Tempo de despertar* (que inspirou filme homônimo, indicado a três Oscar). Além destes, a Companhia das Letras publicou também *Alucinações musicais*, *Enxaqueca*, *Um antropólogo em Marte*, *A ilha dos daltônicos*, *Com uma perna só* e *Vendo vozes*. Sacks vive em Nova York e leciona neurologia e pisiquiatria na Columbia University, onde também ocupa o cargo de Artista. Para saber mais sobre seu trabalho, acesse <www.oliversacks.com>.

1ª edição Companhia das Letras [1996] 5 reimpressões
1ª edição Companhia de Bolso [2015]

Esta obra foi composta pela Verba Editorial
em Janson Text e impressa pela Prol Editora Gráfica em ofsete
sobre papel Pólen Soft da Suzano Papel e Celulose

FSC
www.fsc.org
MISTO
Papel produzido
a partir de
fontes responsáveis
FSC® C012418

A marca FSC® é a garantia de que a madeira utilizada na fabricação do papel deste livro provém de florestas que foram gerenciadas de maneira ambientalmente correta, socialmente justa e economicamente viável, além de outras fontes de origem controlada.